D. Oberle, K. Cichutek, O. Wichmann (Hrsg.)

Impfen kompakt

Doris Oberle, Klaus Cichutek, Ole Wichmann (Hrsg.)

Impfen kompakt

Fundierte Informationen aus dem Robert Koch-Institut und dem Paul-Ehrlich-Institut

Mit Beiträgen von: Dr. Martina Anzaghe; Prof. Dr. med. Isabelle Bekeredjian-Ding; Prof. Dr. rer. nat. Klaus Cichutek; Dr. med. vet. Klaus Cußler; Ursula Drechsel-Bäuerle, MSc; Dr. Patricia Gogesch; Dr. med. Karen Götz; Dr. med. Thomas Harder; Prof. Dr. rer. nat. Eberhard Hildt; Karen Huber; Dr. rer. medic. Kathrin Keeren; Bernhard Kerscher, PhD; Dr. med. Kerstin Kling; Dr. med. Judith Koch; Dr. Linda Marchioro; Dr. med. Dorothea Matysiak-Klose, MPH; Dr. rer. biol. hum. Heidi Meyer; Dr. Julia Neufeind; Dr. Thorsten Rieck, MScIH; Dr. med. Dr. rer. biol. hum. Doris Oberle; Johanna Schlaberg; Nora Katharina Schmid-Küpke; Dr. med. Viktoria Schönfeld; Dr. oec. Anette Siedler; Dr. med. Martin Terhardt; Dr. med. Sabine Vygen-Bonnet; Dr. rer. physiol. Ralf Wagner†; Prof. Dr. Zoe Waibler; PD Dr. med. Ole Wichmann

ELSEVIER

Elsevier GmbH, Bernhard-Wicki-Str. 5, 80636 München, Deutschland
Wir freuen uns über Ihr Feedback und Ihre Anregungen an kundendienst@elsevier.com

ISBN 978-3-437-23540-5
eISBN 978-3-437-06071-7

1. Auflage 2024

Wichtiger Hinweis
Die medizinischen Wissenschaften unterliegen einem sehr schnellen Wissenszuwachs. Der stetige Wandel von Methoden, Wirkstoffen und Erkenntnissen ist allen an diesem Werk Beteiligten bewusst. Sowohl der Verlag als auch die Autorinnen und Autoren und alle, die an der Entstehung dieses Werkes beteiligt waren, haben große Sorgfalt darauf verwandt, dass die Angaben zu Methoden, Anweisungen, Produkten, Anwendungen oder Konzepten dem aktuellen Wissensstand zum Zeitpunkt der Fertigstellung des Werkes entsprechen.
Der Verlag kann jedoch keine Gewähr für Angaben zu Dosierung und Applikationsformen übernehmen. Es sollte stets eine unabhängige und sorgfältige Überprüfung von Diagnosen und Arzneimitteldosierungen sowie möglicher Kontraindikationen erfolgen. Jede Dosierung oder Applikation liegt in der Verantwortung der Anwenderin oder des Anwenders. Die Elsevier GmbH, die Autorinnen und Autoren und alle, die an der Entstehung des Werkes mitgewirkt haben, können keinerlei Haftung in Bezug auf jegliche Verletzung und/oder Schäden an Personen oder Eigentum, im Rahmen von Produkthaftung, Fahrlässigkeit oder anderweitig übernehmen.

Für die Vollständigkeit und Auswahl der aufgeführten Medikamente übernimmt der Verlag keine Gewähr.
Geschützte Warennamen (Warenzeichen) werden in der Regel besonders kenntlich gemacht (®). Aus dem Fehlen eines solchen Hinweises kann jedoch nicht automatisch geschlossen werden, dass es sich um einen freien Warennamen handelt.

Bibliografische Information der Deutschen Nationalbibliothek
Die Deutsche Nationalbibliothek verzeichnet diese Publikation in der Deutschen Nationalbibliografie; detaillierte bibliografische Daten sind im Internet über https://www.dnb.de abrufbar.

24 25 26 27 28 5 4 3 2 1

In ihren Veröffentlichungen verfolgt die Elsevier GmbH das Ziel, genderneutrale Formulierungen für Personengruppen zu verwenden. Um jedoch den Textfluss nicht zu stören sowie die gestalterische Freiheit nicht einzuschränken, wurden bisweilen Kompromisse eingegangen. Selbstverständlich sind **immer alle Geschlechter** gemeint.

Planung: Dr. Bernhard Gall
Projektmanagement und Herstellung: Dr. Andrea Beilmann
Redaktion: Dr. med. Sibylle Tönjes, Kiel
Rechteklärung: Niklas Borck, David Seeliger
Satz: STRAIVE, Puducherry/Indien; TnQ, Chennai/Indien
Druck und Bindung: Dimograf
Zeichnungen: Heike Hübner, Berlin
Umschlaggestaltung: SpieszDesign, Neu-Ulm

Aktuelle Informationen finden Sie im Internet unter **www.elsevier.de**

Vorwort

Impfen ist eine der effektivsten Methoden, um Menschen vor Infektionskrankheiten zu schützen und deren Ausbreitung einzudämmen. Das Thema Impfen hat in den letzten Jahren insbesondere durch die Corona-Pandemie neue Aufmerksamkeit gewonnen. Aber auch in den Jahren vor der Pandemie gab es bereits Entwicklungen, die die Bedeutung von Impfungen für die Bevölkerung erhöht haben. Dazu gehört beispielsweise die Möglichkeit, sich mittels Impfung vor bestimmten virusbedingten Krebsarten zu schützen oder neue Impfkonzepte zum Schutz von Schwangeren, Hochaltrigen oder Patientinnen und Patienten mit Immundefizienz. Während früher Impfungen vor allem zur Verhinderung von schweren Infektionen im Kindesalter eingesetzt wurden, begleiten sie heutzutage alle Altersgruppen und tragen zur Gesundheit der gesamten Bevölkerung bei. Sachlich korrekte und Evidenz-basierte Informationen über das Impfen und Impfstoffe von unabhängigen Expertinnen und Experten sind daher wichtiger denn je.

Insgesamt bietet das Lehrbuch „Impfen kompakt" einen umfassenden Überblick über das Thema Impfen und vermittelt sowohl Grundlagenwissen als auch praxisrelevante Informationen. Es ist damit ein unverzichtbares Nachschlagewerk für Ärztinnen und Ärzte sowie für alle, die sich mit dem Thema „Impfen" sachlich auseinandersetzen wollen.

Dieses Lehrbuch wurde in erster Linie für Ärztinnen und Ärzte geschrieben, die sich im Rahmen ihrer Ausbildung und Tätigkeit mit dem Thema „Impfen" beschäftigen. Es richtet sich aber auch an alle anderen Personen, die sich aus privatem oder beruflichem Interesse über das Thema „Impfen und Impfstoffe" informieren möchten. Wir freuen uns, mit dem vorliegenden Buch einen Beitrag zu einem fundierten Verständnis von Impfungen leisten sowie zugrundliegende Konzepte und Strategien nicht nur für medizinisches Fachpersonal, sondern für andere interessierte Personen bieten zu können.

Für Ärztinnen und Ärzte ist das Thema „Impfen" ein zentraler Bestandteil ihrer Arbeit. Sie sind in der Regel die ersten Ansprechpartner bei Fragen zur Impfung und spielen eine wichtige Rolle bei der Beratung und Aufklärung der Personen, die sich impfen lassen wollen, und für Eltern, die ihre Kinder impfen lassen wollen – oder auch, mindestens genauso wichtig, für Personen, die valide sachkundige Informationen über Nutzen und Risiko einer Impfung suchen. Darüber hinaus sind Ärztinnen und Ärzte für die Durchführung von Impfungen und das Melden von Verdachtsfällen von Impfstoff-Nebenwirkungen und Impfkomplikationen verantwortlich.

Bei der Erstellung des Handbuchs haben zwei Teams eng zusammengearbeitet, eines am Robert Koch-Institut, das andere am Paul-Ehrlich-Institut. Das Robert Koch-Institut ist als Nationales Public-Health-Institut eine der zentralen Institutionen in Deutschland, die sich mit dem Thema Impfen beschäftigen. Unter anderem ist hier auch die Geschäftsstelle der Ständigen Impfkommission (STIKO) angesiedelt. Das Paul-Ehrlich-Institut ist als Bundesinstitut für Impfstoffe und biomedizinische Arzneimittel die zentrale wissenschaftliche Einrichtung auf dem Gebiet der Entwicklungsbegleitung, Zulassung und Sicherheit von Impfstoffen und anderen biomedizinischen Arzneimitteln, in Deutschland und Europa.

Die Zusammenarbeit dieser Teams führt die Expertise beider Institutionen zusammen und eröffnet eine komplementäre Perspektive auf das Thema „Impfen". Durch die Zusammenarbeit sowie unter Einbezug weiterer Expertinnen und Experten ist sichergestellt, dass der Inhalt des Buches auf dem neuesten Stand der Wissenschaft ist. Darüber hinaus gewährleistet der Austausch von Erfahrungen und Sichtweisen aus diesen verschiedenen Bereichen eine umfassende Darstellung des Themas „Impfen und Impfstoffe".

Wir hoffen, dass dieses Lehrbuch zur Qualität der Impfberatung und der Durchführung von Impfungen beiträgt, den gewaltigen Nutzen und das Public-Health-Potenzial von Impfungen vermittelt, und damit letztendlich dazu beiträgt, dass eine zunehmende Anzahl Menschen von den Vorteilen des Impfens profitieren können.

An dieser Stelle möchten wir allen Autorinnen und Autoren der beiden Institute, der STIKO sowie allen, die an der Konzeption und Umsetzung dieses Buchprojektes beteiligt waren, für Ihre herausragende Arbeit und Ihr Engagement unseren herzlichen Dank aussprechen!

Langen, Berlin, Sommer 2023

Doris Oberle, Klaus Cichutek, Ole Wichmann

Benutzerhinweise

In diesem Buch werden gelegentlich Kästen verwendet, um bestimmte Inhalte besonders hervorzuheben Um Wiederholungen zu vermeiden, wurden Querverweise eingefügt. Sie sind mit einem Pfeil gekennzeichnet.

Kernaussagen

Kurze Vorschau auf die wichtigsten Aspekte des Kapitels

DEFINITION

Begriffserläuterungen

PATIENTENBERATUNG

Hinweise und ergänzende Erläuterungen

CAVE

Worauf man achten sollte; Vorsicht

MERKE

Wichtige Zusatzinformation

HINTERGRUNDWISSEN

Studien oder historische Erörterungen

Internetadressen: Alle Websites wurden vor Redaktionsschluss im April 2023 geprüft. Das Internet unterliegt einem stetigen Wandel – sollte eine Adresse nicht mehr aktuell sein, empfiehlt sich der Versuch über eine übergeordnete Adresse (Anhänge nach dem „/"weglassen) oder eine Suchmaschine. Der Verlag übernimmt für Aktualität und Inhalt der angegebenen Websites keine Gewähr.

Fehler gefunden?

https://else4.de/978-3-437-23540-5

An unsere Inhalte haben wir sehr hohe Ansprüche. Trotz aller Sorgfalt kann es jedoch passieren, dass sich ein Fehler einschleicht oder fachlich-inhaltliche Aktualisierungen notwendig geworden sind.

Sobald ein relevanter Fehler entdeckt wird, stellen wir eine Korrektur zur Verfügung. Mit diesem QR-Code gelingt der schnelle Zugriff.

Wir sind dankbar für jeden Hinweis, der uns hilft, dieses Werk zu verbessern. Bitte richten Sie Ihre Anregungen, Lob und Kritik an folgende E-Mail-Adresse: kundendienst@elsevier.com

Adressen

Herausgeber

Dr. med. Dr. rer. biol. hum. Doris Oberle, MSc, Abteilung Sicherheit von biomedizinischen Arzneimitteln und Diagnostika, Paul-Ehrlich-Institut, Bundesinstitut für Impfstoffe und biomedizinische Arzneimittel, Paul-Ehrlich-Str. 51–59, 63225 Langen

Prof. Dr. rer. nat. Klaus Cichutek, Institutsleitung, Paul-Ehrlich-Institut, Bundesinstitut für Impfstoffe und biomedizinische Arzneimittel, Paul-Ehrlich-Str. 51–59, 63225 Langen

PD Dr. med. Ole Wichmann, Leiter des Fachgebiets Impfprävention, Robert Koch-Institut, Abteilung für Infektionsepidemiologie, Seestr. 10, 13353 Berlin

Autoren am Paul-Ehrlich-Insitut

Dr. Martina Anzaghe; Prof. Dr. med. Isabelle Bekeredjian-Ding; Ursula Drechsel-Bäuerle, MSc; Dr. Patricia Gogesch; Dr. med. Karen Götz; Prof. Dr. rer. nat. Eberhard Hildt; Karen Huber, PhD; Bernhard Kerscher, PhD; Dr. Linda Marchioro; Dr. rer. biol. hum. Heidi Meyer; Dr. rer. physiol. Ralf Wagner†; Prof. Dr. Zoe Waibler und Dr. med. vet. Klaus Cußler (im Ruhestand)

Paul-Ehrlich-Institut, Bundesinstitut für Impfstoffe und biomedizinische Arzneimittel, Paul-Ehrlich-Str. 51–59, 63225 Langen, www.pei.de

Autoren am Robert Koch-Institut

Dr. med. Thomas Harder; Dr. rer. medic. Kathrin Keeren; Dr. med. Kerstin Kling; Dr. med. Judith Koch; Dr. med. Dorothea Matysiak-Klose, MPH; Dr. Julia Neufeind; Dr. Thorsten Rieck, MScIH; Nora Katharina Schmid-Küpke; Dr. med. Viktoria Schönfeld; Dr. oec. Anette Siedler; Dr. med. Sabine Vygen-Bonnet und Dr. med. Martin Terhardt (Kinder- und Jugendarzt, Mitglied der STIKO beim RKI)

Robert Koch-Institut, Abteilung für Infektionsepidemiologie, Seestr. 10, 13353 Berlin, www.rki.de

Abkürzungsverzeichnis

Ad26	Adenovirus Typ26
AEFI	Adverse Events Following Immunization
Ak	Antikörper
AkdÄ	Arzneimittelkommission der deutschen Ärzteschaft
AMG	Arzneimittelgesetz
AMK	Arzneimittelkommission der Deutschen Apotheker
APC	Antigen Presenting Cell (antigenpräsentierende Zelle)
AS	Adjuvantsystem
ATP	Adenosintriphosphat
BAC	Bacterial Artificial Chromosome
BCG	Bacillus Calmette Guérin
BGA	Bundesgesundheitsamt
CAR	Chimeric Antigen Receptor
CCL2	CC-Chemokine Ligand 2
CDC	Centers for Disease Control and Prevention
CEF	Chicken Embryo Fibroblast
cGAS	cyclic GMP-AMP Synthase
CHMP	Committee for Medicinal Products for Human Use (Ausschuss für Humanarzneimittel bei der EMA)
CMV	Zytomegalie-Virus
COVID-19	Coronavirus Disease 2019
CpG	Cytosin-Guanosin-Nukleinsäureoligomere
CpG	Dinukleotid mit Cytosin und Guanosin als Basen
CSF-3	Colony Stimulating Factor 3
CVA	Chorioallantois Vaccinia Virus Ankara
CXCL1	Chemokine (C-X-C motif) Ligand 1
CXCR5	CXC-Motiv-Chemokinrezeptor 5
DAMPS	Damage Associated Molecular Pattern
DC	Dendritic Cell (dendritische Zelle)
DIC	Disseminated Intravascular Coagulation (disseminierte intravasale Gerinnung)
DNA	Desoyribonucleic Acid (Desoxyribonukleinsäure)
dsRNA	doppelsträngige Ribonukleinsäure
EBV	Epstein-Barr-Virus
ECDC	European Centre for Disease Prevention and Control (Europäisches Zentrum für die Prävention und die Überwachung von Krankheiten)
EIA	Enzymimmunoassay
EMA	European Medicines Agency (Europäische Arzneimittel-agentur)
ELISA	Enzyme-linked Immunosorbent Assay
EUA	Emergency Use Authorization (Notfallzulassung)
FDA	Food and Drug Administration
FSME	Frühsommer-Meningoenzephalitis
GC	Germinal Center (Keimzentrum)
GCP	Good Clinical Practice (Gute klinische Praxis)
GLP	Good Laboratory Practice (Gute Laborpraxis)
GMP	Good Manufacturing Practice (Gute Herstellungspraxis)
GVP	Good Pharmacovigilance Practices
HA	Hämagglutinin
HBV	Hepatitis-B-Virus
HCV	Hepatitis-C-Virus
HEK293	Human Embryonic Kidney 293-Cells
HIV	Humanes Immundefizienz-Virus
HLA	Humanes Leukozytenantigen
HPV	Humanes Papillomavirus
HR	Hazard Ratio
HSV	Herpes-simplex-Virus
i. m.	intramuskulär
i. v.	intravenös
ICMRA	International Coalition of Medicines Regulatory Authori-ties
IET	Institut für experimentelle Therapie; Frankfurt a.M.
IFA	Indirekter Fluoreszenz-Assay
IFAT	Immunfluoreszenz-Antikörpertest
IFN	Interferon
IfSG	Infektionsschutzgesetz
IgG	Immunglobulin G
IgM	Immunglobulin M
IHNV	Infektiöses Hämatopoetisches Nekrosevirus
IL	Interleukin
IPV	Inaktivierte Polio-Vakzine
IRF7	Interferon Regulatory Factor 7
ISS	Königlich Preußisches Institut für Serumforschung und Serumprüfung
ITRs	Inverted Terminal Repeats
IVT	In-vitro-Transkription
JNK	c-Jun-N-terminale Kinase
kg	Kilogramm
KG	Körpergewicht
KV	Kassenärztliche Vereinigung
LAL	Limulus-Amöbozyten-Lysat
LAMP-1	Lysosomal assoziiertes Membranprotein 1
LDL	Low Density Lipoprotein
LGP2	Laboratory of Genetics and Physiology 2 (Dhx58)
Line-1	Long interspersed nuclear element
LNP	Lipid Nanoparticle
LPS	Lipopolysaccharid
MAT	Monozyten-Aktivierungstest
MAPREC	Mutation Analysis by PCR and Restriction Enzyme Cleavage
MDA-5	Melanoma Differentiation-Associated Protein 5
MHC	Major Histocompatibility Complex (Haupthistokompatibili-tätskomplex)
MI	Motivational Interviewing
MMR	Masern-Mumps-Röteln-Impfstoff
MMRV	Masern-Mumps-Röteln-Varizellen-Impfstoff
MPL	3-O-Desacyl-monophosphoryl Lipid A
MVA	Modified Vaccinia Virus Ankara
MyD88	Myeloid Differentiation Primary Response 88
NAT	Nukleinsäureamplifikationstechnik
NET	Neutrophil Extracellular Traps
NF-κB	Nuclear Factor κ-Light-Chain-Enhancer Of Activated B Cells
NLR	Nucleotide-Binding Oligomerization Domain (NOD) Like Receptor
NLRP3	NOD-like Receptor Protein 3
Nrf2	Nuclear Factor (Erythroid-Derived 2)-Like 2
ORF	Open Reading Frame (offener Leserahmen)
OPV	Orale Polio-Vakzine
OR	Odds Ratio
PAMP	Pathogen Associated Molecular Pattern
PASS	Post-Authorisation Safety Study
PCR	Polymerase-Kettenreaktion
PEG	Polyethylenglykol
PEI	Paul-Ehrlich-Institut
PRAC	Pharmacovigilance Risk Assessment Committee

PRR	Pattern-Recognition-Receptor
PSUR	Periodic Safety Update Repor
QS21	Fraktion eines Extrakts aus *Quillaja saponaria* (Seifenbaum)
RIG-I	Retinoic Acid Inducible Gene I
RKI	Robert Koch-Institut
RMP	Risikomanagementplan
RNA	Ribonucleic Acid (Ribonukleinsäure)
RR	Relatives Risiko
RSV	Respiratorisches Syncytial-Virus
RT-PCR	Reverse-Transkriptase-Polymerase-Kettenreaktion
saRNA	self amplifying Ribonucleic Acid
SARS-CoV-2	Severe Acute Respiratory Syndrome Coronavirus Type 2
s. c.	subkutan
SCCS	Self-Controlled-Case-Series
SIR	Standardisierte Inzidenzratio
SMR	Standardisierte Mortalitätsratio
ssRNA	single stranded RNA
STIKO	Ständige Impfkommission am Robert Koch-Institut
STING	Stimulator of Interferon Genes
T-A	Toxin-Antitoxin
TANK	TRAF Family Member-Associated NF-κB Activator
TBK1	TANK-Binding Kinase 1
T_H	T-Helferzelle
TLR	Toll-Like Receptor
TNF-α	Tumornekrosefaktor-alpha
UAW	Unerwünschte Arzneimittelwirkung(en)
UTR	Untranslatierte Region
VAED	Vaccine-Enhanced Disease
VSV	Vesikuläres Stomatitis Virus
VZV	Varizella-Zoster-Virus
WHO	World Health Organisation (Weltgesundheitsorganisation)
WNV	Westnilvirus

Abbildungsnachweis

Der Verweis auf die jeweilige Abbildungsquelle befindet sich bei allen Abbildungen im Werk am Ende des Legendentextes in eckigen Klammern. Alle nicht besonders gekennzeichneten Grafiken und Abbildungen © Elsevier GmbH, München.

E1216	Yoost B, Crawford L. Fundamentals of Nursing: Active Learning for Collaborative Practice. 3rd ed. Elsevier; 2022.
E1217	Shiland MO, et al. Medical Assistant Endocrine, Skeletal, and Reproductive Systems, Pediatrics, and Geriatrics – Module F. Elsevier, 2010.
E1218	Bot A, et al. Cancer Vaccines. In: Plotkin S, et al. (eds.): Plotkin's Vaccines. 7th ed. Elsevier; 2018, pp. 161–184.
F1153-001	Halloran ME, Longini IM Jr., Struchiner CJ. Design and interpretation of vaccine field studies. Epidemiologic Reviews 1999; 21(1): 73–88. Oxford University Press.
G1187	Potter P et al. Fundamentals of Nursing. 11th ed., Elsevier; 2022.
K441	Uwe Dettmar, Frankfurt am Main
L143	Heike Hübner, Berlin
O260	Dr. Sylvia Ranneberg, Göttingen
P1331	Dr. vet. med. Klaus Cußler, Paul-Ehrlich-Institut Langen
P1335	Dr. med. Kerstin Kling, Berlin
T1329	Paul-Ehrlich-Institut, Langen
W1255	Deutsches Hygiene Museum, Dresden
W798	World Health Organization (WHO), Genf
X221-042	Ständige Impfkommission: Empfehlungen der Ständigen Impfkommission (STIKO) am Robert Koch-Institut. In Epidemiologisches Bulletin. 2023; 4/23. Robert Koch-Institut, Januar 2023.
X221-047	Epidemiologisches Bulletin. 2021; 49. Robert Koch-Institut, Dezember 2021.

Inhaltsverzeichnis

KAPITEL

1 Kurze Geschichte des Impfens in Deutschland

Klaus Cußler, Doris Oberle

Kernaussagen

- Um 1800 wurde die Vakzination (Kuhpocken-Inokulation nach Jenner) in Europa eingeführt. Das deutsche Impfgesetz über eine allgemeine Impfpflicht gegen die Pocken trat am 1. April 1875 in Kraft.
- Das weltweit erste staatliche Prüfsystem für Arzneimittel fand seinen Anfang in Deutschland mit den Vorschriften für die Prüfung des Diphtherie-Heilserums (1894) und der Gründung eines staatlichen Prüfinstituts 1896, des heutigen Paul-Ehrlich-Instituts, Bundesinstitut für Impfstoffe und biomedizinische Arzneimittel. Verordnungen für weitere Sera und Impfstoffe folgten.
- Passive Immunisierung: Diphtherie-Heilserum, gewonnen vom Pferd, wurde therapeutisch bei Diphtherie eingesetzt, insbesondere bei Kindern. Tetanus-Serum bewährte sich bei den Kriegsverletzten im 1. Weltkrieg.
- Aktive Immunisierung: Nach Einführung der Polio-Lebendimpfung (OPV) (1962) nahmen Polio-Fälle drastisch ab.
- Eine Zulassungspflicht für Impfstoffe und andere biologische Arzneimittel, verbunden mit einer staatlichen Chargenprüfung, wurde 1972 in Deutschland mit der Gründung eines Bundesamtes für Sera und Impfstoffe (Paul-Ehrlich-Institut) eingeführt.
- Nach dem Auftreten von Nebenwirkungen und Impfkomplikationen wurde zunehmend der Aufbau eines Systems zur Erfassung von Arzneimittelrisiken gefordert. Mit dem zweiten Arzneimittelgesetz, das 1978 in Kraft trat, wurde erstmals eine verbindliche Risikoerfassung eingeführt.
- Nach Einführung der Pockenimpfung wurde jede Impfung einzeln auf einem Impfschein dokumentiert. Um 1940 gab es in Deutschland erste Bestrebungen, alle stattgehabten Impfungen in einem Impfbuch einzutragen. Seit 2019 stellen viele Staaten auf elektronische Formate von Impfbescheinigungen um.

1.1 Einleitung

Viele gefährliche Infektionskrankheiten befallen den Menschen nur einmal im Leben. Diese Beobachtung ist schon sehr alt und führte zu der Idee, eine gezielte Konfrontation mit der Infektionskrankheit zu suchen. Ein möglichst milder Verlauf sollte eine lange Schutzwirkung nach sich ziehen. Vor über 1000 Jahren haben sich so schon Menschen in Asien durch künstliche Infektionen vor den Pocken geschützt. Diese so genannte **Variolation** wurde in China mittels Einbringen von Pockenschorf in die Nase und in Indien durch Schnittimpfungen in die Haut erzielt. Mary Wortley Montagu, die Frau des britischen Gesandten in Konstantinopel, brachte die Variolation 1718 nach England. Das Verfahren mittels Hautschnitten wurde auch in Europa ausprobiert, konnte sich aber auf Dauer nicht durchsetzen. Die Methode war unsicher und hatte zahlreiche Nebenwirkungen; u. a. führte sie bei vielen Impflingen zu einem schweren Verlauf der „Impfpocken".

In Europa wurde in der Landwirtschaft noch eine weitere Erfahrung gemacht: Wenn Personal sich mit einem bei Rindern vorkommenden Hautausschlag, den Kuhpocken, ansteckte, erkrankten die betroffenen Personen nachfolgend nicht mehr an den menschlichen Pocken. Diese, von dem britischen Arzt Edward Jenner überprüfte und 1798 veröffentlichte Methodik ging als **Vakzination** (von vacca = Kuh) in die Medizingeschichte ein (➤ Kap. 1.2).

Nachdem in der zweiten Hälfte des 19. Jahrhunderts Bakterien als Auslöser von zahlreichen Infektionskrankheiten erkannt wurden, begann die Suche nach Bekämpfungsmaßnahmen gegen die neu entdeckten Erreger, u. a. Impfstoffe. Während die Pockenimpfstoffe noch rein empirischer

Erfahrung entstammten, setzte nun eine zielgerichtete wissenschaftliche Entwicklung ein. Dies ist das große Verdienst von **Louis Pasteur,** der hier Pionierarbeit geleistet hat. Er konnte zeigen, dass sich die krankmachenden Eigenschaften von Erregern unter bestimmten Kulturbedingungen abschwächen („attenuieren") lassen und diese dann als Lebendimpfstoffe gegen die Erkrankungen tauglich sein könnten. Allerdings dauerte es noch Jahrzehnte, bis erste attenuierte Lebendimpfstoffe von ausreichender Sicherheit Marktreife erreichten.

Nachdem sich die Pockenimpfung beim Militär sehr bewährt hatte, wurde die Möglichkeit der Impfung auch für andere „Kriegsseuchen" herangezogen. Bei den ersten bakteriellen Impfstoffprodukten, die gegen Ende des 19. Jahrhunderts und während des ersten Weltkriegs eingesetzt wurden, handelte es sich um einfache inaktivierte Impfstoffe gegen Typhus, Cholera und Pest. Die Erregerzahl der durch Hitze oder Phenol inaktivierten Bakterien wurde grob eingestellt. Mehrere Injektionen waren für eine ausreichende Immunität notwendig. Für die ersten bakteriellen Impfstoffe gab es, auch wenn sie teilweise bei der Zivilbevölkerung eingesetzt wurden, noch keine staatlich vorgeschriebene Kontrolle. Dies änderte sich erst mit der Entwicklung der Toxoid-Impfstoffe gegen Diphtherie (➤ Kap. 1.4.2) und Tetanus (➤ Kap. 1.4.10), für die es bald geeignete Wirksamkeitsmodelle gab.

Die allgemeine Geschichte der Impfungen wird bereits in zahlreichen Büchern und Übersichtartikeln in deutscher und englischer Sprache ausführlich behandelt. Daher fokussiert sich die kurze Zusammenfassung im Folgenden auf die für Deutschland wichtigsten Aspekte.

1.2 Pockenimpfung in Deutschland

Von England aus (➤ Kap. 1.1) kam die Pocken-Inokulation nach Deutschland. Hier standen die Ärzte dem Verfahren anfangs sehr kritisch gegenüber, sodass die Variolation oft von umherreisenden englischen Ärzten durchgeführt wurde. Im Laufe des 18. Jahrhunderts nahm die Zahl der Impfskeptiker ab, aber durchsetzen konnte sich die Variolation in Deutschland nicht.

Erst als die Kunde von der neuen Impfmethode der Vakzination (➤ Abb. 1.1) nach Deutschland drang, änderte sich die Situation. Um 1800 wurden die ersten Vakzinationen durchgeführt und schon bald begannen sich die Regierungen der deutschen Staaten mit dem Thema zu beschäftigen. Erste Verordnungen über eine Impfpflicht gegen Pocken wurden 1807 im Großherzogtum Hessen und im Königreich Bayern erlassen. Vorgeschrieben wurden die Durchführung der Impfung, die Kontrolle der Impfreaktion und das Ausfertigen eines Impfscheins (➤ Kap. 1.8, ➤ Abb. 1.6). Die Vorlage eines Impfscheins wurde immer gefordert, wenn die Menschen in den Blick der Obrigkeit gelangten, etwa bei der Einschulung, bei der Musterung oder bei der Heirat.

Über die Herstellung des Impfstoffs gab es keine konkreten Regelungen. Variolation (Inokulation von humanes Pockenvirus enthaltendes Material, z. B. Pustelinhalt) war erlaubt, aber die Vakzination (Kuh-Pockenvirus enthaltendes Material) dominierte deutlich.

Nach Ausbruch des deutsch-französischen Krieges kam es in Deutschland in den Jahren 1870 bis 1873 zu massiven Pockenausbrüchen mit mehr als 180.000 Toten. Daraufhin wurde 1874 in ganz Deutschland die allgemeine Impfpflicht eingeführt. Die Tierlymphe, die sogenannte Dermovakzine, musste in staatlichen Impfanstalten im Auftrag der einzelnen Länder hergestellt werden. Ihre Haltbarkeit konnte bald durch eine Konservierung mit Glycerin deutlich verbessert werden. Eine übergeordnete Kontrolle oder Prüfbehörde gab es noch nicht, sodass weder ein Vergleich der Qualität der einzelnen Produkte noch eine unabhängige Erfassung der auftretenden Nebenwirkungen möglich war. Die Arm-zu-Arm-Vakzination wurde weiterhin durchgeführt, stand aber zunehmend in der Kritik. Die damit verbundene Gefahr einer Übertragung humaner Erkrankungen, insbesondere der Syphilis, wurde immer offensichtlicher. Aber erst die Ausführungen zum

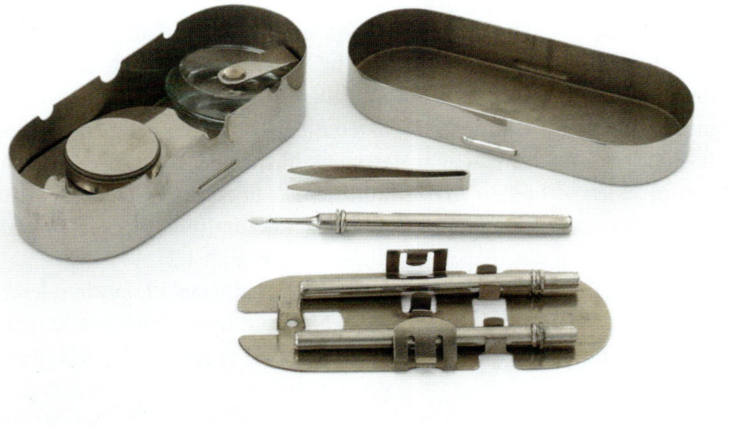

Abb. 1.1 Pocken-Impfbesteck zur Vakzination bestehend aus drei Impflanzetten, zwei Glasschalen für die Lymphe, einem Brenner zum Abflammen und einer Pinzette. [K441]

Impfgesetz von 1917 schrieben die ausschließliche Verwendung von Dermovakzine vor.

In den 1960er Jahren stand die Impfstoffentwicklung auf der Basis von infizierten Zellgewebekulturen zunehmend im Fokus. Ab 1975 produzierte die Bayerische Landesimpfanstalt die erste Gewebekulturvakzine. Ferner wurde ein hochattenuierter Pocken-Lebendimpfstoff (Modified Vaccinia Virus Ankara, MVA) in Bayern entwickelt, der für sogenannte Vorimpfungen eingesetzt werden sollte.

Im November 1972 endete die Zuständigkeit der Bundesländer in Deutschland für die Prüfung der Pockenimpfstoffe und ging formal auf das Paul-Ehrlich-Institut als neu gegründetes Bundesamt für Sera und Impfstoffe über. Aufgrund von Übergangsvorschriften hatte dies allerdings keine praktische Relevanz mehr. Mit dem Gesetz zur Pockenschutzimpfung von 1976 wurde die allgemeine Impfpflicht in Deutschland aufgehoben. Die Pockenimpfung blieb nur noch für bestimmte Personenkreise aus beruflichen Gründen oder aufgrund von Reisebestimmungen von Bedeutung. Am 14.05.1980 erklärte die WHO die Welt offiziell für pockenfrei.

Nach den terroristischen Angriffen auf das World Trade Center in New York im Jahr 2001 gab es Befürchtungen hinsichtlich terroristischer Angriffe mit Biowaffen. Daraufhin wurde die Herstellung und Prüfung von Pockenimpfstoffen neu bewertet und reguliert, z. B. durch neue Leitfäden und eine Monographie im Europäischen Arzneibuch. Zur Sicherheit wurden große Vorräte an Pockenimpfstoff eingelagert.

Seit 2013 ist in der EU ein Pockenimpfstoff (Modifiziertes Vacciniavirus Ankara, lebend) zugelassen (Imvanex, vergleichbar mit Jynneos in den USA). Aufgrund der engen Verwandtschaft von MVA und Affenpockenvirus induziert dieser Impfstoff auch eine Kreuzimmunität, die vor den Affenpocken schützt.

1.3 Immunsera und Immunglobuline

Die Arbeiten von Emil von Behring und Shibasaburō Kitasato über die Immunität bei Diphtherie und Tetanus schufen die Grundlage für eine passive Immunisierung. Die praktische therapeutische und prophylaktische Nutzung der tierischen Seren konnte aber erst erfolgen, nachdem Paul Ehrlich ein Konzept zur Wertbemessung der Seren in definierten Einheiten – was heute als Potency Assay oder Labor-Wirksamkeitsprüfung bezeichnet würde – ausgearbeitet hatte. Durch diese standardisierte Prüfmethode war einerseits eine exakte Dosierung durch den Arzt möglich und andererseits wurde die wissenschaftliche Basis für eine staatliche Kontrolle geschaffen.

Das **Diphtherieheilserum,** gewonnen vom Pferd, wurde zu einem großen Erfolg bei der Behandlung der Diphtherie, insbesondere bei Kindern (➤ Abb. 1.2). Die Qualität der

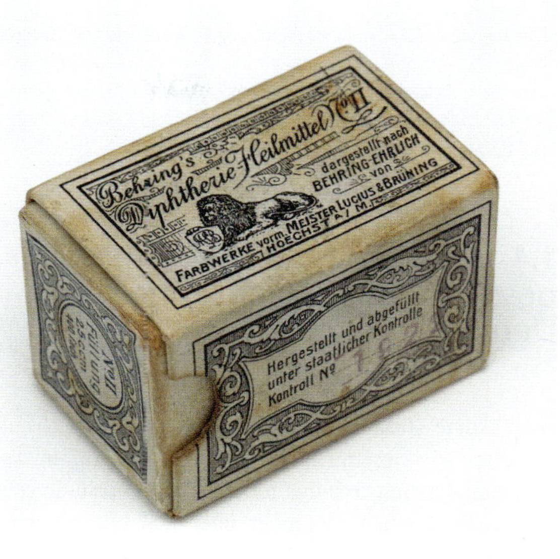

Abb. 1.2 Diphtherie-Heilserum von Emil von Behring (um 1900) [K441]

spezifische Antikörper-enthaltenden Produkte konnte aufgrund der von Paul Ehrlich entwickelten standardisierten Prüfmethodik schnell und erheblich gesteigert werden. Dadurch konnte das Injektionsvolumen deutlich reduziert werden, was erforderlich war, weil große Serumvolumina aufgrund des Phenolgehalts (➤ Kap. 1.5.3) zu Vergiftungserscheinungen führen konnten. Allerdings wurde auch sehr schnell deutlich, dass die wiederholte Verabreichung von tierischem Serum allergische Reaktionen bis hin zum anaphylaktischen Schock hervorrufen konnte.

Die in das **Tetanusserum** gesetzten Erwartungen wurden dagegen enttäuscht, da die erhoffte Wirkung bei klinisch erkrankten Menschen nicht eintrat. Erst die postexpositionelle Anwendung bei verletzten Soldaten im ersten Weltkrieg zeigte die Toxin-neutralisierende Wirkung des Präparats. Die rasche Serumgabe bei tiefen Verletzungen wurde zur Standardtherapie.

In der Folgezeit wurden Sera gegen eine Vielzahl von Infektionen, Gifte und Krankheitszustände entwickelt. Allerdings wurden nur die wenigen Seren, bei denen eine reproduzierbare Wirksamkeit im Tiermodell nachweisbar war, der staatlichen Prüfung unterworfen. Da fast alle Immunsera in Pferden hergestellt wurden, geriet die Sensibilisierung gegen Pferdeeiweiß zunehmend zum Problem. Ein Wechsel der Tierarten (Hammel oder Rind) und Aufreinigungsschritte konnten die Problematik nur begrenzt reduzieren. Daher wurden die tierischen Sera beginnend mit den Tetanus-Immunglobulinen (seit den 1970er Jahren) zunehmend vom Markt genommen, manche wurden durch humane Immunglobuline ersetzt. In Deutschland sind in den 2020er Jahren nur noch drei tierische Seren zugelassen, die Abstoßungsreaktionen nach Organtransplantationen verhindern helfen (Stand 1. Juli 2022).

MERKE
Die wenigen für die Notfallapotheken erforderlichen Serumprodukte (Botulismus-, Schlangengift-, Diphtherie-Serum) werden aus dem Ausland importiert. https://www.apothekerkammer.de/img/121/lak+aktuell_06_notfallbevorratung+in+der+apotheke.pdf (letzter Zugriff: 21.02.2023)

1.4 Impfstoffe mit besonderer geschichtlicher Bedeutung für Deutschland

Diese kurze Zusammenfassung konzentriert sich auf die historisch wichtigsten Aspekte für Deutschland. Zur Abgrenzung von der Besprechung der aktuellen Impfstoffe geht die historische Betrachtung nicht über das Inkrafttreten des Infektionsschutzgesetzes (2001) hinaus. Die alphabetische Anordnung folgt der Auflistung in Kapitel 2. Dort sind auch kurze Erläuterungen zu den einzelnen Krankheiten und den heute zugelassenen Impfstoffen zu finden.

1.4.1 Cholera

In Deutschland gehören die Cholera-Impfstoffe zusammen mit den Typhus-Impfstoffen zu den ersten bakteriellen Vakzinen, deren bedeutendste Anwendung sich ebenso wie die der Ruhr- und der Pest-Impfstoffe auf Kriegs- und Notzeiten beschränkte. Es handelte sich in der Regel um einfache Abschwemmungen von Bakterienstämmen mit Kochsalzlösungen, die durch Hitze oder Chemikalien (Phenol, Formalin) inaktiviert wurden. Die Impfstoffe wurden in kleinen Volumina, meist 1 ml, mehrmals (i. d. R. dreimal) subkutan verabreicht und mussten aufgrund der kurzen Immunitätsdauer schon nach kurzer Zeit aufgefrischt werden. Im ersten Weltkrieg wurde Impfstoff in bakteriologischen Laboren von Universitäten und Behörden, danach in Herstellungsstätten von Firmen hergestellt. Der Impfstoff aus Vollbakterien erreichte aufgrund der Endotoxin-bedingten schmerzhaften Nebenwirkungen keine große Verbreitung.

1.4.2 Diphtherie

Behring hatte bereits erkannt, dass ein Zurückdrängen der Diphtherie durch den Einsatz des artfremden Heilserums trotz beeindruckender Wirksamkeit aufgrund der nur kurzen Wirkungsdauer in der akuten Krankheitsphase nicht zu erreichen war. Bei seinen Versuchen, durch eine aktive Impfung eine langandauernde Immunität zu erreichen, injizierte er Versuchstieren definierte Mengen an Diphtherietoxin zusammen mit Heilserum. Unter dem Serumschutz ließ sich in der Tat eine aktive Immunität erzeugen, die sich auch beim Menschen einstellte. Behrings Toxin-Antitoxin (T-A)-Gemisch wurde in der Folge über längere Zeit eingesetzt. Die Methodik war jedoch fehleranfällig und es traten immer wieder Zwischenfälle auf.

Als deutlich sicherer erwies sich die Verwendung von entgiftetem Diphtherietoxin, das mit Hilfe von Formaldehyd hergestellt wurde. Für einen solchen nicht mehr „giftigen“ Stoff, der aber die immunogenen Eigenschaften behielt, hatte Ehrlich bereits den Begriff **Toxoid** geprägt. Der Franzose Gaston Ramon war in den 1920er Jahren maßgeblich an der Entwicklung der ersten prophylaktischen Toxoid-Impfstoffe gegen Diphtherie und Tetanus durch Formaldehyd-Inaktivierung beteiligt, einem Verfahren, das auch heute noch eingesetzt wird (➤ Kap. 1.4.10).

1.4.3 Frühsommer-Meningoenzephalitis (FSME)

Seit 1920 trat bei Waldarbeitern in Österreich ein Krankheitssymptom, ähnlich der Kinderlähmung, auf. 1956 gelang es, das ursächliche Frühsommer-Meningoenzephalitis-Virus (FSME-Virus) aus Zecken zu isolieren. Ab 1973 konnte FSME-Virus als Ausgangsmaterial für den ersten Versuchsimpfstoff auf embryonalen Hühnerzellen gezüchtet werden. Als Wirkverstärker (Adjuvans) wurde nach Virusinaktivierung Aluminiumhydroxid eingesetzt.

Der inaktivierte FSME-Impfstoff wurde zuerst in Österreich (1976) und bald darauf in Deutschland (1981) zugelassen.

1.4.4 Influenza (Grippe)

Die Bekämpfung der Grippe mittels Impfstoffen hat eine vergleichsweise lange und wechselvolle Geschichte. Bereits 1892 glaubte der Bakteriologe Richard Pfeiffer im Influenzabazillus den Erreger der Grippe entdeckt zu haben. Das heute als *Haemophilus influenzae* bezeichnete Bakterium war sehr häufig (als Begleitkeim/sekundärer Erreger) bei an Virusgrippe erkrankten Menschen gefunden worden. Analog zum Vorgehen bei anderen bakteriellen Erkrankungen wurden mithilfe des Influenzabazillus und weiterer ebenfalls im Atmungstrakt anzutreffender Strepto- und Pneumokokken zuerst Grippe-Heilseren und dann auch polyvalente Grippe-Vakzinen hergestellt. Diese bakteriellen Impfstoffe hielten sich erstaunlicherweise bis Mitte der 1920er Jahre auf dem Markt.

Als 1933 die Influenzaviren entdeckt und als Erreger der Influenza (Virusgrippe) bestätigt wurden, begannen die Versuche, eine Schutzimpfung zu entwickeln, erneut. Bei den ersten Ansätzen wurden Frettchen oder Mäuse genutzt, aus deren infizierten Lungen das Virus gewonnen wurde. Die große Menge an Fremdeiweiß machte diese Impfstoffprodukte allerdings wenig verträglich.

Die Anzüchtung von Influenzavirus im bebrüteten Hühnerei brachte den Durchbruch. Zunächst setzte man nur einen Virusstamm ein, aber schon bald wurde auf polyvalente Impfstoffe, welche Influenzavirus-A-Subtypen und -B-Linien enthielten, übergegangen. Die Inaktivierung erfolgte mit Formalin und zur Verstärkung der Wirksamkeit wurden Aluminium-haltige Adjuvanzien eingesetzt.

Die inaktivierten Ganzvirusimpfstoffe wurden schon bald durch die wesentlich besser verträglichen Spaltvakzinen abgelöst, bei denen das Virus von der Lipidhülle durch Detergenzien befreit und in seine immunogenen Bestandteile gespalten wird. Die Subunitvakzinen schließlich bestehen aus den aufgereinigten Virushüllproteinen Hämagglutinin und Neuraminidase.

1.4.5 Keuchhusten (Pertussis)

Beim Keuchhusten begannen erste Impfstoffentwicklungen schon bald nach der Beschreibung der Keimisolierung durch Jules Bordet und Octave Gengou im Jahr 1906. Die Impfstoffherstellung aus den gramnegativen Bakterien gestaltete sich anfangs kompliziert. Nur frisch gewonnene (Phase I) Stämme mit starkem Hämolyse-Vermögen erschienen genügend immunogen. Wesentliche Verbesserungen der Ganzkeimvakzine wurde in den 1930er Jahren durch Pearl Kendrick und Grace Eldering in den USA erzielt. Durch einen aufwändigen Tierversuch in Mäusen gelang es ihnen auch, die Wirksamkeit der Chargen zu bemessen, was heutzutage als Potency-Test bezeichnet wird, also Bestimmung eines Wirksamkeitskorrelats im Labor. Ferner wurde die Kombinierbarkeit von Pertussis-Impfstoff mit Diphtherie- und Tetanustoxoid erprobt und in den USA eingeführt.

In Deutschland wurde der erste kommerzielle Ganzkeimimpfstoff 1949 von den Behringwerken vermarktet. Der staatlichen Prüfpflicht unterlagen nur die Kombinationsimpfstoffe ab 1952. Ein Manko der Ganzzell-Impfstoffe war das mäßige Sicherheitsprofil. Über neurologische Schäden und vereinzelte Todesfälle wurde berichtet. Insbesondere in den USA, in Japan und in England gab es öffentliche Diskussionen und Gerichtsprozesse.

Schließlich wurden in Japan in den 1980er Jahren neuartige azelluläre Pertussis-Impfstoffe entwickelt, die besser verträglich sind und daher die Ganzzell-Impfstoffe in Europa verdrängt haben.

1.4.6 Masern

Auch bei der Masernimpfung stand zunächst die Anwendung von inaktiviertem Virus im Fokus. Der meistverwendete Edmonston-Stamm ließ sich in primären Gewebekulturen (Affen- oder Hundenieren sowie Hühnerembryonen) züchten und wurde in der Regel mit Formaldehyd inaktiviert. Die erste Prüfvorschrift in der Bundesrepublik trat im Januar 1966 in Kraft und orientierte sich stark an den US-Vorschriften von 1963. Die inaktivierten Masernimpfstoffe bewährten sich nicht und wurden schon nach kurzer Zeit durch Lebendimpfstoffe ersetzt. Diese basieren auf attenuierten Abkömmlingen des Edmonston-Stammes (Schwarz, Moraten) und werden in bebrüteten Hühnereiern hergestellt. Der Impfstoff wird gefriergetrocknet und mit Lösungsmittel vermarktet.

1.4.7 Mumps

Die Entwicklung des Mumps-Impfstoffs geschah außerordentlich schnell. 1963 nahm der Impfstoffforscher Maurice Hilleman einen Abstrich vom Rachen seiner an Mumps erkrankten Tochter. Die Attenuierung des nach dem Kind benannten Stammes Jeryl Lynn und die Produktion des Impfstoffs in Bruteiern gelang in Rekordzeit. Bereits 1967 wurde der Impfstoff Mumpsvax in den USA lizenziert. In Deutschland werden seit 1971 lyophilisierte Impfstoffe dieses Typs eingesetzt, die inzwischen nur noch in Kombination mit Masern- und Röteln-Impfstoff angeboten werden.

1.4.8 Poliomyelitis (Kinderlähmung)

Die Entwicklung der ersten inaktivierten Polio-Vakzine (IPV) durch Jonathan Salk in den USA war ein sehr großer Erfolg, der auch große Hoffnungen weckte. Nach dem schweren Zwischenfall im Frühjahr 1955 (Cutter Incident, ➤ Kap.1.7) verschärften sich die IPV-Prüfbestimmungen.

In der Zwischenzeit rückte der etwa zeitgleich entwickelte oral einzusetzende Polio-Lebendimpfstoff (OPV) von Albert Sabin in den Vordergrund. Der in der Sowjetunion in Massenimpfungen umfänglich erprobte Polio-Lebendimpfstoff wurde in der DDR bereits ab 1960 flächendeckend verimpft.

Die ersten OPV-Prüfbestimmungen und die allgemeine Impfempfehlung in der Bundesrepublik wurden erst 1962 erlassen. Diese orientierten sich ebenfalls stark an den zuvor in den USA erlassenen Regeln. Nach Einführung der OPV-Impfung nahmen Polio-Fälle drastisch ab, ab 1970 wurden nur noch vereinzelt Erkrankungen dokumentiert (➤ Abb. 1.3).

Aus ihrer Kindheit kennen viele noch den Slogan der OPV-Impfkampagne „Schluckimpfung ist süß, Kinderlähmung ist grausam" (➤ Abb. 1.4).

Als wesentliche Nachteile des Sabin-Impfstoffs stellten sich die vorübergehende Ausscheidung des vermehrungsfähigen Impfvirus im Stuhl und das – wenn auch geringe – Risiko einer impfassoziierten Poliomyelitis heraus.

Nachdem sich die epidemiologische Lage durch den erfolgreichen Impfstoffeinsatz deutlich verbessert hatte, änderte die STIKO ihre Risikobewertung und empfahl nur noch die Verwendung des risikoarmen IPV-Impfstoffs.

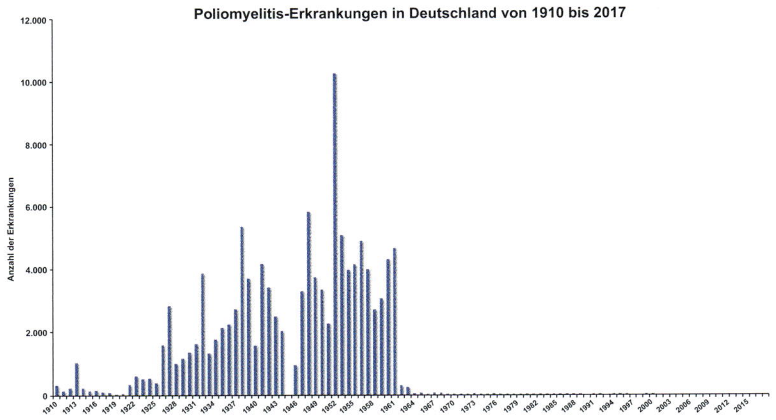

Abb. 1.3 Zahl der Poliomyelitis-Erkrankungen in Deutschland von 1910 bis heute [O260]

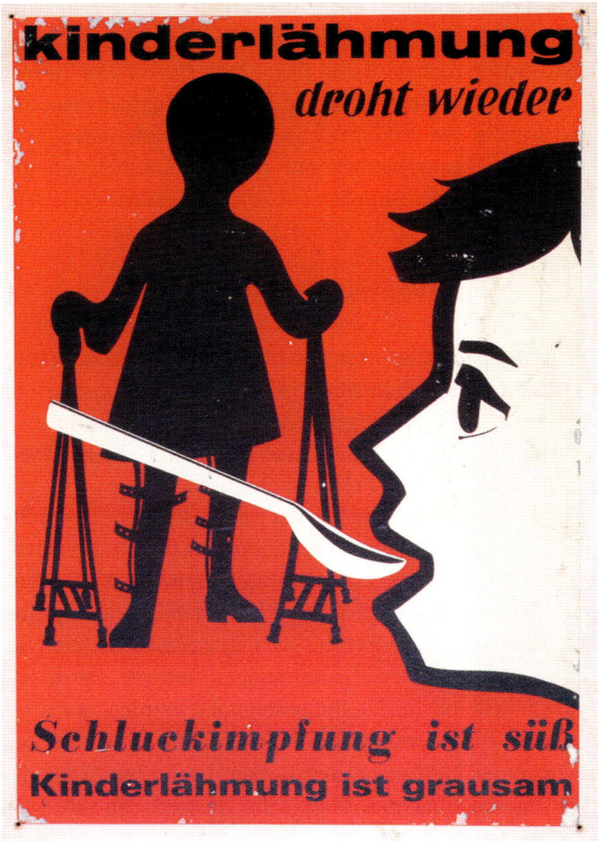

Abb. 1.4 Aufruf zur Impfung gegen Poliomyelitis [W1255]

1.4.9 Röteln

Die Prophylaxe der Röteln geriet ab 1940 ins öffentliche Interesse, als die Folgen der Infektion während der Schwangerschaft für eine ungeschützte Mutter und ihr ungeborenes Kind bekannt wurden. Bis zur Entwicklung der ersten Lebend-Impfstoffe Ende der 1960er Jahre wurde die passive Immunisierung mit Gammaglobulin zur Überbrückung des kritischen Zeitraums eingesetzt. Gegenüber den auf verschiedenen tierischen Zellen (USA 1969/70 zugelassen: Stamm HPV-77 auf Hundenierenzellen oder im embryonierten Entenei; Stamm Cendehill auf Kaninchennierenzellen) kultivierten Röteln-Impfstoffen hat sich in Europa der gut verträgliche Stamm RA27/3 durchgesetzt. Der mittels menschlichen diploiden Zellen hergestellte Impfstoff ist in Deutschland seit 1976 im Handel.

1.4.10 Tetanus

Der Tetanusimpfstoff ist, ebenso wie der Diphtherieimpfstoff, ein durch Formaldehydbehandlung entgiftetes Toxoid. 1939 wurde die Prüfvorschrift für Tetanustoxoid in Deutschland erlassen. Anfänglich wurde das Toxin auf Fleischwasser- und peptonhaltigen Nährböden gewonnen. Aufgrund allergischer Reaktionen wurde zu synthetischen Nährböden gewechselt. Die ersten Fluidimpfstoffe aus rohem oder gereinigtem Toxoid wurden bald durch präzipitiertes oder an Aluminiumhydroxyd adsorbiertes Tetanustoxoid ersetzt.

Um die Anzahl der Injektionen für die erforderlichen Impfungen bei Kindern zu reduzieren, wurde Tetanusimpfstoff, ebenso wie Diphtherieimpfstoff, zunehmend in Kombinationsimpfstoffprodukten eingesetzt. Heute sind die beiden Vakzinen in Deutschland nur noch als Kombinationsimpfstoffprodukte und nicht mehr als Einzelimpfstoffprodukte erhältlich.

1.4.11 Tollwut (Rabies)

Der erste Tollwutimpfstoff, eine Emulsion aus getrocknetem Rückenmark von infizierten Kaninchen, wurde von Pasteur ohne Kenntnis des Erregers rein empirisch entwickelt. Die Impfungen verliefen erfolgreich und machten ihn berühmt.

Die Behandlung mit Tollwutlebendimpfstoff aus Hirngewebe hat sich in Deutschland nicht durchsetzen können, obwohl sie seit 1906 über Jahrzehnte in **Wutschutzzentren** (RKI ab 1906; Universität Breslau ab 1912) praktiziert wurde. Eine Erkrankung durch den Impfstoff (sog. **Impfwut)** war nicht auszuschließen und neurologische Nebenwirkungen durch das artfremde Hirngewebe waren an der Tagesordnung.

Der Einsatz inaktivierter Virusimpfstoffe begann in Deutschland mit dem Tollwutimpfstoff nach Hempt. Dieser Impfstoff wurde aus dem Gehirn infizierter Kaninchen hergestellt. Nach einer Ätherextraktion wurde die Virussuspension durch 1%-ige Phenollösung sicher inaktiviert. Die Prüfbestimmungen für diesen Impfstoff wurden im Jahr 1949 veröffentlicht, 1951 kam die erste Charge der Behringwerke auf den Markt. Aufgrund der allergischen und neurologischen Nebenwirkungen wurde der Impfstoff nicht prophylaktisch, sondern nur therapeutisch eingesetzt. Die Ständige Impfkommission des damaligen Bundesgesundheitsamts (BGA) riet 1972 offiziell von der Verwendung der in tierischem Nervengewebe hergestellten Impfstoffe ab und empfahl einen in Entenembryonen hergestellten Impfstoff. Dieser „Tollwut-Impfstoff ad us. hum.“ der Behringwerke gehörte zu den ersten offiziell vom Paul-Ehrlich-Institut zugelassen Impfstoffprodukten. Er zeigte zwar deutlich weniger Nebenwirkungen, galt aber auch als weniger immunogen. Daher war für die Wutbehandlung ein rigoroses Impfschema erforderlich, das 14 Injektionen subkutan unter die Bauchdecke in täglichem Abstand erforderlich machte. Die prophylaktische Impfung kam mit drei Injektionen in wöchentlichem Abstand aus.

Es war daher ein entscheidender Durchbruch, als Mitte der 1970er Jahre die gut verträglichen und sehr wirksamen Tollwut-Impfstoffe, die in humanen diploiden Zellen (WI-38) oder in Hühnerfibroblasten hergestellt wurden, auf den Markt kamen.

1.4.12 Tuberkulose (BCG)

Seit der Entdeckung des Tuberkulosebazillus durch Robert Koch arbeiteten verschiedene Forscher daran, Impfstoffe zu entwickeln. 1908 berichteten die französischen Forscher Albert Calmette und Camille Guérin über Bazillen vom Typus bovinus, die durch bestimmte Züchtungsmethoden ihre Virulenz verloren hatten. Nach dem Ersten Weltkrieg setzte Calmette seine Forschungen fort und entwickelte den sogenannten BCG (Bacillus Calmette Guérin) -Impfstoff für Menschen. Die Impfung wurde ab 1921 in verschiedenen Staaten in Europa eingesetzt und senkte die Tuberkulosesterblichkeit unter Kindern und Jugendlichen stark. In Deutschland war man sehr zögerlich; noch 1927 warnte der Reichsgesundheitsrat vor der Anwendung der Impfung.

Schließlich entschloss man sich 1930 in Lübeck zur Impfung von Freiwilligen, was jedoch in einer Katastrophe endete (➤ Kap. 1.7). Damit war die BCG-Impfung in Deutschland zunächst diskreditiert. Erst nach dem zweiten Weltkrieg wurde die BCG-Impfung als freiwillige Impfung von Gesundheitsämtern, Geburtskliniken und geschulten Ärzten kostenlos angeboten; sie unterstand der Länderhoheit und die Impfstämme wurden fortlaufend vom Paul-Ehrlich-Institut überprüft.

MERKE

Die BCG-Impfung wird seit 1988 von der STIKO nicht mehr in Deutschland empfohlen.

1.4.13 Typhus-Paratyphus-Impfstoffe

Im ersten Weltkrieg wurden Typhus-Impfstoffe in großem Stil von Forschungsanstalten und Hygiene-Instituten hergestellt. Das RKI stellte dabei die Impfkulturen und die Herstellungsvorschrift zur Verfügung. Das IET hat beispielsweise im Zeitraum von 1914–1918 mehr als 1000 Liter Typhus-Impfstoff hergestellt.

Diese Impfstoffe aus gramnegativen Bakterien enthielten aufgrund ihrer Herstellung einen wechselhaften und mitunter hohen Gehalt an Endotoxinen, besonders bei der üblichen Kombination mit Paratyphus A- und B-Stämmen. Dies erklärt die unterschiedlichen Aussagen über die Verträglichkeit dieser Impfstoffe, die oft deutliche lokale und systemische Effekte verursachten.

Nach dem ersten Weltkrieg ging die Produktion dieser Vollbakterienimpfstoffe auf kommerzielle Hersteller über (➤ Abb. 1.5). In den 1980er Jahren kamen oral anzuwendende Lebendimpfstoffe auf den Markt.

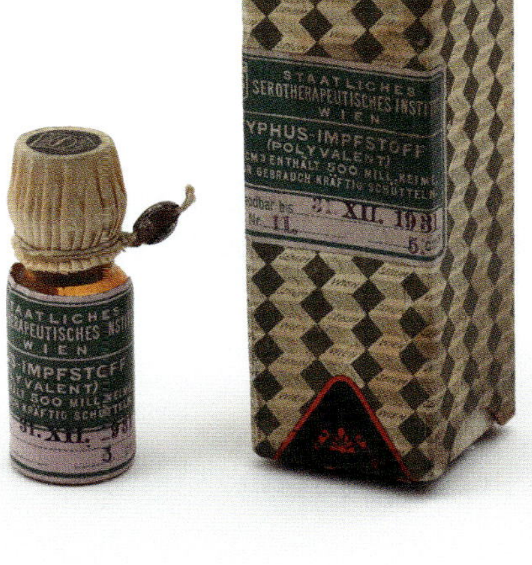

Abb. 1.5 Typhus-Impfstoff (polyvalent), Staatliches Serotherapeutisches Institut Wien, um 1935. [K441]

1.5 Besonderheiten der Herstellung und Prüfung von Impfstoffen

1.5.1 Chargenprüfung

Das erste staatliche Prüfsystem für Arzneimittel fand seinen Anfang in Deutschland mit den Vorschriften für die Prüfung des Diphtherie-Heilserums. Es folgten staatliche Vorschriften für weitere biologische Arzneimittel. Diese Vorgaben beschrieben die beim Hersteller und der Prüfbehörde zur Dokumentation der Unschädlichkeit und Wirksamkeit bei jedem einzelnen Herstellungsgang durchzuführenden Arbeiten. Die Qualitätsprüfung basierte ausschließlich auf diesen staatlichen Vorgaben. Eine Zulassungspflicht mit der Festlegung von produktspezifischen Besonderheiten gab es erst ab 1972. Während die staatlich geprüften Produkte streng kontrolliert wurden, blieben andere biologische Arzneimittel zunächst weitgehend unkontrolliert, z. B. „Frischzellen" und Organextrakte.

1.5.2 Tiere in der Impfstoffherstellung und -prüfung

Serumtiere

Die Gewinnung von Immunseren war bis in die 1970er Jahre auf Spendertiere, meist Pferde, angewiesen. Die wesentlichen Nachteile der Seren lagen in der Sensibilisierung der Patienten mit der Gefahr von schweren anaphylaktischen Reaktionen sowie der Übertragung von Zoonose-Erregern. Deshalb wurden die tierischen Seren zunehmend durch Immunglobulinpräparate vom Menschen ersetzt.

Labortiere

Die bakteriologische und virologische Forschung basierte zu Beginn auf Tierversuchen zur Isolierung und Kultivierung von Erregern. Dementsprechend fußte auch die Prüfung von Sera und Impfstoffen auf Tierversuchen an Labortieren. Impfzwischenfälle hatten häufig die Einführung von Tierversuchen als Sicherheitsprüfung zur Folge (➤ Tab. 1.1). Die meisten Labortiere wurden für die Ermittlung der Wirksamkeit von inaktivierten Impfstoffen in internationalen Einheiten benötigt. Seit Mitte der 1980er Jahre werden vor allem die in den Arzneibüchern festgeschriebenen Tierversuche in der Impfstoffentwicklung und -prüfung nach dem 3R-Prinzip (Replace, Reduce, Refine) [Weißer und Hechler 1997] auf Verbesserungsmöglichkeiten hin untersucht und durch nach modernen Maßstäben tierschutzkonforme Alternativmethoden ersetzt.

Die Herstellung von Virusimpfstoffen basierte anfangs häufig auf primären Zellkulturen, die von Organen frisch getöteter Tiere stammten. Die Marburgvirus-Infektion von 1967 ging von Primaten aus, die zur Gewinnung von Nierenzellkulturen für die Herstellung und Prüfung von Polio-Impfstoff aus Afrika importiert wurden und führte zu 31 Erkrankungs- und 7 Todesfällen beim Labor- und Tierhaltungspersonal.

MERKE
Heute sind primäre Zellkulturen durch Zelllinien oder andere tierfreie Labormethoden ersetzt.

1.5.3 Konservierungsmittel

Bei der Herstellung und Lagerung von flüssigen Immunseren war es unabdingbar, das leicht verderbliche Serum zu konservieren. Dies geschah üblicherweise durch einen Zusatz von 0,5 % Phenol. Diese Konzentration sicherte die Sterilität des Serums und inaktivierte den Rotz-Erreger, ein gefürchtetes Bakterium, das bei Pferden vorkam. Später, als effektive Testmethoden für Rotz eingeführt waren, wurde der Phenolgehalt deutlich reduziert. Bei den getrockneten Seren konnte er ganz entfallen.

Auch bei den ersten inaktivierten Impfstoffen war der Phenol-Zusatz üblich, da ein Impfbehältnis noch viele Impfdosen enthielt. Später wurde Phenol zunehmend durch

Tab. 1.1 Tierversuche zur Prüfung der Sicherheit von Impfstoffen

Bezeichnung	Labortiere	Art der Prüfung	Jahr und Grund der Einführung	Ersetzt durch
Prüfung auf anomale Toxizität	Labormaus	Sicherheitsprüfung	1894, Prüfung des Phenolgehalts	Chemisch-analytische Methoden
	Meerschweinchen	Toxizitätsprüfung	1902, Ausschluss von Tetanustoxin und anderen Toxinen	In-vitro-Methoden
Pyrogentest	Kaninchen	Prüfung auf fiebererzeugende Substanzen	1942, Begrenzung des Gehalts an Endotoxin und Zytokinen	Limulustest (LAL-Test) und In-vitro-Zytokinbestimmungsmethoden (z. B. MAT)
Neurovirulenztest	Primaten	Prüfung auf Neuropathogenität nach Injektion ins ZNS	1962, Prüfung der Virusstämme auf ausreichende Attenuierung	MAPREC-Test

LAL = Limulus-Amöbozyten-Lysat; MAT = Monozyten-Aktivierungstest; MAPREC = Mutation Analysis by PCR and Restriction Enzyme Cleavage.

quecksilberhaltige Konservierungsmittel (Thiocid, Thiomersal) ersetzt. Aufgrund der Optimierung der Steriltechnologie zur Herstellung von Arzneimitteln sowie der weitgehenden Anwendung von Einzeldosenabfüllungen sind für die heute in Deutschland zugelassenen Impfstoffe (i. d. R.) keine Konservierungsmittel mehr erforderlich. Eine Verwendung muss im Zulassungsverfahren umfänglich begründet werden.

1.5.4 Kombinationsimpfstoffe

Anfangs wurden Impfstoffe gegen die verschiedenen Infektionen stets einzeln verimpft. Mit der Zunahme der Impfstoffe wurde angestrebt, die Anzahl der Injektionen insbesondere bei Kleinkindern durch eine Mischung verschiedener Impfstoffe in einer Dosis zu reduzieren. Bei den um 1960 üblichen Impfungen gegen Diphtherie, Tetanus, Pertussis und Polio (IPV) reduzierte sich dadurch die Anzahl der für eine Grundimmunisierung notwendigen Injektionen durch die Kombinationsimpfstoffe von elf auf nur drei. Durch weitere, heute nicht mehr übliche Komponenten (Masern inaktiviert, Scharlach, Typhus und Paratyphus) erhöhte sich die Zahl der damals „Mischimpfstoffe" genannten Produkte noch erheblich.

Mit der Einführung der Viruslebendimpfstoffe bildete sich mit der Masern-Mumps-Röteln (MMR)- und der Masern-Mumps-Röteln-Varizellen (MMRV)-Impfung eine weitere Linie von Kombinationsimpfstoffen heraus.

Heute spielen Kombinationsimpfstoffe vor allem bei der Grundimmunisierung von Säuglingen und Kleinkindern (z. B. Sechsfach-Impfstoffe gegen Tetanus, Diphtherie, Pertussis, Polio, *Haemophilus influenzae* Typ B, Hepatitis B) und bei Auffrischimpfungen gegen Diphtherie, Tetanus, Pertussis und Polio bei Erwachsenen eine große Rolle.

1.6 Staatliche Überwachung der Impfstoffe in Deutschland

Das Deutsche Kaiserreich war der erste Staat, der bestimmte fabrikmäßig hergestellte biologische Arzneimittel einer staatlichen Überwachung unterstellte. Anlass hierfür waren die schlimmen Erfahrungen nach der Einführung des Koch'schen Tuberkulins als Heilmittel gegen die Tuberkulose im Jahr 1890 (➤ Kap. 1.7).

Als 1894 mit Behrings Diphtherie-Heilserum das nächste biologische Arzneimittel eingeführt wurde, wurden als Konsequenz aus dem Tuberkulinskandal erste gesetzliche Regelungen in Kraft gesetzt. Das Diphtherieserum wurde zum apothekenpflichtigen Arzneimittel erklärt und musste vor der Vermarktung staatlich geprüft werden. Hierzu entstand 1896 das **Königlich Preußische Institut für Serumforschung und Serumprüfung (ISS)** in Steglitz bei Berlin mit Paul Ehrlich als erstem Direktor. Kurze Zeit später wurden das Tetanusserum und das Diagnostikum Tuberkulin durch Verordnungen prüfpflichtig. Daraufhin wurde in Frankfurt am Main ein neues, deutlich größeres Institut vorgesehen. Das **Institut für experimentelle Therapie (IET)** wurde 1899 bezogen.

Die staatliche Überwachung galt nur für wenige biologische Arzneimittel, deren Prüfung auf Qualität, Unschädlichkeit und Wirksamkeit in eigenen ministeriellen Verordnungen und Runderlassen festgelegt wurde. Zu den prüfpflichtigen Seren kamen später erste Impfstoffe hinzu (➤ Tab. 1.2). Grundvoraussetzung für die Prüfungspflicht per Verordnung war das Vorhandensein eines funktionierenden Wirksamkeitsmodells, das damals i. d. R. vom Prüfinstitut entwickelt oder zumindest überprüft wurde. Standardpräparate mit bekannter Wirksamkeit wurden in den Prüfungen

Tab. 1.2 Im IET/Paul-Ehrlich-Institut zu prüfende Sera und Impfstoffe für den Menschen (Staatliche Chargenprüfung, 1895–1971)

Erkrankung	Jahr der Einführung
Impfsera	
Diphtherie	1894
Tetanus	1896
Schweinerotlauf[1]	1917
Meningokokkeninfektion	1915
Ruhr (Antitoxisches Ruhrserum)	1931
Gasbrand	um 1940
Pararauschbrand	1950
Malignes Ödem	1949
Dysenterie	1931
Tollwut	1969
Impfstoffe	
Diphtherie	1934
Tetanus	1939
Fleckfieber	1942
Pertussis[2]	1950
Tuberkulose (BCG)	1945
Tollwut	1949
Typhus[2]	1950
Scharlach	1941
Poliomyelitis (IPV-Salk)	1955
Poliomyelitis (OPV-Sabin)	1962
Masern (inaktiviert)	1966

[1] Berufskrankheit (Zoonose), die vor allem Landwirte, Metzger und Tierärzte betrifft. Daher wurde das Serum auch in der Humanmedizin eingesetzt.
[2] Eine Prüfung erfolgte nur, wenn diese Impfstoffcharge als Teil eines Mischimpfstoffs eingereicht wurde, der aufgrund mindestens einer anderen Komponente (meistens Diphtherieimpfstoff) prüfpflichtig war.

mitgeführt. Der weitaus größte Teil der Sera und Impfstoffe blieb dementsprechend, wie alle anderen Arzneimittel jener Zeit, gänzlich ungeprüft.

Nach dem zweiten Weltkrieg und kurzer US-Militärverwaltung wurde das IET zu einer hessischen Landesanstalt und in **Paul-Ehrlich-Institut** (PEI) umbenannt. Neue Impfstoffprüfungen erfolgten damals gemäß hessischer Landesverordnungen, die von den übrigen Bundesländern wortgleich übernommen wurden (➤ Tab. 1.2).

Erst 1961 wurde ein deutsches **Arzneimittelgesetz** (AMG) verabschiedet, das eine Registrierung der Arzneien vorsah, aber noch keine Verpflichtung der Prüfung von Wirksamkeit und Sicherheit der Medikamente enthielt. Für Sera und Impfstoffe wurden 1972 wichtige rechtliche Änderungen vorgenommen. Das PEI wurde am 1.11.1972 zum **Bundesamt für Sera und Impfstoffe** und am 23. Juli 2009 zum **Bundesinstitut für Impfstoffe und biomedizinische Arzneimittel.** Zur gleichen Zeit ersetzte die **Verordnung über Sera und Impfstoffe** die veralteten preußischen Prüfvorschriften von 1929.

Erst ein neues Arzneimittelgesetz von 1976 schrieb ein Zulassungsverfahren für alle Arzneimittel mit dem Nachweis von Qualität, Unbedenklichkeit und Wirksamkeit vor und setzte erste europarechtliche Vorgaben in nationales Recht um.

1.7 Nebenwirkungen und Pharmakovigilanz

MERKE

Eine umfangreiche Besprechung der weltweit aufgetretenen Impfzwischenfälle und Nebenwirkungen finden sich bei Plotkin & Orenstein (2004) und bei Wilson (1967).

Ein erster Hoffnungsträger der frühen bakteriologischen Forschung war das von Koch Anfang der 1890er Jahre entdeckte **Tuberkulin** – eine Mischung aus abgetöteten Tuberkelbazillen mit Glycerin und Wasser. Das als Heilmittel gegen Tuberkulose propagierte Präparat war vor seinem Einsatz am Menschen nur ungenügend an wenigen Meerschweinchen erprobt worden und löste bei der Anwendung starke Nebenwirkungen bis hin zu Todesfällen aus. Das erste kommerzielle biologische Arzneimittel versagte als Therapeutikum auf ganzer Linie und musste wieder vom Markt genommen werden. Als Diagnostikum hat es sich bewährt.

Um Ähnliches zu vermeiden wurde, als Behring das **Diphtherie-Heilserum** entwickelt hatte, eigens dafür eine staatliche Prüfbestimmung erlassen und 1895 eine Control-Station zur Überwachung gegründet, die kurze Zeit später vom ISS abgelöst wurde. Der erste öffentlich bekannte Todesfall, der in einen unmittelbaren Zusammenhang mit der Verabreichung von Diphtherie-Heilserum gebracht wurde, war der **Fall Langerhans.** Ein 18 Monate alter Junge namens Ernst Langerhans starb kurz nachdem ihm sein Vater, ein bekannter Pathologe in Berlin, im April 1896 eine prophylaktische Dosis Antidiphtherie-Serum gespritzt hatte. Ob der Tod des Kindes durch das Heilserum verursacht wurde, wie der Vater in Zeitungsanzeigen behauptete, oder ob es sich um einen Unglücksfall handelte, konnte letztlich nicht geklärt werden. Das nach Aufforderung des preußischen Kultusministeriums erstellte amtliche Gutachten der Control-Station kam zu dem Schluss, dass die Herstellung des injizierten Serums den Vorschriften entsprach und ordnungsgemäße Qualität besaß. Die bakteriologische Untersuchung stellte die Keimfreiheit fest und der Phenolgehalt war nicht höher als erlaubt (Paul Ehrlich 1896). Der Tod von Ernst Langerhans wurde später als Beispiel einer anaphylaktischen Reaktion zitiert (Hüntelmann 2005).

Die wiederholte Anwendung von **Pferdeserum** zur Behandlung unterschiedlicher bakteriell bedingter Erkrankungen führte bald zum immer häufigeren Auftreten von anaphylaktischen Reaktionen, denen man mit Vortestungen und einem Wechsel der Spendertierart (zu Hammel und Rind) zu begegnen versuchte. Weitere dramatische, mit der Anwendung von mit Tetanusgift oder -Bakterien kontaminiertem Diphtherieserum verbundene Ereignisse wurden 1901 aus den USA und Italien berichtet. Verunreinigte Chargen führten bei Kindern zu zahlreichen Erkrankungen und Todesfällen. Als Reaktion auf diese Zwischenfälle wurde in Deutschland umgehend ein zusätzlicher Tierversuch an Meerschweinchen, die sehr empfindlich auf Toxine reagieren, in die Qualitätskontrolle eingeführt. In den USA wurde 1902 der **Biologics Control Act** erlassen um derartige Fälle zukünftig zu vermeiden.

Eine Katastrophe, die sich 1930 in Lübeck nach der **BCG-Impfung** von Neugeborenen ereignete, war auf die Kontamination des Impfstammes mit vollvirulenten Tuberkelbazillen zurückzuführen. Zwischen Dezember 1929 und April 1930 erhielten 251 in Lübeck geborene Säuglinge BCG-Impfstoff, wovon 72 vor dem Ende des ersten Jahres an Tuberkulose starben. Als späte Reaktion auf diesen Vorfall und die anhaltenden Probleme mit BCG-Impfstoffen wurde die Kontrolle der Impfstämme ab 1944 unter die staatliche Überwachung durch das IET gestellt (Eißner 1954).

Im April 1955 wurden bei Kindern in den USA, die den **Polio-Impfstoff** der Firma Cutter erhalten hatten, sechs Fälle von Kinderlähmung festgestellt. Die Impfstoffchargen wurden sofort zurückgerufen, aber es traten weitere Fälle auf. Auf die primären Fälle von Impf-Poliomyelitis folgten weitere Fälle durch Übertragungen unter Familienmitgliedern. Insgesamt gab es über 200 Fälle von Poliomyelitis, 160 Patienten trugen Lähmungen davon und 10 starben. Die Untersuchung ergab, dass Viren bei der Herstellung des Impfstoffs in den betroffenen Chargen durch die Behandlung mit Formalin nicht vollständig inaktiviert worden waren.

Die zunehmenden Forderungen nach dem Aufbau eines Systems zur Erfassung von Arzneimittelrisiken in der Bundesrepublik scheiterten lange Zeit am Widerstand der Industrie. Erst mit dem zweiten Arzneimittelgesetz, das 1978 – und damit fast 15 Jahre nach dem Contergan-Skandal – in Kraft trat, wurde erstmals eine Risikoerfassung eingeführt. Von zentraler Bedeutung ist dabei bis heute das Spontanmeldesystem (➤ Kap. 16.3). Entsprechend der Zuständigkeit für die Zulassung und Chargenprüfung von biologischen Präparaten, wurde das **PEI** für die Pharmakovigilanz von Impfstoffen zuständig. Das anfangs mit einer Ärztin besetzte neue Referat **Zentrale Risikoerfassung** erhielt zu Beginn etwa 500 Meldungen jährlich. Ab 1990 wurde mit dem Aufbau eines elektronischen Datenbanksystems begonnen. Seit Anfang der 2000er Jahre befasst sich beim PEI eine Fachabteilung mit der Pharmakovigilanz der Impfstoffe und biomedizinischen Arzneimittel.

1.8 Impfausweise: vom Pocken-Impfschein zum digitalen Impfausweis

Ein **Impfausweis** hat den Zweck, alle Impfungen zu dokumentieren, die eine Person erhalten hat. Der Impfausweis soll außerdem verhindern, dass falsche oder unnötige Impfungen durchgeführt werden. Der **internationale Impfausweis** ist ein Dokument, in dem nach den Vorschriften der Weltgesundheitsorganisation (WHO) alle verabreichten Impfungen eingetragen werden. Bei Auslandsreisen, insbesondere auf andere Kontinente, gehört der Impfausweis zu den Reisedokumenten.

Erste Impfbescheinigungen über die Vakzination mit Kuhpocken stammen vom Anfang des 19. Jahrhunderts (➤ Abb. 1.6). Das **Reichsimpfgesetz** verpflichtete 1874 alle Deutschen, ihre Kinder im Alter von 1 und 12 Jahren (Wiederholungsimpfung) gegen die Pocken impfen und den Vorgang auf Impfscheinen amtlich dokumentieren zu lassen.

Erst 50 Jahre später kam mit der Diphtherie-Impfung eine weitere Impfung dazu, für die es separate Impfbescheinigungen gab. Als dann noch Tetanus-, Typhus- und Scharlachimpfstoffe eingeführt wurden, gab es um 1940 in Deutschland erste Ansätze, die Zettelwirtschaft durch ein Impfbuch zu ersetzen.

- Die WHO entwickelte ab 1951 weltweit einheitliche **Impfbescheinigungen** für die Impfungen gegen die damals wichtigsten Infektionskrankheiten (Pocken, Gelbfieber, Cholera und Typhus), die später durch den internationalen Impfausweis ersetzt wurden.
- In der Bundesrepublik brachte das Deutsche Grüne Kreuz einen **nationalen Impfschutzausweis** heraus, der im Aufbau dem gelben internationalen Ausweis der Weltgesundheitsorganisation angepasst ist.
- Der **gelbe Ausweis** der WHO wird in Englisch, Französisch und Deutsch geführt und fortlaufend entsprechend der globalen Seuchensituation aktualisiert. Die letzten Änderungen beziehen sich auf die COVID-19-Pandemie.

Aufgrund zunehmender Fälle von Fälschungen stellen bereits erste Staaten seit 2019 die Impfbescheinigungen auf elektronische Formate um. Um die strikten Anforderungen bei den Reisebestimmungen durch die COVID-19-Pandemie

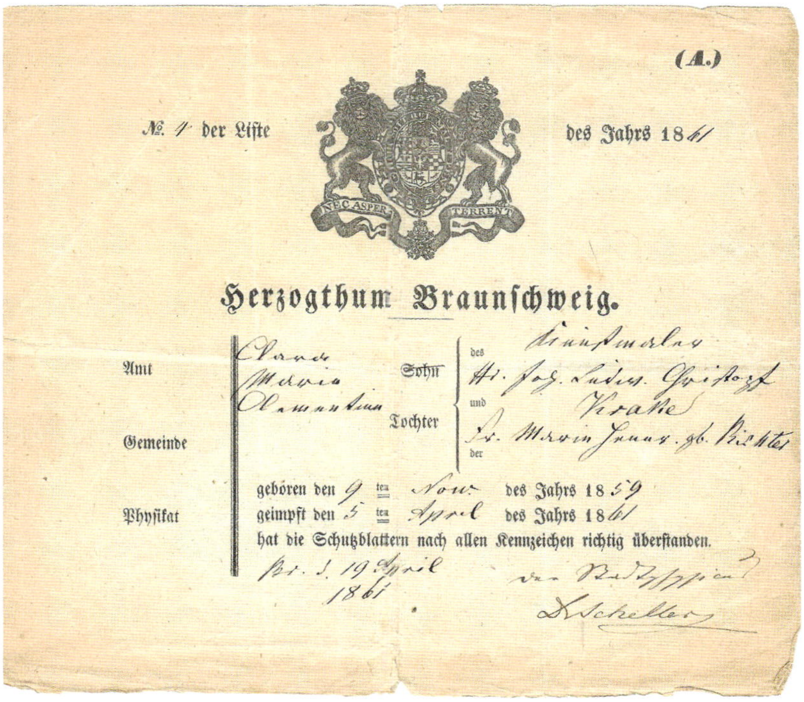
(A.)

№ 1 der Liste des Jahrs 1861

NEC ASPERA TERRENT

Herzogthum Braunschweig.

Amt

Gemeinde

Physikat

Clara Maria Clementine

Sohn / Tochter des und der

geboren den 9 ten Nov des Jahrs 1859

geimpft den 5 ten April des Jahrs 1861

hat die Schutzblattern nach allen Kennzeichen richtig überstanden.

19 April 1861

Abb. 1.6 Bescheinigung über die Durchführung der Pockenimpfung (Schutzblattern) bei einem 18 Monate alten Mädchen, Braunschweig, 1861 [P1331]

erfüllen zu können, ist zu erwarten, dass die Entwicklung zum **digitalen Impfausweis** beschleunigt wird.

LITERATUR

Ehrlich P. Die staatliche Controle des Diphtherieserums. Berliner klinische Wochenschrift 1896; 33: 441–443.
Eißner G. Zehn Jahre staatliche BCG-Kontrolle. Dtsch Med Wochenschr 1954; 79: 1821–1824.
Henig E.-M. 200 Jahre Pockenimpfstoff in Deutschland. Stuttgart: Wissenschaftliche Verlagsgesellschaft, 1997.
Herrlich, A. Handbuch der Schutzimpfungen. Berlin, Springer, 1965.
Hüntelmann AC. Das Diphtherie-Serum und der Fall Langerhans. Med Ges Gesch 2005; 24: 71–104.
Plotkin SA, Orenstein WA. Vaccines. 4th ed. Philadelphia: W. B. Saunders; 2004.
Spiess H, Heininger U, Jilg W. Impfkompendium. 8. Aufl. Stuttgart: Thieme; 2015.
Verordnung über Sera und Impfstoffe nach den §§ 19 b und d des Arzneimittelgesetzes. Vom 14.11.1972. BGBl. I (1972) 2088–2096.
Von Behring E, Kitasato S. Ueber das Zustandekommen der Diphtherie-Immunität und der Tetanus-Immunität bei Thieren. Dtsch Med Wochenschr 1890; 16: 1113–1114.
Weisser K, Hechler U. Animal welfare aspects in the quality control of immunobiologicals: a critical evaluation of the animal tests in pharmacopoeial monographs. Nottingham: Frame, 1997.
Wilson SGS. The hazards of immunization. 1. Aufl. The Athlone Press, 1967.

KAPITEL

2 Impfpräventable Infektionskrankheiten

Doris Oberle

Kernaussagen

- Dieses Kapitel liefert einen kurzen Überblick über die wichtigsten impfpräventablen Infektionskrankheiten (Anordnung in alphabetischer Reihenfolge), erhebt dabei aber keinen Anspruch auf Vollständigkeit.
- Bei den Impfstoffen werden meistens bewusst keine Präparate aufgelistet, da dies in vielen Fällen den Rahmen des Kapitels sprengen würde.
- Informationen zu den aktuell in Deutschland zum Schutz vor den beschriebenen Infektionskrankheiten zugelassenen Impfstoffprodukten finden Sie immer aktuell unter https://www.pei.de/DE/arzneimittel/impfstoffe/impfstoffe-node.html (letzter Zugriff: 22.02.2023).

2.1 Cholera

Cholera ist eine schnell zur Dehydrierung führende, wässrige Durchfallerkrankung, die durch eine Darminfektion mit dem Bakterium *V. cholerae* der Serogruppen O1 und O139 verursacht wird.

Erreger *Vibrio cholerae* ist ein begeißeltes gramnegatives, fakultativ anaerobes Bakterium der Gattung Vibrio aus der Familie der *Vibrionaceae,* das ein Enterotoxin (Choleratoxin) bilden kann.

Übertragungswege Fäkal-oral, verunreinigtes Wasser oder Nahrung.

Inkubationszeit 4–96 Stunden.

Klinik Oft asymptomatisch, andernfalls wässrige Diarrhö, Erbrechen, Volumen- und Elektrolytverlust, Hypovolämie, metabolische Azidose, Hypokaliämie, Hyponatriämie, Nierenversagen, arterieller Gefäßverschluss (bei älteren Menschen), Lungenödem, Aborte und Frühgeburten (bei Schwangeren), Hypoglykämie und Krampfanfälle (bei Kindern).

Diagnostik Stuhlkultur und Antibiogramm, *V.-cholerae*-DNA-Nachweis mittels PCR, Typisierung und Nachweis des Choleratoxins.

Therapie Ausgleich des Flüssigkeits- und Elektrolytverlustes, Antibiotika als adjuvante Therapie, bei Kindern Ergänzung mit Zink.

Impfung Dukoral® (inaktiviert, oral); Vaxchora® (rekombinant, lebend, oral).

2.2 Coronavirus-Krankheit 2019 (COVID-19)

Die Coronavirus-Krankheit 2019 (Coronavirus Disease 19, COVID-19) ist eine Infektionskrankheit, die 2019 erstmals in China auftrat und sich rasch weltweit verbreitete. Am 30.01.2020 erklärte die Weltgesundheitsorganisation (WHO) aufgrund nicht nur in China, sondern weltweit steigender Fallzahlen den COVID-19-Ausbruch zu einer gesundheitlichen Notlage mit internationaler Tragweite (Public Health Emergency of International Concern, PHEIC) und am 11.03.2020 zur Pandemie.

Erreger Das *Severe Acute Respiratory Syndrome Coronavirus Type 2* (SARS-CoV-2), ein behülltes Einzelstrang-RNA-Virus der Gattung Betacoronavirus aus der Familie der *Coronaviridae* passt sich kontinuierlich durch Mutationen an den neuen Wirt, den Menschen, an. Inzwischen sind Varianten des ursprünglichen Wuhan-Isolats weit verbreitet. Zu den besorgniserregenden Varianten (Variants of Concern, VOC) gehören:

- Die initial im Vereinigten Königreich beschriebene SARS-CoV-2-Linie B.1.1.7 (Alpha)
- Eine in Südafrika beschriebene Variante, die zur Linie B.1.351 (Beta) gehört
- Die in Brasilien beschriebene Virusvariante P.1 (Gamma)
- Die erstmals in Indien beschriebene Variante B.1.617.2 (Delta)
- Die initial in Südafrika aufgetretene Variante B.1.1.529 (Omikron)

Übertragungswege Tröpfchen, Aerosole
Inkubationszeit 5–6 Tage, abhängig von der jeweiligen Variante auch kürzer
Klinik Husten, Fieber, Schnupfen, Störung des Geruchs- und/oder Geschmackssinns, Halsschmerzen, Dyspnoe, Kopf- und Gliederschmerzen, Schwindel, Verwirrtheit, Appetitlosigkeit, Gewichtsverlust, Übelkeit, Bauchschmerzen, Erbrechen, Diarrhö, Konjunktivitis, Hautausschlag, Lymphknotenschwellung, Apathie, Somnolenz
Komplikationen Pneumonie, Acute Respiratory Distress Syndrome (ARDS), (Meningo-) Enzephalopathien, Schlaganfall, Guillain-Barré- und Miller-Fisher-Syndrom, Leberfunktionsstörungen, Myokardschädigungen, Myokarditis, akuter Myokardinfarkt, Herzinsuffizienz, Herzrhythmusstörungen, akutes Nierenversagen, arterielle und venöse thromboembolische Ereignisse, Durchblutungsstörungen in den Akren bis hin zur Gangrän, Hyperinflammationssyndrom, Multiorganversagen, bakterielle Superinfektionen, Pilzinfektionen.
Langzeitfolgen

- **Long COVID:** > 4 Wochen seit SARS-CoV-2-Infektion/COVID-19-Krankheitsbeginn hinaus bestehende Symptome.
- **Post-COVID-Syndrom:** gesundheitliche Beschwerden, die > 12 Wochen nach Infektion bestehen oder nach > 12 Wochen neu auftreten und nicht anderweitig erklärbar sind.
- **Symptome von Long COVID und Post-COVID-Syndrom:** Müdigkeit, Erschöpfung, eingeschränkte Belastbarkeit, Kurzatmigkeit, Konzentrations- und Gedächtnisprobleme, Schlafstörungen, Muskelschwäche und -schmerzen, depressive Symptome, Ängstlichkeit, Verschlechterung der Lungenfunktion, Leber- und Nierenfunktionseinschränkungen, Herzmuskelentzündungen und Neuauftreten eines Diabetes mellitus

Diagnostik Rachenabstrich, Antigen-Schnelltest, SARS-CoV-2-RT-PCR (Goldstandard)
Medikamentöse Therapie Nachgewiesenem Nutzen bei der Behandlung von COVID-19 haben:

- Antiinflammatorische Therapie: Dexamethason
- Januskinase (JAK)-Inhibitoren: Baricitinib, Tofacitinib
- Interleukin-6-Rezeptorantagonisten (IL-6-RA): Tocilizumab, Sarilumab
- Prophylaktische Antikoagulation: alle Präparate niedermolekularer Heparine, Dosierungsempfehlungen für hohes Risiko für venöse Thrombembolien
- Therapeutische Antikoagulation: alle zugelassenen Präparate
- Neutralisierende monoklonale Antikörper (mAb) gegen Spike-Protein: Sotrovimab , Kombination von Casirivimab und Imdevimab, Kombination von Tixagevimab und Cilgavimab
- Antivirale Therapie: Nirmatrelvir/Ritonavir, Molnupiravir, Remdesivir

Symptomatische Therapie O_2-Gabe, Ausgleich des Flüssigkeitshaushaltes, Antibiotikagabe zur Behandlung von evtl. bakteriellen Ko-Infektionen, Therapie von relevanten Grunderkrankungen, intensivmedizinische Behandlung.
Impfung Zur Verfügung stehen mRNA-Impfstoffe, inaktivierte adjuvante Impfstoffe, Vektorimpfstoffe sowie proteinbasierte Impfstoffe (➤ Tab. 14.1).

MERKE

- Eine Therapieübersicht bei COVID-19 gibt die Fachgruppe COVRIIN des RKI (https://www.rki.de/DE/Content/Kommissionen/COVRIIN/FG_COVRIIN_node.html, letzter Zugriff: 22.02.2023)
- Eine Aufstellung der in Deutschland zugelassenen Impfstoffe findet sich unter https://www.pei.de/DE/arzneimittel/impfstoffe/covid-19/covid-19-node.html (letzter Zugriff: 21.02.2023)

2.3 Diphtherie

Diphtherie ist eine Infektionskrankheit, die durch toxinproduzierende Stämme von *Corynebacterium diphtheriae* oder durch die zoonotischen Stämme *C. ulcerans* oder (sehr selten) *C. pseudotuberculosis* verursacht wird.
Erreger Toxinproduzierende Stämme von *Corynebacterium diphtheriae,* zoonotischen Stämme *C. ulcerans* oder *C. pseudotuberculosis* (Gattung Corynebacterium, Familie Corynebacteriaceae). Corynebakterien sind fakultativ anaerobe, unbewegliche, nicht sporenbildende, unbekapselte, Katalase-positive, häufig keulenförmige, grampositive Stäbchen.
Übertragungswege Tröpfchen, direkter Kontakt mit Hautläsionen, Kontakt mit infektiösen Ausscheidungen.
Inkubationszeit 1–5 Tage.
Klinik Membranöse Entzündung der oberen Atemwege, in der Regel des Rachens (Rachendiphtherie), manchmal auch der hinteren Nasengänge, des Kehlkopfs und der Luftröhre sowie weitreichende Schäden anderer Organen, v. a. von Myokard und peripherem Nervensystem. Bekannt ist auch eine Hautdiphtherie mit schmierig belegten Hautläsionen, wenn der Erreger in Wunden gelangt.
Diagnostik Typisches Erscheinungsbild, Abstrich von den membranösen Veränderungen, Erregerisolierung, Nachweis des Diphtherietoxins aus dem isolierten Stamm mittels tox-PCR und Elek-Ouchterlony-Immunpräzipitationstest (Nachweis des sezernierten Diphtherietoxins).
Therapie Diphtherie-Antitoxin, Antibiotika: Penicillin, Erythromycin, Tracheostomie bei lebensbedrohlicher Atemwegsobstruktion.
Impfung 50 Zulassungen, ausschließlich Kombinationsimpfstoffe, die mindestens noch vor Tetanusinfektionen schützen.

MERKE
Eine Aufstellung der in Deutschland zugelassenen Impfstoffe findet sich unter https://www.pei.de/DE/arzneimittel/impfstoffe/diphtherie/diphtherie-node.html (letzter Zugriff: 21.02.2023)

2.4 Frühsommer-Meningoenzephalitis (FSME)

Die Frühsommer-Meningoenzephalitis (FSME) ist eine Infektionserkrankung, die durch das TBE (Tick-Borne-Encephalitis)-Virus verursacht wird.

Erreger Das TBE-Virus ist ein behülltes Einzelstrang-RNA-Virus der Gattung Flavivirus aus der Familie der Flaviviridae. Bekannt sind 3 Subtypen: der europäische, der fernöstliche und der sibirische Subtyp. Die Bezeichnung FSME bezieht sich auf eine Infektion mit dem europäischen Subtyp.

Übertragungswege Übertragung des TBE-Virus durch infizierte Zecken, in Deutschland in der Regel durch die Spezies *Ixodes ricinus,* den Gemeinen Holzbock.

Inkubationszeit 4–28 Tage, meist zwischen 7 und 14 Tage.

Klinik
- **1. Stadium** (virämisches Stadium, Dauer 1–8 Tage): grippeähnliche Symptome wie Müdigkeit, Kopfschmerzen, Rücken- und Gliederschmerzen, Übelkeit, allgemeines Unwohlsein und Fieber
- **Fieberfreies Intervall** (Dauer 1–20 Tage), währenddessen meistens keine Symptome bestehen
- **Zweites Stadium:** Anstieg der Körpertemperatur, ZNS-Beteiligung in Form einer Meningitis mit Pleozytose oder Enzephalitis mit Paralyse, Stupor und Pyramidenbahnzeichen. Schwerste Form: Meningoenzephalitis mit neurologischen Symptomen und Beteiligung der Spinalnerven, fortschreitende Lähmung

Diagnostik
- Virämisches Stadium: TBE-Virus-RT (reverse-transcription)-PCR
- Zweites Stadium: ELISA zum Nachweis von TBE-Virus-IgM

Therapie Keine spezifische, nur symptomatische Behandlung: Aufrechterhaltung des Wasser- und Elektrolytgleichgewichts, ausreichende Kalorienzufuhr, Verabreichung von Analgetika, Vitaminen, fiebersenkenden Mitteln und Antiepileptika (je nach Bedarf). Physiotherapie der gelähmten Gliedmaßen, um Muskelatrophie zu verhindern.

Impfung Zur Verfügung stehen inaktivierte Adsorbat-Impfstoffe und inaktivierte Ganzvirus-Impfstoffe.

MERKE
Eine Aufstellung der in Deutschland zugelassenen Impfstoffe findet sich unter https://www.pei.de/DE/arzneimittel/impfstoffe/fsme/fsme-node.html (letzter Zugriff: 21.02.2023)

2.5 Gelbfieber

Virales hämorrhagisches Fieber durch das Gelbfiebervirus mit einer systemischen Erkrankung mit hoher Virämie, Leber-, Nieren- und Nieren- und Herzmuskelschäden, Blutungen und einer hohe Sterblichkeitsrate.

Erreger Gelbfiebervirus, ein behülltes Einzelstrang-RNA-Virus der Gattung Flavivirus aus der Familie der Flaviviridae

Übertragungswege Ägyptische Tigermücke *(Aedes aegypti),* Haemogogus-Mücken

Inkubationszeit 3–6 Tage.

Klinik
- **Stadium 1** (Dauer 3–4 Tage): Fieber (39–40 °C), Schüttelfrost, Myalgien, Kopfschmerzen, Übelkeit, Erbrechen, Nasenbluten, relative Bradykardie, Rückgang der Symptome, Genesung in der Mehrheit der Fälle
- **Stadium 2** (toxisches Stadium): erneutes Auffiebern, fallender Puls, relative Bradykardie, initiale Leukopenie (später Leukozytose), Thrombozytopenie, Blutungen der Haut, im Nasen-Rachen-Raum, im Magen-Darm-Trakt, kaffeesatzartiges Bluterbrechen, blutige Diarrhö, bei Leberbeteiligung Transaminasenanstieg und Ikterus, bei Nierenbeteiligung Albuminurie und Anurie, bei ZNS-Beteiligung (metabolische Enzephalopathie, zerebrales Ödem) Bewegungsstörungen, Nystagmus, Krampfanfälle, Sprachschwierigkeiten und Tremor

Diagnostik Erregernachweis im Blut durch Gelbfiebervirus-RT-PCR, Serologie: IFA, ELISA und Neutralisationsteste.

Therapie Keine kausale Therapie verfügbar, evtl. intensivmedizinische Behandlung erforderlich.

Impfung Lebendimpfstoff Stamaril®

MERKE
Eine Aufstellung der in Deutschland zugelassenen Impfstoffe findet sich unter https://www.pei.de/DE/arzneimittel/impfstoffe/gelbfieber/gelbfieber-node.html (letzter Zugriff: 21.02.2023)

2.6 Gürtelrose (Herpes zoster)

Gürtelrose (Herpes zoster) entsteht durch die endogene Reaktivierung des Varizella-Zoster-Virus (VZV), das nach einer vorausgegangenen exogenen VZV-Erstinfektion (Windpocken ➤ Kap. 2.25, meist in der Kindheit) als latentes Virus in den Spinal- bzw. Hirnnervenganglien verbleibt. Betroffen sind v. a. ältere und immungeschwächte Menschen.

Erreger Das Varizella-Zoster-Virus (VZV), ein Doppelstrang-DNA-Virus der Gattung Varicellovirus aus der Familie der Herpesviridae.

Übertragungswege Endogenes Rezidiv einer vorausgegangenen Erstinfektion bzw. nach VZV-Impfung mit Lebendimpfstoff.

Ansteckungsfähigkeit besteht bis 5–7 Tage nach Auftreten des Exanthems.

Inkubationszeit –

Klinik Der kutanen Komponente der HZ geht in der Regel ein Prodromalschmerz im betroffenen Dermatom voraus. 1–3 Tage später treten unilaterale, vesikuläre Eruptionen auf, die oft von Schmerzen begleitet werden und auch nach dem Abheilen der Hautläsionen anhalten können.

Komplikationen Akute Neuritis, disseminierter Zoster bei Immundefizienz, postherpetische Neuralgie (PHN), ZNS-Beteiligung (Meningoenzephalitis), Zoster genitalis, Zoster maxillaris, Zoster ophthalmicus, Zoster oticus.

Diagnostik

- PCR: Erregernachweis aus Abstrich vom Bläscheninhalt
- ELISA, IFAT: Bestimmung von IgA-Antikörpern im Serum
- Unterscheidung zwischen Varizellen und Herpes zoster: Bestimmung der Avidität von Anti-VZV-IgG im Serum.

Therapie Bei Immunkompetenz orale antivirale Therapie, z. B. mit Aciclovir, bei Immunschwäche parenterale Gabe von Aciclovir oder bei Erwachsenen orale Gabe von Famciclovir.

Impfung Shingrix® (rekombinant, adjuvantiert), Zostavax® (Lebendimpfstoff).

2.7 Haemophilus influenzae Typ b (Hib)-Infektion

Durch Haemophilus influenzae Typ B verursachte bakterielle Infektionserkrankung.

Erreger *Haemophilus influenzae* Typ B (Hib) ist ein bekapseltes, nicht sporenbildendes, gramnegatives Bakterium der Gattung *Haemophilus* aus der Familie der *Pasteurellaceae.*

Übertragungswege Tröpfchen, direkter Kontakt mit Sekreten des Respirationstrakts, Übertragung von der Mutter auf das Kind während der Geburt.

Inkubationszeit 2–4 Tage.

Klinik Zahlreiche Erkrankungen wie Sinusitis, Bronchitis, Pneumonie, Konjunktivitis, orbitale Zellulitis, Otitis media, Empyem, Osteomyelitis, septische Arthritis, Zellulitis, Bakteriämie ohne Fokus und Infektionen anderer Organsysteme, Sepsis bei Schwangeren mit Schwangerschaftskomplikationen wie Frühgeburt oder Abort. Weitere Krankheiten, die mit einer Hib-Infektion in Verbindung gebracht werden, sind Epididymitis, Endokarditis, Peritonitis und Tracheitis. Besonders hervorzuheben sind:

- **Epiglottitis:** Halsschmerzen, Schluckbeschwerden, kloßige Sprache, inspiratorischer Stridor, Unruhe, rasch auftretende Schocksymptomatik mit Zyanose und hohes Fieber.
- **Meningitis:** plötzlich einsetzendes Fieber, Erbrechen, Lethargie, meningeale Reizung, aufgetriebene Fontanellen beim Säugling oder Nacken- und Rückensteifigkeit (Opisthotonus) bei älteren Kindern, Stupor, Koma.

Diagnostik

- Anzucht, Identifikation und Typisierung des Erregers aus Patientenproben
- Kulturunabhängig: Direktmikroskopie von Liquor, Erregernachweis mittels PCR, Antigennachweis aus Liquor.

Therapie Parenterale Antibiotikatherapie mit Cephalosporinen der Gruppe 3 (z. B. Cefotaxim und Ceftriaxon), Glukokortikoide. Bei Epiglottitis evtl. Intubation, notfallmäßige Koniotomie.

Impfung Verschiedene Zulassungen, in Deutschland v. a. als Komponente in Sechs- und Fünffachimpfstoffen.

MERKE

Eine Aufstellung der in Deutschland zugelassenen Impfstoffe findet sich unter https://www.pei.de/DE/arzneimittel/impfstoffe/hib-haemophilus-influenzae-typ-b/hib-node (letzter Zugriff: 21.02.2023)

2.8 Hepatitis A

Die Hepatitis A ist eine akute Leberentzündung, die durch Infektion mit dem Hepatitis-A-Virus hervorgerufen wird. Chronische Verlaufsformen sind unbekannt.

Erreger Das Hepatitis-A-Virus (HAV) ist ein Einzelstrang-RNA-Virus aus der Familie der Picornaviridae. Es wird über den Darm ausgeschieden, ist sehr umweltstabil, thermostabil und weist eine ausgeprägte Resistenz gegen Desinfektionsmittel auf.

Übertragungswege Fäkal-oral durch Kontakt- oder Schmierinfektion sowie durch kontaminierte Lebensmittel (v. a. Muscheln), Wasser oder Alltagsgegenstände. In der virämischen Phase ist auch eine Übertragung durch Blut und Blutprodukte möglich.

Inkubationszeit 15–50 Tage.

Klinik Breites Spektrum von Outcomes, asymptomatisch (ohne Transaminasenerhöhung), bis hin zu subklinisch (asymptomatisch, mit Transaminasenerhöhung) und klinisch manifest (mit Symptomen).

- **Prodromalstadium** (Dauer 1–7 Tage): bei Jugendlichen und Erwachsenen zunehmende Müdigkeit, Unwohlsein, Appetitlosigkeit, Fieber, Myalgien, dumpfe Bauchschmerzen, Übelkeit und Erbrechen. Bei Kindern Durchfall, Husten und Schnupfen
- **Ikterisches Stadium** (Dauer wenige Tage bis mehrere Wochen): Transaminasenerhöhung, Dunkelfärbung des Urins (Bilirubinurie), Ikterus (nicht zwingend vorhanden), entfärbter Stuhl, Hepatomegalie, Splenomegalie, Juckreiz (durch Cholestase)

Diagnostik Nachweis von Anti-HAV-IgM im Serum bereits beim Auftreten erster Symptome möglich. Nachweis von HAV-Antigen mittels ELISA im Stuhl, Nachweis von HAV-RNA mittels PCR in Stuhl oder Blut.

Therapie Keine spezifische Therapie verfügbar. Bettruhe und Behandlung der Allgemeinsymptome (Erbrechen, grippeähnliche Symptome), absolute Alkoholkarenz, kohlenhydratreiche und fettarme Kost. Lebertoxische Medikamente sind kontraindiziert.

Impfung Derzeit 37 Zulassungen, oft Kombination mit Hepatitis-B-Impfstoff.

MERKE
Eine Aufstellung der in Deutschland zugelassenen Impfstoffe findet sich unter https://www.pei.de/DE/arzneimittel/impfstoffe/hepatitis-a/hepatitis-a-node.html (letzter Zugriff: 22.02.2023)

2.9 Hepatitis B

Die Hepatitis B ist eine akute Infektion der Leber mit dem Hepatitis-B-Virus. Unterschieden werden eine akute und eine chronische Verlaufsform. Bei letzterer ist das HBsAg im Serum > 6 Monate nachweisbar. Sowohl bei akutem als auch bei chronischem Verlauf der HBV-Infektion kann es zur Übertragung des Hepatitis-D-Virus (HDV) als Simultan- bzw. Superinfektion kommen.

Erreger HBV ist ein behülltes Doppelstrang-DNA-Virus der Gattung Orthohepadnavirus aus der Familie der Hepadnaviridae.

Übertragungswege Kontakt infizierter Körperflüssigkeiten mit verletzter Haut oder Schleimhaut, kontaminierte Blut und Blutprodukte, Geschlechtsverkehr mit infizierten Personen, perinatale Übertragung (Infektion Neugeborener von HBsAg-positiven Müttern).

Inkubationszeit 45–180 Tage.

Klinik Breites Spektrum von Lebererkrankungen, einschließlich subklinischer Infektion, akuter, klinisch manifester, selbstlimitierender Hepatitis und fulminanter Hepatitis. Ebenfalls möglich ist eine persistierende Infektion, die zu einer chronischen Lebererkrankung und zum Tod durch Leberzirrhose oder hepatozelluläres Karzinom (HCC) führen kann. Klassischer Verlauf:

- **Prodromalstadium** (Dauer 3–10 Tage): Appetitlosigkeit, Gelenkschmerzen, Unwohlsein, Übelkeit, Erbrechen, Fieber.
- **Ikterisches Stadium** (Dauer 3–6 Wochen): Transaminasenerhöhung, Dunkelfärbung des Urins (Bilirubinurie), Ikterus, bei Kindern: apulöse Akrodermatitis (Gianotti-Crosti-Syndrom). Bei 90 % der Erwachsenen mit akuter Hepatitis B kommt es zur vollständigen Genesung und lebenslanger Immunität.
- **Chronische Hepatitis** (HBsAg im Serum > 6 Monate): Entstehung einer Leberzirrhose oder eines hepatozellulären Karzinoms (HCC); bei HDV-Superinfektion bei > 90 % der Infizierten chronischer Verlauf.

Diagnostik

- **Akute Hepatitis B:**
  - Nachweis von HBV-DNA mittels Nukleinsäureamplifikationstechnik (NAT) in der Frühphase der Infektion als erster positiver Infektionsmarker
  - Serologie: Nachweis von HBsAg, Anti-HBc-Ak (gesamt, falls positiv ergänzend Anti-HBc-IgM) sowie bei Bedarf HBeAg und Anti-Hbe-Ak
- **Chronische Hepatitis B:** Nachweis von HBsAg und Anti-HBc-Ak (gesamt) sowie HBV-DNA (quantitativ) und Anti-HBe-Ak/HBeAg bei Schwangeren oder vor geplanter Therapie

Therapie

- **Akute Hepatitis B:** Bettruhe, kohlenhydratreiche und fettarme Kost, bei relevanter Hypalbuminämie oder Nachweis von freiem Ammoniak Gabe von Hemmstoffen der HBV-DNA-Polymerase, bei fulminanter Hepatitis Gabe eines hochwirksamen Nukleos(t)id-Analogons
- **Chronische Hepatitis B:** antivirale Therapie mit Interferon α bzw. pegyliertem Interferon α und Nukleo-s(t)id-Analoga
- **Dekompensierte Leberzirrhose:** antivirale Therapie mit einem Nukleos(t)id-Analogon, ultima ratio: Lebertransplantation
- **Hepatitis D:** Hochdosis-Therapie mit Interferon α

Impfung Derzeit 34 Zulassungen, oft in Kombination mit Hepatitis-A-Impfstoff.

MERKE
Eine Aufstellung der in Deutschland zugelassenen Impfstoffe findet sich unter https://www.pei.de/DE/arzneimittel/impfstoffe/hepatitis-b/hepatitis-b-node.html (letzter Zugriff: 22.02.2023)

2.10 Humane Papillomviren (HPV)-Infektionen

Infektionen mit humanen Papillomviren (HPV), verursachen epitheliale Läsionen der nichtgenitalen und genitalen Haut und Schleimhäute. Obwohl die meisten Infektionen benigne und selbstlimitierend sind, kann eine persistierende Infektion mit einer Untergruppe der mehr als 150 HPV-Genotypen (Typen) zu einer Vielzahl von epithelialen Malignomen führen. Die meisten Fälle von Gebärmutterhalskrebs sind auf die sexuelle Übertragung von etwa 12 onkogenen Hochrisiko-HPV-Typen, insbesondere HPV 16 und 18 zurückzuführen. Genitalwarzen (Condyloma acuminata) werden von Niedrigrisiko-HPV-Typen (v. a. HPV 6 und 11) verursacht.

Erreger HPV sind unbehüllte Viren mit einem ringförmigen, Doppelstrang-DNA-Genom und gehören zu den Gattungen Alphapapillomavirus, Betapapillomavirus,

Gammapapillomavirus, Mupapillomavirus und Nupapillomavirus sowie zur Familie der Papillomaviridae

Übertragungswege Sexuelle Übertragung bei Vaginal- und Analverkehr bzw. orogenitalen Praktiken, konnatale Transmission von der Mutter auf das Kind während der Geburt, Schmierinfektion (selten).

Inkubationszeit
- Condylomata acuminata: 2 Wochen bis 8 Monate
- Zervikale Dysplasie: 3–6 Jahre
- Invasives Zervixkarzinom: 10–30 Jahre
- Oropharynxkarzinom: > 10 Jahre

Klinik
- **Condylomata acuminata:** Juckreiz, Brennen, Schmerzen, blumenkohlartige Tumoren von unterschiedlicher Größe an Vagina, Vulva, Zervix, Penis, Urethra, Rektum und dem perianalen Bereich
- **Zervikale Dysplasie:** symptomlos
- **Invasives Zervixkarzinom:** Fluor genitalis, Kontaktblutung, Schmerzen bei der Kohabitation, Zwischenblutungen (Metrorrhagien), bei Fernmetastasen entsprechend Beschwerden je nach Metastasenlokalisation
- **Oropharynxkarzinom:** Halsschmerzen ggf. bis ins Ohr ziehend, Schluckbeschwerden, ggf. Schwellung am Hals, Lymphknotenschwellung im Kopf-Hals-Bereich, Tumoren im Oropharynx, häufig rund um die Mandeln, am Zungengrund, an der Rachenhinterwand oder am weichen Gaumen

Diagnostik Zytologie, Histologie, Nachweis von HPV-Nukleinsäuren (HPV-DNA, HPV-Onkogen-mRNA).

Therapie
- Condylomata acuminata: topische Applikation von Imiquimod, Silbernitrat, Podophyllotoxin, Trichloressigsäure, 5-Fluorouracil; Abtragung mit dem scharfen Löffel, Elektrokauterisation, Kürettage, Lasertherapie.
- Zervikale Dysplasie: Konisation.
- Invasives Zervixkarzinom: chirurgische, Strahlen- und/oder Chemotherapie nach Leitlinie.
- Oropharynxkarzinom: in der Regel Strahlentherapie häufig in Kombination mit Chemotherapie

Impfung Derzeit sind drei Impfstoffe zugelassen:
- Cervarix®: rekombinant, adjuvantiert, adsorbiert, bivalent (Typen 16, 18)
- Gardasil®: rekombinant, adsorbiert, 4-valent (Typen 6, 11, 16, 18)
- Gardasil 9®:rekombinant, adsorbiert, 9-valent (Typen 6, 11, 16, 18, 31, 33, 45, 52, 58)

2.11 Influenza (Virusgrippe)

Durch Influenzaviren verursachte Atemwegserkrankung.

Erreger Influenzaviren sind Vertreter der Gattungen Alpha-, Beta-, Gamma- und Deltainfluenzavirus aus der Familie der Orthomyxoviridae. Die behüllten Viren haben segmentierte Einzelstrang-RNA-Genome. Sie sind die häufigste Ursache für Infektionen der unteren Atemwege. Wegen ihrer großen genetischen Variabilität waren Influenzaviren immer wieder Auslöser für Epidemien und Pandemien. Die Influenzapandemie in der Herbst/Winter-Saison 2009/2010 wurde verursacht durch das Influenza A(H1N1)pdm09-Virus.

Übertragungswege Tröpfchen, Kontakt zu Oberflächen, die mit virushaltigen Sekreten kontaminiert sind.

Inkubationszeit 1–4 Tage.

Klinik Plötzlicher Erkrankungsbeginn mit hohem Fieber, Schüttelfrost, Husten oder Halsschmerzen, Kopf- und Gliederschmerzen, Übelkeit, Erbrechen, Diarrhö.

Komplikationen Influenzapneumonie, bakterielle Pneumonie durch Superinfektion (Pneumokokken, Staphylokokken, *Haemophilus influenzae*), bakterielle Sekundärinfektionen (Bronchitis, Sinusitis, Otitis), Exazerbationen chronischer Lungenerkrankungen, Myositis, Rhabdomyolyse, Myokarditis und Enzephalitis.

Diagnostik Abstrich der Nasenschleimhaut bzw. des Rachens, Nachweis viraler RNA mittels PCR, Antigennachweis mittels ELISA, Antigen-Schnelltests zur Unterscheidung zwischen Influenza Typ A und B, Viruskultur, Bestimmung von IgA und IgG im Serum.

Therapie Überwiegend symptomatisch, Antibiotika bei bakterieller Superinfektion, ggf. antivirale Therapie (v. a. Neuraminidasehemmer Oseltamivir und Zanamivir).

Impfung Derzeit 12 Zulassungen für die saisonale Influenza:
- Inaktivierte Spaltimpfstoffe
- Inaktivierte Subunitimpfstoffe aus Oberflächenantigen (davon einer adjuvantiert)
- Ein nasaler lebend-attenuierter Impfstoff zur Anwendung bei Kindern und Jugendlichen im Alter von 2–17 Jahren
- Ein rekombinanter Protein-Impfstoff, in Zellkultur hergestellt

MERKE
Eine Aufstellung der in Deutschland zugelassenen Impfstoffe findet sich unter https://www.pei.de/DE/arzneimittel/impfstoffe/influenza-grippe/influenza-node.html (letzter Zugriff: 22.02.2023)

2.12 Japanische Enzephalitis (JE)

Die Japanische Enzephalitis (JE), eine durch Stechmücken übertragene Infektion, ist die führende bekannte Ursache der Enzephalitis im Kindesalter in Asien.

Erreger Das Japanische-Enzephalitis-Virus (JEV) ist ein Einzelstrang-RNA-Virus. Es gehört ebenso wie das Dengue-Virus, das Gelbfieber-Virus, das West-Nil-Virus und das

Zika-Virus der Gattung Flavivirus aus der Familie der Flaviviridae an.

Übertragungswege Mücken der Gattungen Culex (v. a. *Culex tritaeniorhynchus, C. fuscocephala* und C. *annulus*) sowie *Aedes* spp.

Inkubationszeit 5–15 Tage

Klinik Meist asymptomatisch, sonst grippeähnliche Symptome, Fieber, Bewusstseinsstörungen, Kopfschmerzen, Meningismus, aseptische Meningitis, Enzephalitis, Krampfanfälle, Verwirrtheit, Verhaltensänderungen, schlaffe Lähmungen

Komplikationen Persistierende psychiatrisch-neurologische Schädigungen

Diagnostik Nachweis von JEV-IgM-Ak im Liquor, Virus-RNA-Nachweis mittels PCR im Liquor.

Therapie Rein symptomatisch, keine wirksamen Virustatika verfügbar.

Impfung Ixiaro® (inaktiviert, adsorbiert).

2.13 Keuchhusten (Pertussis)

Keuchhusten (Pertussis) ist eine bakterielle Atemwegsinfektion durch *Bordetella pertussis.* Hauptmerkmal ist ein langwieriger Husten, der viele Wochen bis Monate andauert. Infektionen mit *B. parapertussis* oder *B. holmesii* können ebenfalls zu einem keuchhustenähnlichen Krankheitsbild führen.

Erreger *Bordetella pertussis* ist ein gramnegatives bekapseltes, aerobes Stäbchen aus der Familie Alcaligenaceae.

Übertragungswege Tröpfchen, enger Kontakt mit einer infektiösen Person innerhalb eines Abstandes bis zu etwa 1 m durch Husten, Niesen oder Sprechen

Inkubationszeit Meist 7–10 Tage (Spannweite 4–21 Tage)

Klinik Bei nicht immunisierten Personen verläuft die Erkrankung typischerweise in drei Stadien.

- **Stadium catarrhale** (Dauer 1–2 Wochen): Schleichender Beginn und anfängliche Symptome, die sich nicht von einer leichten Infektion der oberen Atemwege Infektion unterscheiden, wie Schnupfen, Husten, kein oder lediglich leichtes Fieber.
- **Stadium convulsivum** (Dauer 4–6 Wochen): Attacken von Stakkatohusten, gefolgt von inspiratorischem Ziehen, Keuchen, Juchzen, Zyanose, Erbrechen, weiterhin kein oder leichtes Fieber. Auslöser für die Hustenattacken können sein Essen, Lachen, Weinen und eine Vielzahl anderer Reize. Nachts sind die Attacken in der Regel ausgeprägter.
- **Stadium decrementi** (Dauer 6–10 Wochen): Abklingen der Symptome.

Komplikationen Apnoen (bei Säuglingen), zerebrale Krampfanfälle und Enzephalopathien (bei Säuglingen), Hyperleukozytose mit bis zu 100.000/mm^3 (bei Säuglingen), wodurch es zu schwerer Hypoxämie und pulmonaler Hypertonie kommt, Superinfektionen mit anderen bakteriellen Erregern wie Pneumokokken oder *Haemophilus influenzae,* Pneumonie, Otitis, Sinusitis, Inkontinenz, Hernien, Rippenfrakturen sowie subkonjunktivale oder selten sogar zerebrale Blutungen.

Diagnostik Nachweis von *B. pertussis* und *B. parapertussis* aus tiefen Nasopharyngealabstrichen, nasopharyngealen Sekreten oder Material, das beim Absaugen gewonnen wurde, mittels Kultur oder NAT, meist PCR. Serologie nicht für die Frühdiagnostik geeignet.

Therapie Möglichst frühzeitige Antibiotikatherapie mit Makroliden (Erythromycin, Azithromycin und Clarithromycin).

Impfung Derzeit 38 Zulassungen mit azellulärer Pertussis-Komponente, meist in Kombination mit Tetanus- und/oder Diphtherieimpfstoff.

MERKE

Eine Aufstellung der in Deutschland zugelassenen Impfstoffe findet sich unter https://www.pei.de/DE/arzneimittel/impfstoffe/pertussis-keuchhusten/pertussis-node.html (letzter Zugriff: 22.02.2023)

2.14 Malaria

Malaria beim Menschen wird durch fünf Protozoenarten der Gattung Plasmodium verursacht: *P. falciparum* (Malaria tropica), *P. ovale* und *P. vivax* (Malaria tertiana), *P. malariae* (Malaria quartana) und *P. knowlesi.* Die Erkrankung wird durch den Stich der Anophelesmücke auf den Menschen übertragen. Typischerweise treten Fieberschübe auf, bei einigen Formen in einem besonderen Rhythmus.

Entwicklungszyklus Plasmodien sind intrazelluläre Parasiten. Ihr Entwicklungszyklus umfasst einen Zyklus in der übertragenden Mücke und einen im menschlichen Wirt. Bei diesem entwickeln sich die von der Mücke übertragenen Sporozoiten in der präerythrozytären Phase zu Gewebeschizonten, aus denen je nach Plasmodienart unterschiedlich viele Merozoiten entstehen und in Wellen ins Blut abgegeben werden, wo sie in die Erythrozyten eindringen und diese zerstören.

Übertragungswege Mücken der Gattung *Anopheles* aus der Familie der *Culicidae,* Bluttransfusionen, Benutzung nicht sterilisierter Spritzen und Kanülen oder Mehrfachbenutzung von Infusionssystemen, Nadelstichverletzungen, Übertragung von der Mutter auf das Kind (diaplazentare Übertragung).

Inkubationszeit *P. falciparum* 7–15 Tage, *P. vivax* und *P. ovale* 12–18 Tage, *P. malariae* 18–40 Tage.

Klinik Abgeschlagenheit, allgemeines Krankheitsgefühl, Kopf- und Gliederschmerzen, Fieber, Schüttelfrost, Schweißausbrüche

- **Malaria tropica** (gefährlichste Form): keine abgrenzbaren Fieberintervalle, Thrombozytopenie, Hepatomegalie, Splenomegalie, Krampfanfälle, Bewusstseinseintrübung, Koma. Komplikationen: akutes Nierenversagen, DIC, hämolytische Anämie
- **Malaria tertiana:** Fieber im 48-Stunden-Rhythmus
- **Malaria quartana:** Fieber im 72-Stunden Rhythmus
- **Plasmodium-knowlesi-Malaria** (nur in Südostasien): tägliche Fieberschübe

Diagnostik Mikroskopische Untersuchung des sog. Dicken Tropfens (höhere Dichte erleichtert das Erkennen von Plasmodien im Blut) und dünner Blutausstriche (Giemsa-Färbung) auf Plasmodien (Unterscheidung der Plasmodien-Arten möglich).

Therapie Artemisinin-Derivate (z. B. Artemether), Arylaminoalkohole (z. B. Mefloquin), 4-Aminochinoline (z. B. Chloroquin), 8-Aminochinoline (z. B. Primaquin), Diaminopyrimidine (z. B. Pyrimethamin), Biguanide (z. B. Proguanil), Antibiotika (z. B. Doxycyclin) und andere.

Impfung Mosquirix®-Impfstoff gegen *Plasmodium falciparum* und HBV (rekombinant, adjuvantiert), zugelassen für die Anwendung außerhalb der EU bei Kindern im Alter von 2–17 Monaten. (https://www.ema.europa.eu/en/opinion-medicine-use-outside-EU/human/mosquirix, letzter Zugriff: 22.02.2023)

2.15 Masern

Masern entstehen durch die Infektion mit Masernviren. Typisch ist die Ausbildung eines makulopapulösen Exanthems.

Erreger Das Masernvirus ist ein Einzelstrang-RNA-Virus der Gattung Morbillivirus aus der Familie Paramyxoviridae.

Übertragungswege Tröpfchen, Kontakt mit infektiösen Sekreten aus Nase oder Rachen

Inkubationszeit 10–14 Tage

Klinik

- **Prodromalstadium:** Fieber, Konjunktivitis, Schnupfen, Husten, Enanthem an der Mundschleimhaut (Koplik-Flecken) als pathognomonisches Zeichen
- **Exanthematisches Stadium:** makulopapulöses Exanthem der Haut (bräunlich-rosafarbene konfluierende Flecken) beginnend im Gesicht und hinter den Ohren

Komplikationen Bakterielle Superinfektionen begünstigt durch transitorische Immundefizienz, die nach Maserninfektionen besteht, postinfektiöse Enzephalitis, Subakute Sklerosierende Panenzephalitis (SSPE, manifestiert sich 6–8 Jahre nach der Infektion), progressive Einschlusskörperchen-Enzephalitis bei Personen mit Immundefizienz, progrediente Riesenzellpneumonie.

Diagnostik Virus-RNA im Rachenabstrich oder Urin mittels RT-PCR, falls positiv Masernvirus-Genotypisierung (molekulare Surveillance zur Nachverfolgung von Infektionsketten), Masernvirus-IgM und -IgG in Serum oder Plasma.

Therapie Keine spezifische antivirale Therapie verfügbar, Antibiotikatherapie bei bakteriellen Superinfektionen. In Ländern mit Vitamin-A-Mangel senkt die Vitamin-A-Gabe bei Kindern die Mortalität.

Impfung Masern-Mumps-Röteln (MMR) oder Masern-Mumps-Röteln-Varizellen (MMRV)-Lebendimpfstoffe.

MERKE
Eine Aufstellung der in Deutschland zugelassenen Impfstoffe findet sich unter https://www.pei.de/DE/arzneimittel/impfstoffe/masern/masern-node.html (letzter Zugriff: 22.02.2023)

2.16 Meningokokken-Erkrankungen

Invasive Meningokokken-Erkrankungen werden durch Infektion mit *Neisseria meningitidis* verursacht. Zum klinischen Erscheinungsbild der invasiven Meningokokken-Erkrankung gehören Meningitis und/oder Sepsis, Purpura fulminans inklusive Waterhouse-Friderichsen-Syndrom.

Erreger *Neisseria meningitidis* gehört zur Gattung *Neisseria* (Familie *Neisseriaceae*). Meningokokken sind gramnegative bekapselte Diplokokken. Anhand der Zusammensetzung der Polysaccharide in der Kapsel unterscheidet man 12 Serotypen (A, B, C, E, H, I, K, L, W, X, Y, Z). *N. meningitidis* vermehrt sich intrazellulär. In Europa dominieren Infektionen mit Meningokokken der Serogruppe B.

Übertragungswege Tröpfchen, Kontakt mit infektiösen Sekreten

Inkubationszeit 2–10 Tage, meist 3–4 Tage

Klinik

- **Prodromalstadium:** Rhinitis, Kopf- und Gliederschmerzen, Übelkeit
- **Hauptstadium:** Fieber, Schüttelfrost, Schwindel, schwerstes Krankheitsgefühl, Petechien, Purpura fulminans (flächenhafte Hauteinblutungen), makulopapulöses Exanthem, Erbrechen, Meningismus, positive Kernig- und Brudzinski-Zeichen, Reizbarkeit, Schläfrigkeit, Stupor, Koma, Krampfanfälle, Hirnnervenlähmungen, Sepsis, Thrombozytopenie, DIC, Multiorganversagen, Waterhouse-Friderichsen-Syndrom

Komplikationen Persistierende neurologische Defizite, Innenohrschäden mit Taubheit. Nekrosen, die eine Amputation von Gliedmaßen erfordern.

Diagnostik Meningokokken-DNA-Nachweis in Liquor und Blut mittels PCR.

Therapie Kalkulierte Antibiotikatherapie mit Cephalosporinen der 3. Generation (z. B. Cefotaxim oder Ceftriaxon), ggf. Umstellung auf Penicillin G bei Sensibilitätsnachweis, ggf. intensivmedizinische Behandlung.

Impfung Derzeit 24 Zulassungen, 2 Meningokokken-B-Impfstoffe.

MERKE
Eine Aufstellung der in Deutschland zugelassenen Impfstoffe findet sich unter https://www.pei.de/DE/arzneimittel/impfstoffe/meningokokken/meningokokken-node.html (letzter Zugriff: 22.02.2023)

2.17 Mumps

Mumps wird durch ein behülltes RNA-Virus verursacht. Zum typischen Krankheitsbild gehören eine einseitige oder beidseitige Schwellung der Glandula parotis für 3–8 Tage.

Erreger Das Mumpsvirus ist ein Einzelstrang-RNA-Virus der Gattung Rubulavirus aus der Familie der *Paramyxoviridae.*

Übertragungswege Tröpfchen, direkter Speichelkontakt

Inkubationszeit 12–25 Tage, meist 16–18 Tage

Klinik

- **Prodromalstadium:** Appetitlosigkeit, Unwohlsein, Kopfschmerz, Myalgien, Fieber
- **Hauptstadium:** schmerzhafte ein- oder beidseitige Parotisschwellung.

Komplikationen Beteiligung der submandibulären bzw. der sublingualen Speicheldrüsen, asymptomatische Pleozytose, aseptische Meningitis, Enzephalitis, transiente Taubheit, persistierende unilaterale Taubheit, Orchitis, testikuläre Atrophie, Mastitis, Oophoritis, Pankreatitis.

Diagnostik Typisches Krankheitsbild (Parotisschwellung), Mumpsvirus-RNA-Nachweis aus Rachenabstrich oder Urin mittels RT-PCR, Mumpsvirus-Genotypisierung im Rahmen der molekularen Surveillance, Mumps-IgM-Ak im Serum mittels ELISA (bei Ungeimpften).

Therapie Keine spezifische antivirale Therapie verfügbar, symptomatisch.

Impfung Masern-Mumps-Röteln (MMR) oder Masern-Mumps-Röteln-Varizellen (MMRV)-Lebendimpfstoffe.

MERKE
Eine Aufstellung der in Deutschland zugelassenen Impfstoffe findet sich unter https://www.pei.de/DE/arzneimittel/impfstoffe/mumps/mumps-node.html (letzter Zugriff: 22.02.2023)

2.18 Pneumokokken-Erkrankungen

Pneumokokken-Erkrankungen werden durch Infektion mit verschiedenen Serotypen des Bakteriums *Streptococcus pneumoniae* verursacht. Zu den wichtigsten Pneumokokken-Erkrankungen zählen Infektionen der unteren (Pneumonie) und oberen Atemwege (Otitis media, Sinusitis). Bei sog. invasiven Pneumokokken-Erkrankungen dringen die Bakterien in normalerweise sterile Körperregionen ein und verursachen u. a. Pneumonien mit Bakteriämie, Sepsis und Meningitis. Bei Kindern < 2 Jahren sind Pneumokokken die häufigste Ursache der akuten bakteriellen Meningitis.

Erreger Pneumokokken sind grampositive bekapselte, fakultativ anaerobe Diplokokken, die im Respirationstrakt vorkommen. *Streptococcus pneumoniae* gehören zur Gattung *Streptococcus,* Familie *Streptococcaceae.* Die Polysaccharidkapsel verleiht ihnen einen besonderen Pathogenitäts- und Virulenzfaktor. Es sind mehr als 100 *S. pneumoniae*-Serotypen bekannt.

Übertragungswege Tröpfchen, Kontakt mit infektiösen Sekreten

Inkubationszeit 1–3 Tage (Pneumonie)

Klinik

- **Pneumonie:** Fieber, Schüttelfrost, stechende Schmerzen auf einer Seite der Brust, Husten, braunes Sputum, Dispnoe, Tachypnoe, Hypoxie, Tachykardie, Unwohlsein, Schwäche. Komplikationen: Bakteriämie, Sepsis.
- **Meningitis:** Kopfschmerzen, Lethargie, Erbrechen, Reizbarkeit, Fieber, Nackensteifigkeit, Krampfanfälle, Koma. Komplikationen: Gehörverlust, Lernbehinderung, geistige Funktionsstörung.
- **Otitis:** Gehörverlust (leicht), Gleichgewichtsstörungen, Ohrenschmerzen, Rötung und Vorwölbung des Trommelfells, Perforation des Trommelfells. Komplikationen: Mastoiditis, Labyrinthitis
- **Sinusitis:** Schmerzen in der der betroffenen Nebenhöhle, Eiterausfluss aus der Nase. Komplikationen: Sinus-cavernosus- Thrombose, Hirn-, Epidural- oder Subduralabszess, Meningitis.

Diagnostik Direkter Erregernachweis aus Blut oder anderen normalerweise sterilen Substraten (z. B. Liquor, Mittelohr-, Gelenk- oder Peritonealflüssigkeit).

Therapie Penicillin G (oder Ampicillin, Amoxicillin), bei Resistenzen Ceftriaxon, Cefotaxim, Fluorchinolone oder Vancomycin.

Impfung Derzeit zugelassen sind ein Polysaccharid-Konjugatimpfstoff (20-valent, adsorbiert), Polysaccharid-Impfstoffe (23-valent), ein Polysaccharid-Konjugatimpfstoff (13-valent, adsorbiert), ein Polysaccharid-Konjugatimpfstoff (10-valent, adsorbiert) und ein Polysaccharid-Konjugatimpfstoff (15-valent, adsorbiert).

MERKE
Eine Aufstelung der in Deutschland zugelassenen Impfstoffe findet sich unter https://www.pei.de/DE/arzneimittel/impfstoffe/pneumokokken/pneumokokken-node.html (letzter Zugriff: 22.02.2023)

2.19 Poliomyelitis

Die Poliomyelitis (Kinderlähmung) entsteht durch die Infektion mit dem Poliovirus und geht potenziell mit einer Beteiligung des Zentralnervensystems einher. Vor Einführung der Schutzimpfung war sie bei Kindern die Hauptursache dauerhafter Behinderungen.

Erreger Polioviren sind unbehüllte Einzelstrang-RNA-Viren der Gattung Enterovirus aus der Familie der Picornaviridae. Unterschieden werden drei Typen von Polioviren (Typ 1, 2, 3).

Übertragungswege Fäkal-oral, kurz nach der Infektion vorübergehend auch aerogen.

Inkubationszeit 3–6 Tage für die nicht paralytische Verlaufsform, 4–14 Tage für die paralytische Verlaufsform.

Klinik

- Asymptomatisch (bei 92 % der Infizierten)
- **Abortive Verlaufsform:** bei 6 % der Infizierten Fieber, Übelkeit, Halsschmerzen, Kopfschmerzen, Myalgien, Erbrechen, Diarrhö.
- **Nichtparalytische Verlaufsform (aseptische Meningitis):** bei 1 % der Infizierten 3–7 Tage nach der abortiven Poliomyelitis Fieber, Meningismus, Rückenschmerzen und Muskelspasmen
- **Paralytische Verlaufsform:** bei < 1 % der Infizierten Rücken-, Nacken- und Muskelschmerzen, motorische Paresen, nach kurzzeitiger Besserung der Symptome Fieberanstieg, Paresen (asymmetrischer Verlauf), die sich teilweise wieder zurückbilden können, Störung der Atmung bei Beteiligung der Interkostalmuskulatur; bulbäre Form (Schädigung von zerebralen bzw. vegetativen Nervenzentren) mit ungünstiger Prognose aufgrund zentraler Atemlähmung.
- **Postpolio-Syndrom:** Zunahme der Paresen mit Muskelatrophie viele Jahre nach der Erkrankung

Diagnostik

- Typisches Krankheitsbild (aseptische Meningitis mit schlaffer Lähmung)
- Poliovirus-RNA-Nachweis in Stuhl, Rachenabstrich oder Liquor mittels PCR
- Genotypisierung zur molekularen Surveillance und zur Differenzierung zwischen Wildtyp- und Impfstämmen
- Ggf. Virusanzucht zur Erhöhung der diagnostischen Sensitivität

Therapie Spezifische Therapie nicht verfügbar, symptomatische Therapie ggf. mit künstlicher Beatmung, Physiotherapie.

Impfung Derzeit 41 Zulassungen von IPV (Poliomyelitis, inaktiviert)-Impfstoffen meist in Kombination mit Tetanus-, Diphtherie- und/oder Pertussisimpfstoffen.

MERKE
Eine Aufstellung der in Deutschland zugelassenen Impfstoffe findet sich unter https://www.pei.de/DE/arzneimittel/impfstoffe/poliomyelitis-kinderlaehmung/poliomyelitis-node.html (letzter Zugriff: 22.02.2023)

2.20 Rotavirus-Gastroenteritis

Durch Rotaviren verursachte gastrointestinale Erkrankung.

MERKE
Bevor Impfstoffe gegen Rotaviren verfügbar wurden waren Rotaviren die Hauptursache für schwere dehydrierende Diarrhö bei Säuglingen und Kleinkindern weltweit.

Erreger Rotaviren (Gattung Rotavirus, Familie der *Reoviridae*) haben ein segmentiertes Genom aus Doppelstrang-RNA.

Übertragungswege Fäkal-oral durch Schmierinfektion aber auch kontaminiertes Wasser oder Nahrung

Inkubationszeit 1–3 Tage

Klinik Bauchschmerzen, Erbrechen, wässrige Diarrhö, Fieber, Dehydratation.

Diagnostik Nachweis eines Rotavirus-Antigens aus dem Stuhl mittels EIA, Rotavirus-RNA-Nachweis mittels RT-PCR und Genotypisierung zur Identifizierung von Infektionsketten und zur molekularen Surveillance

Therapie Keine spezifische antivirale Therapie verfügbar, Flüssigkeit- und Elektrolytsubstitution

Impfung Derzeit gibt es zwei attenuierte Lebendimpstoffe zur oralen Gabe (Rotarix® und RotaTeq®).

2.21 Röteln

Die durch das Rötelnvirus ausgelöste Infektionskrankheit geht mit einem typischen Exanthem einher, verläuft aber in der Regel selbstlimitierend und ohne schwere Komplikationen. Bei der Primärinfektion suszeptibler Frauen in der Schwangerschaft (besonders im 1. Trimenon) ist eine Rötelnembryofetopathie möglich.

Erreger Das Rötelnvirus ist ein behülltes Virus mit einem Einzelstrang-RNA-Genom, das zur Gattung Rubivirus aus der Familie der Matonaviridae gehört.

Übertragungswege Tröpfchen, Übertragung von der Mutter auf das Kind (diaplazentare Transmission)

Inkubationszeit 14–21 Tage

Diagnostik

- Nachweis des Rötelnvirus-Genoms mittels RT-PCR aus Rachenabstrich und Urin
- Genotypisierung zur molekularen Surveillance und Identifizierung von Infektionsketten
- Nachweis von IgM-Ak im Serum. Deutlicher Anstieg (> 4-fach) der IgG-Ak in zwei im Abstand von 10–14 Tagen entnommenen Serumproben
- **Pränatale Diagnostik:** Frühdiagnostik: Nachweis des Rötelnvirus-Genoms mittels RT-PCR aus Chorion-Biopsiematerial oder Amnionflüssigkeit, ab der 22. Schwangerschaftswoche zusätzlich Untersuchung von Fetalblut mit RT-PCR oder Nachweis von IgM-Ak

Klinik

- **Prodromalstadium:** subfebrile Temperaturen, Schnupfen, Husten, Halsschmerzen, Lymphknotenschwellung (besonders der nuchalen und retroaurikulären Lymphknoten), Konjunktivitis, Kopfschmerzen.
- **Hauptstadium:** 1–3 Tage bestehendes kleinfleckiges, makulöses bis makulopapulöses Exanthem, im Gesicht beginnend, Ausbreitung von kranial nach kaudal, nicht konfluierend, ggf. Enanthem (Beteiligung der Schleimhaut), Arthralgie, Arthritis
- **Komplikationen:** Thrombozytopenie, Purpura, Hämorrhagie, Enzephalitis, Otitis, Bronchitis, Myo- und Perikarditis
- **Rötelnembryofetopathie:** Gregg-Trias (offener Ductus arteriosus, Katarakt, Innenohrtaubheit), thrombozytopenische Purpura, Hepatosplenomegalie, Hepatitis, Myokarditis, Mikrozephalie, Enzephalitis, Spontanabort, Frühgeburt, geringes Geburtsgewicht, Wachstumsverzögerung

Therapie Keine spezifische Therapie verfügbar, symptomatisch

Impfung Masern-Mumps-Röteln (MMR)- oder Masern-Mumps-Röteln-Varizellen (MMRV)-Lebendimpfstoffe

MERKE
Eine Aufstellung der in Deutschland zugelassenen Impfstoffe findet sich unter https://www.pei.de/DE/arzneimittel/impfstoffe/roeteln/roeteln-node.html (letzter Zugriff: 22.02.2023)

2.22 Tetanus

Tetanus (Wundstarrkrampf) wird verursacht durch *Clostridium tetani.* Das klinische Erscheinungsbild ist das Ergebnis der Toxinwirkung auf das zentrale Nervensystem (ZNS).

Erreger *Clostridium tetani* ist ein obligat anaerobes, bewegliches, grampositives, sporenbildendes Stäbchenbakterium (Gattung *Clostridium,* Familie *Bacillaceae*), das in der Umwelt, v. a. im Erdreich, weit verbreitet ist. Viele Tiere können das exotoxinproduzierende (Tetanolysin und Tetanospasmin) Bakterium und dessen Sporen beherbergen und ausscheiden.

Übertragungswege Sporen, die über eine Verletzung in den Körper gelangen

Inkubationszeit 3 Tage bis 3 Wochen.

Klinik

- Generalisierte Form: ggf. subfebrile Temperaturen, tonische Spasmen der Skelettmuskulatur, Risus sardonicus, Trismus, Dysphagie, Laryngospasmus, Opisthotonus, klonische Krämpfe, Obstruktion der Atemwege, Sekretstau, Pneumonien, Atelektasen, Ateminsuffizienz, Blutdruckschwankungen, periphere Durchblutungsstörungen und Schweißausbrüche; bei Neugeborenen (Eintrittspforte i. d. R. Nabel) Trinkschwäche, Rigidität und Krämpfe
- Lokale Form (bei Teilimmunität): Manifestationen auf Muskeln in der Nähe der Eintrittspforte beschränkt (lokaler Rigor, Spasmen)

Diagnostik

- Typisches Krankheitsbild, Toxinnachweis mittels Neutralisationstest im Tierversuch (Infizierung von Mäusen mit Wundmaterial oder Serum)
- Kontrolle des Impfstatus: Bestimmung von IgG-Ak gegen das Tetanustoxin im Serum mittels ELISA

Therapie Passive Immunisierung mit humanem Tetanus-Immunglobulin (HTIG, bis 10.000 IE i. m.), aktive Immunisierung, chirurgisches Wunddébridement, antibiotische Therapie (z. B. Metronidazol oder Penicillin G), intensivmedizinische Therapie (inkl. Intubation, maschineller Beatmung), ggf. Tracheotomie.

Impfung Derzeit 53 zugelassene Impfstoffe.

MERKE
Eine Aufstellung der in Deutschland zugelassenen Impfstoffe findet sich unter https://www.pei.de/DE/arzneimittel/impfstoffe/tetanus-wundstarrkrampf/tetanus-node.html (letzter Zugriff: 22.02.2023)

2.23 Tollwut (Rabies)

Tollwut ist eine Zoonose mit ZNS-Befall, die durch das Rabiesvirus verursacht wird. Unbehandelt verläuft die Krankheit fast immer tödlich.

Erreger Das Rabiesvirus ist ein neurotropes Einzelstrang-RNA-Virus der Gattung Lyssavirus aus der Familie *Rhabdoviridae*

Übertragungswege Biss eines infizierten Tiers (wichtigste Überträger: Hunde, Füchse, Fledermäuse), Kontakt mit dem Speichel infizierter Tiere bei Hautverletzungen, direkter Schleimhautkontakt

Inkubationszeit 5 Tage bis mehrere Jahre, meist 2–3 Monate

Klinik

- **Prodromalstadium:** Fieber, Appetitlosigkeit, Kopfschmerzen, Myalgien, Jucken, Brennen, vermehrte Schmerzempfindlichkeit oder Faszikulationen im Bereich der Bisswunde
- **Akutes neurologisches Stadium:**
  - **Enzephalitische Form:** Verwirrtheit, Hydrophobie (Angst vor Wasser), Aerophobie (Angst vor Zugluft), Halluzinationen, Schluckstörungen, Hypersalivation, Muskelkrämpfe, Opisthotonus, Reizbarkeit, Aggressivität
  - **Paralytische Form:** Parästhesien, hypotonische Muskelschwäche, absteigende Lähmungen, Schluckbeschwerden, Lähmung der Atemmuskulatur
- **Koma:** Bewusstseinseintrübung. Tod durch Lähmung der Atmungs- und Herzmuskulatur (meist 7–10 Tage nach Symptombeginn)

Diagnostik Nachweis der Rabiesvirus-RNA in Biopsien der Nackenhaut bei Verdachtsfällen, Nachweis der Rabiesvirus-RNA mittels RT-PCR bzw. Nachweis von Rabiesvirus-Antigenen mittels Immunfluoreszenztest in Post-mortem-Proben aus Ammonshorn, Kleinhirn und Hirnstamm

Therapie Postexpositionsprophylaxe (Tollwut-Impfserie und ggf. simultan Verabreichung von Tollwut-Immunglobulin, 20 IE/kg KG, ➤ Kap. 11), keine spezifische antivirale Therapie verfügbar, intensivmedizinische Versorgung.

Impfung Rabipur® (inaktiviert); Tollwutimpfstoff (HDC)® (inaktiviert).

> **MERKE**
> Eine Aufstellung der in Deutschland zugelassenen Impfstoffe findet sich unter https://www.pei.de/DE/arzneimittel/impfstoffe/tollwut/tollwut-node.htm (letzter Zugriff: 22.02.2023)

2.24 Typhus

Typhus ist eine akute generalisierte Infektion des mononukleären Phagozytensystems, des lymphatischen Darmgewebes und der Gallenblase durch *Salmonella enterica* Serotyp Typhi bzw. Paratyphi A, B und C.

Erreger Salmonellen sind gramnegative Stäbchen der Gattung Salmonella aus der Familie der *Enterobacteriaceae.*

Übertragungswege Kontaminiertes Wasser oder Lebensmittel

Inkubationszeit

- Typhus abdominalis: 3–60 Tage, meist 8–14 Tage
- Paratyphus: 1–10 Tage

Klinik

- **Typhus abdominalis:**
  - **Prodromalstadium** (2–3 Tage): subfebrile Temperaturen, Abgeschlagenheit, Müdigkeit, Kopfschmerzen, Myalgien.
  - **Hauptstadium** (Dauer der Fieberkontinua bis 3 Wochen): hohes Fieber (39–41 °C), Abdominalbeschwerden, beginnende Somnolenz, Obstipation, nachfolgend erbsbreiartige Diarrhö, Splenomegalie, Hauteffloreszenzen (Roseolen) an der Bauchhaut, relative Bradykardie (bei Fieber).
  - **Komplikationen:** Darmblutungen und -perforationen mit Peritonitis, nekrotisierende Cholezystitis, Endokarditis oder Meningitis, Osteomyelitis, thromboembolische Ereignisse.
- **Paratyphus:** Klinik ähnlich wie bei Typhus abdominalis (Fieber bis 39 °C, abdominelle Schmerzen, Durchfall, Erbrechen, Übelkeit), aber milder (selten Fieberkontinua oder Roseolen, überwiegend Gastroenteritis-Verlauf) und von kürzerer Dauer (4–10 Tage).
- Sowohl bei Typhus abdominalis als auch bei Paratyphus gibt es Patienten, die nach überstandener Erkrankung dauerhaft (> 6 Monate) Erreger ausscheiden.

Diagnostik Direkter Erregernachweis aus Stuhl, Urin oder Blut (Blutkultur), Bestimmung agglutinierender Antikörper gegen S.-typhi-O- oder -H-Antigene im Serum (Widal-Test)

Therapie Antibiotikatherapie mit Ciprofloxacin (nur Erwachsene) oder Ceftriaxon über 2 Wochen, zur Sanierung von Dauerausscheidern Ciprofloxacin über 4 Wochen

Impfung Typhim Vi® (Polysaccharid-Impfstoff), Typhoral® L, magensaftresistente Hartkapseln (lebend, attenuiert, oral), Viatim® (inaktivierter Hepatitis A-Adsorbat- und Typhus-Polysaccharid-Impfstoff)

> **MERKE**
> Eine Aufstellung der in Deutschland zugelassenen Impfstoffe findet sich unter https://www.pei.de/DE/arzneimittel/impfstoffe/typhus/typhus-node.html (letzter Zugriff: 22.02.2023)

2.25 Windpocken (Varizellen)

Windpocken werden hervorgerufen durch das Varizella-Zoster-Virus (VZV) und gehen mit einem typischen, juckenden Exanthem („Sternenhimmel“) einher. Bei Erstinfektion in der Schwangerschaft (5.–24. Schwangerschaftswoche) kann sich ein kongenitales Varizellensyndrom ausbilden.

Erreger Das Varizella-Zoster-Virus (VZV) ist ein Doppelstrang-DNA-Virus der Gattung Varicellovirus aus der Familie der *Herpesviridae.*

Übertragungswege Aerogen durch virushaltige Tröpfchenkerne, Übertragung durch virushaltigen Bläscheninhalt, Speichel, Konjunktivalflüssigkeit, Transmission von der Mutter auf das Kind (diaplazentare Übertragung).

Inkubationszeit 8–21 Tage, meist 14–16 Tage.

Klinik

- **Prodromalstadium** (Dauer 1–2 Tage): Kopf- und Gliederschmerzen, Unwohlsein

- **Hauptstadium** (3–5 Tage): Fieber bis 39 °C, juckendes Exanthem (Papeln, Bläschen und Schorf in verschiedenen Entwicklungsstadien, „Sternenhimmel“) beginnend an Rumpf und im Gesicht

Komplikationen Bakterielle Superinfektion der Hautläsionen (z. B. durch *Streptococcus pyogenes* oder *Staphylococcus aureus),* Varizellenpneumonie, ZNS-Beteiligung (zerebelläre Ataxie, meningeale Reizung, aseptische Meningitis, Enzephalitis, Myelitis transversa, Guillain-Barré-Syndrom, Reye-Syndrom), Blutungsneigung, Myokarditis, korneale Läsionen, Nephritis, akute Glomerulonephritis, Hepatitis, Arthritis, fetales Varizellensyndrom (Ulzera, Narben, Skarifikationen, Hirnatrophie, Paresen, Krampfleiden, Chorioretinitis, Katarakt, Mikrophthalmie, Skelettanomalien), neonatale Windpocken (Letalität 30 %), Herpes zoster (➤ Kap. 2.6).

Diagnostik

- Typisches klinisches Bild (Heubner-Sternenkarte)
- Direkter Virusnachweis:
  - VZV-DNA-Nachweis mittels PCR
  - Antigennachweis durch direkten Immunfluoreszenztest
  - Virusisolierung mittels Zellkultur
  - Untersuchungsmaterial: Bläschenflüssigkeit, Liquor, bronchoalveoläre Lavage und EDTA-Blut; Chorionzotten, Fruchtwasser oder fetales Blut bei V. a. intrauterine Infektion
- Indirekter Virusnachweis: Nachweis spezifischer Antikörper mittels serologischer Verfahren (ELISA, IFAT) aus Serum oder Liquor

Therapie Symptomatische Therapie und Hautpflege meist ausreichend, spezifische antivirale Behandlung (z. B. mit Aciclovir) bei Immundefizienz

Impfung Varilrix® (Varizellen-Lebendimpfstoff), Varivax® (Varizellen-Lebendimpfstoff), Priorix-Tetra® (Masern-Mumps-Röteln-Varizellen-Lebendimpfstoff), ProQuad® (Masern-Mumps-Röteln-Varizellen-Lebendimpfstoff).

MERKE

Eine Aufstellung der in Deutschland zugelassenen Impfstoffe findet sich unter https://www.pei.de/DE/arzneimittel/impfstoffe/varizellen-windpocken/windpocken-node.html (letzter Zugriff: 22.02.2023)

LITERATUR

Orenstein W, et al. Plotkin's Vaccines. 8. Aufl. Philadelphia: Elsevier, 2022.

RKI Infektionskrankheiten A-Z. www.rki.de/DE/Content/InfAZ/InfAZ_marginal_node.html

Wittekindt C, Klußmann JPeter, Wagner S. Oropharynxkarzinome: Wenn humane Papillomviren die Tumorauslöser sind. Dtsch Ärztebl 2018; 115 (47) doi https://doi.org/10.3238/PersOnko.2018.11.23.02

KAPITEL

3

Zoe Waibler, Martina Anzaghe, Patricia Gogesch

Impfimmunologie

Kernaussagen

- Bei der aktiven Immunisierung werden Abläufe der körpereigenen Immunantwort auf einen eingedrungenen Erreger genutzt.
- Bei der passiven Immunisierung werden Antikörper verabreicht, die nicht vom Empfänger selbst produziert wurden.
- Ablauf der aktiven Immunisierung:
  - Gabe des oder der Impfantigene, ggf. in Gegenwart eines Adjuvans (Wirkverstärker), oder des genetischen Bauplans in Form von DNA, mRNA oder viralem Vektor.
  - Aufnahme des Impfantigens durch antigenpräsentierende Zellen und Aktivierung dieser Zellen.
  - Präsentation von Bruchstücken des Impfantigens durch die MHC-Moleküle der antigenpräsentierenden Zelle gegenüber den zum Antigen „passenden" T-Zellen und Aktivierung der T-Zellen.
  - Aktivierte T-Helferzellen unterstützen „passende" B-Zellen dabei, zu Plasmazellen zu differenzieren und Antikörper gegen das Impfantigen zu bilden und zu sezernieren.
  - Neben der Bildung von Antikörpern können T-Killer-Zellen (zytotoxische T-Zellen) aktiviert werden.
- Ein Teil der T- und B-Zellen entwickelt sich zu Gedächtniszellen, die nach erneutem Kontakt mit dem Erreger, von dem das Impfantigen abgeleitet wurde, schnell und effizient reagieren und so den Erreger abfangen (Antiköper-vermittelt) oder infizierte Zellen töten (Antikörper- oder T-Killer-Zellen-vermittelt).

3.1 Einleitung

Aus immunologischer Sicht imitiert das (moderne) Impfen eine Immunantwort auf einen in den Organismus eingedrungenen Erreger, ohne dabei die pathogenen Eigenschaften des Erregers in Kauf nehmen zu müssen. Prinzipiell kann die Immunantwort in 3 Bereiche gegliedert werden; die intrinsische, die angeborene und die adaptive Immunität, wobei für das Impfen vor allem die beiden letzten von Bedeutung sind.

Zur **intrinsischen Immunität** gehören Prozesse, die nicht zwangsläufig bzw. nicht ausschließlich der Pathogenabwehr dienen, dazu aber einen gewissen Beitrag leisten. Beispiele dafür sind Barrieren des Körpers, wie eine intakte Darmflora oder Epithelien, aber auch zellbiologische Vorgänge wie Apoptose (programmierter Zelltod) und Autophagie.

- **Apoptose:** Die Infektion mit einem Virus kann von der Wirtszelle detektiert werden, woraufhin diese in die Apoptose gehen kann, sodass die infizierte Zelle eliminiert und die Vermehrung von Viren eingedämmt wird.
- **Autophagie:** Sie ist eher z. B. als Mechanismus für den Abbau bzw. das Recyceln unbrauchbar gewordener Zellorganellen bekannt. Auf die gleiche Weise können in das Zytoplasma eingedrungene Viren beseitigt werden.

Wenn diese intrinsischen Barrieren und Mechanismen nicht oder nur unvollständig greifen, kommt erst die angeborene (➤ Kap. 3.2.1) und schließlich auch die adaptive Immunantwort (➤ Kap. 3.2.2) zum Einsatz. ➤ Abb. 3.1 gibt einen Überblick über die Prozesse der angeborenen und adaptiven Immunität, die zur Bildung von antigenspezifischen Antikörpern führen. Von besonderer Bedeutung für die Induktion der **adaptiven Immunantwort** sind die sekundären lymphatischen Organe: Lymphknoten, Polypen und Tonsillen sowie organspezifische lymphatische Organe, wie die Peyer-Plaques (Lymphfollikel des Dünndarms) und die Milz.

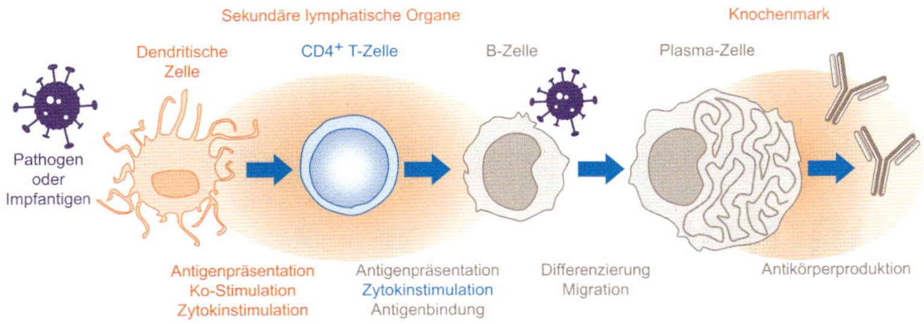

Abb. 3.1 Schematische Darstellung der Schritte der angeborenen und adaptiven Immunantwort, die zur Antikörperbildung führen [L143]

HINTERGRUNDWISSEN

In Mausstudien mit dem Vesikulären Stomatitis Virus konnte die Bedeutung der sekundären lymphatischen Organe für die adaptive Immunantwort eindrucksvoll belegt werden:

- Bei i.v. oder s.c. Infektion von Wildtyp-Mäusen mit diesem Virus kommt es zur virusspezifischen Antwort von Zellen der adaptiven Immunität (B- und T-Zellen). Dazu sind auch splenektomierte Mäuse in der Lage.
- Bei der Infektion von Mäusen, die aufgrund einer spontanen Mutation zwar noch eine Milz, jedoch keine anderen sekundären lymphatischen Organe mehr besitzen (Aly/Aly-Mäuse mit einer Mutation in einer Kinase), wird nur nach (systemischer) i.v., nicht aber nach (lokaler) s.c. Infektion eine B- und T-Zellantwort induziert.
- Bei der Infektion von splenektomierten Aly/Aly-Mäuse kommt weder nach i.v. noch nach s.c. Infektion eine adaptive Immunantwort zustande.

Die Bedeutung der sekundären lymphatischen Organe für die adaptive Immunität beruht vor allem auf zwei Faktoren:

1. Dort herrscht eine hohe Dichte aller wichtigen Immunzellen, sodass das eingebrachte bzw. präsentierte Antigen, z.B. Erregerfragmente, von den sehr wenigen, zum Antigen „passenden“ Zellen der adaptiven Immunität „gefunden“ werden kann.
2. Das Blut fließt verglichen mit den Blutgefäßen sehr langsam durch die sekundären lymphatischen Organe, wodurch die nötigen Kontakte zwischen antigenpräsentierender Zelle und T-Zelle erst ermöglicht werden, um die adaptive Immunantwort zu initiieren.

3.2 Aktive Immunisierung

3.2.1 Angeborene Immunität

Zum angeborenen Immunsystem gehören das Komplementsystem, die Zytokine (und Chemokine) sowie die Zellen des angeborenen Immunsystems.

Komplementsystem

Das Komplementsystem umfasst eine Familie von ca. 30 Plasmaproteinen und kann auf drei Wegen aktiviert werden: dem klassischen Weg (Antikörper-vermittelt), dem alternativen Weg (Antikörper-unabhängig) und dem Lektin-Signalweg (über Mannose-bindendes Lektin vermittelt).

Nach der Aktivierung bilden mehrere Komplementfaktoren gemeinsam und kaskadenartig einen Membranangriffskomplex auf dem Erreger, der dessen Elimination ermöglicht. Außerdem können Komplementfaktoren an Komplementrezeptoren binden, die z.B. auf Endothelzellen und Zellen des angeborenen Immunsystems exprimiert werden. Die Komplementfaktoren induzieren durch Bindung an diese Rezeptoren eine Zunahme der Gefäßpermeabilität und verstärken so die Entzündungsreaktion.

Zytokine

Zytokine fungieren als Botenstoffe. Besonders hervorzuheben sind **Typ I-Interferone** (IFN), die eine Familie entzündungsfördernder Zytokine bilden und auf vielfältige Weise antiviral wirken.

Entdeckt wurden Typ-I-IFN im Jahr 1957 von dem Schweizer Jean Lindenmann und dem Briten Alick Isaacs, die gemeinsam am National Institute for Medical Research forschten. Sie führten ein Experiment durch, bei dem Hühnerembryofibroblasten mit inaktivierten Influenzaviren in Zellkultur inkubiert wurden. Der nach der Inkubation gewonnene Zellkulturüberstand war dann dazu in der Lage, die Infektion frischer Hühnerembryofibroblasten mit aktivem, vermehrungsfähigem Virus zu verhindern. Die Zellen waren also durch eine Substanz, welche infolge der Inkubation in den Zellkulturüberstand abgegeben worden war, vor der Infektion geschützt. Lindenmann und Isaac konnten diese Substanz schließlich identifizieren und gaben ihr den Namen Interferon (abgeleitet vom lateinischen Wort *interferre* für eingreifen/einmischen).

Inzwischen sind unterschiedliche Arten von Interferonen bekannt. Neben den von Lindenmann und Isaacs entdeckten Typ-I-IFN noch Typ-II-IFN (IFN-γ) und Typ-III-IFN (IFN-λ1–4).

HINTERGRUNDWISSEN

Mausstudien haben gezeigt, dass große Mengen von Typ-I-IFN über eine positive Rückkopplungsschleife induziert werden. Hierbei werden z. B. nach dem Erkennen erregerassoziierter molekularer Muster (Pathogen Associated Molecular Patterns, PAMP) über die Aktivierung der Transkriptionsfaktoren IRF-3 und NF-κB zunächst geringe Mengen von frühem Typ-I-IFN gebildet. Dieses bindet an den Typ I-IFN-Rezeptor (IFNAR) und führt über weitere Signalwege zur Phosphorylierung des Transkriptionsfaktors IRF-7 und schließlich zur Produktion von großen Mengen Typ-I-IFN.

Typ I-IFN sind pleiotrope Zytokine, binden an den Typ I-IFN-Rezeptor (IFNAR) und wirken autokrin und parakrin. Sie haben eine wichtige Rolle beim Ablauf einer Immunantwort:

- Sie können durch die Aktivierung bestimmter Zielgene z. B. die virale Replikation und die Translation viraler Gene unterbinden.
- Sie unterstützen die Beseitigung infizierter Zellen, indem sie Zellen des angeborenen Immunsystems, wie Makrophagen, aktivieren oder die Ausschüttung von Chemokinen induzieren und damit weitere Immunzellen rekrutieren.
- Sie verstärken die Expression des Haupthistokompatibilitätskomplexes (Major Histocompatibility Complex, MHC) und tragen dadurch zu einer verstärkten Antigenpräsentation und somit Erkennung durch zytotoxische T-Zellen bei (➤ Kap. 3.2.2).

Zellen des angeborenen Immunsystems

Granulozyten Sie werden aufgrund ihrer Färbeeigenschaften nach der sogenannten Pappenheim-Färbung in Eosinophile, Basophile und Neutrophile unterteilt. Neutrophile Granulozyten sind bei einer Entzündungsreaktion als erste am Ort des Geschehens und auch zahlenmäßig am stärksten vertreten. Durch die Freisetzung von netzartigen Strukturen, den sogenannten NETs (Neutrophil Extracellular Traps), und das Umschließen von Erregern, wie Parasiten oder Bakterien, können diese effektiv beseitigt werden.

Mastzellen sind eng verwandt mit den Granulozyten. Sie können aus Speichergranula Histamin freisetzen und werden daher oft in Zusammenhang mit allergischen Reaktionen gebracht.

Natürliche Killerzellen (NK-Zellen) setzen lytische Granula frei und können so zur Lyse von virusinfizierten Zellen beitragen.

Makrophagen (oder Fresszellen) können Erreger sowie Zelldebris und Fremdkörper in zelluläre Kompartimente (Phagosomen) aufnehmen. Diese fusionieren mit einem Lysosom zum Phagolysosom, in dem der Inhalt abgebaut werden kann.

Dendritische Zellen

Eine besonders wichtige Rolle kommt den dendritischen Zellen zu, da sie eine Schnittstelle zwischen angeborener und adaptiver Immunantwort bilden. Auch sie können Phagozytose betreiben, gelten jedoch als die wichtigsten antigenpräsentierenden Zellen. In der Literatur ist eine Vielzahl von Subtypen beschrieben, die anhand der Expression unterschiedlicher Oberflächenmoleküle unterschieden werden. Vereinfacht werden anhand ihrer Herkunft zwei Typen unterschieden:

- **Myeloide dendritische Zellen** nehmen vornehmlich Antigene aufnehmen und präsentieren Teile davon auf ihrer Oberfläche den Zellen des adaptiven Immunsystems.
- **Plasmazytoide dendritische Zellen** sind eher schlechte antigenpräsentierende Zellen, gelten aber als die wichtigsten Produzenten von Typ-I-IFN im Organismus.

Die **Aktivierung** dendritischer Zellen erfolgt durch das Erkennen von PAMPs. Diese nehmen sie über Mustererkennungsrezeptoren (Pathogen Recognition Receptors, PRRs) auf ihrer Zelloberfläche, im Endosom und im Zytoplasma wahr. Zu den PRRs gehören unter anderem die Toll-ähnlichen Rezeptoren (Toll-like Receptors, TLR) auf der Zelloberfläche und im Endosom. So ist TLR4 auf der Zelloberfläche z. B. dazu in der Lage, Lipopolysaccharide von Bakterien zu detektieren. Nach Aktivierung der dendritischen Zellen erfolgt die Hochregulation bestimmter Oberflächenmoleküle, die zur Aktivierung von T-Zellen beitragen (Ko-Stimulation, ➤ Kap. 3.2.2).

MERKE

Die Fähigkeit von antigenpräsentierenden Zellen zur Wahrnehmung von PAMPs über PRRs, wodurch sie aktiviert werden, macht man sich auch beim Impfen oder genauer bei der Konzeption von Adjuvanzien zunutze.

Somit haben dendritische Zellen eine wichtige Rolle beim Ablauf einer Immunantwort:

- Sie wirken als Sensoren, indem sie das Vorhandensein eines Erregers über die Detektion von PAMPs wahrnehmen.
- Sie wirken als Stellvertreter, da sie Antigene in der Peripherie aufnehmen, prozessieren und den Zellen des adaptiven Immunsystems stellvertretend für die Peripherie in den sekundären lymphatischen Organen präsentieren.
- Sie dirigieren die Richtung der adaptiven Immunantwort durch die Sekretion von Zytokinen, welche z. B. die Differenzierung von T-Zellen in bestimmte Subtypen vermitteln (➤ Abb. 3.2).

3.2.2 Adaptive Immunität

Im Gegensatz zur früh greifenden, weniger spezifischen angeborenen Immunantwort agiert die adaptive Immunität erst ab einem späteren Zeitpunkt, dafür aber hochspezifisch. Wie eingangs erwähnt wird die adaptive Immunantwort in den sekundären lymphatischen Organen induziert und kann prinzipiell in zwei Arme unterteilt werden:

- Die humorale Immunantwort mit der Bildung von Antikörpern durch B-Zellen bzw. Plasmazellen
- Die zelluläre Immunantwort durch T-Zellen

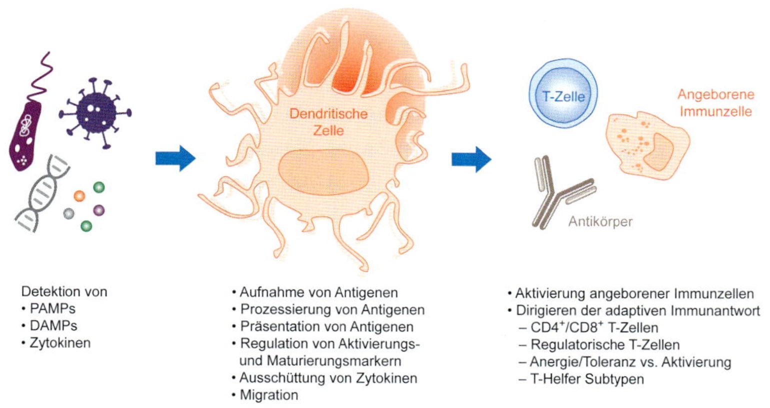

Abb. 3.2 Verknüpfung von angeborener und adaptiver Immunität durch dendritische Zellen [L143]

Majorhistokompatibilitätskomplex

Essenziell für die Induktion der adaptiven Immunität sind die MHC-Moleküle.

MERKE

- Klasse-I-MHC-Moleküle kommen auf nahezu allen Körperzellen vor.
- Klasse-II-MHC-Moleküle werden vorwiegend auf antigenpräsentierenden Zellen, wie den dendritischen Zellen, exprimiert.

MHC-I-Moleküle werden innerhalb der Zelle im endoplasmatischen Retikulum mit körpereigenen Peptiden beladen und zur Zellmembran transportiert. Diese Selbstpeptide lösen in der Regel keine Immunantwort aus. Ist eine Zelle infiziert, so werden intrazelluläre, vom Erreger stammende Antigene statt der Selbstpeptide auf dem MHC I gebunden und anschließend auf der Zelloberfläche präsentiert. Da alle kernhaltigen Zellen MHC I exprimieren, sind sie somit auch in der Lage, das Vorhandensein intrazellulärer Fremdantigene zu präsentieren und eine Infektion zu signalisieren. Antigen:MHC I-Komplexe werden von antigenspezifischen T-Zellrezeptoren (T Cell Receptor, TCR) zytotoxischer T-Zellen erkannt, die nach der Aktivierung infizierte Zielzellen abtöten.

MHC-II-Moleküle werden ebenfalls mit Antigen beladen und auf der Zelloberfläche präsentiert. Allerdings geschieht dies in der Regel nicht mit intrazellulären Antigenen, sondern mit solchen, die aus dem extrazellulären Raum aktiv, z. B. über Endozytose oder Pinozytose, aufgenommen wurden. Auch Antigen:MHC-II-Komplexe induzieren eine T-Zellaktivierung. In diesem Fall handelt es sich um T-Helferzellen (T_H-Zellen), deren Aufgabe es ist, weitere Zellen des adaptiven Immunsystems, wie zytotoxische T-Zellen oder B-Zellen gleicher Spezifität, zu aktivieren.

T-Zell-Aktivierung

Für die vollständige T-Zell-Aktivierung werden drei Signale benötigt (➤ Abb. 3.3)

1. Wechselwirkung zwischen Antigen:MHC-Komplexen und dem TCR (s. o.)
2. Interaktion von ko-stimulatorischen Molekülen auf antigenpräsentierenden und T-Zellen. Durch den Erregerkontakt werden dendritische Zellen aktiviert, was sich unter anderem in der verstärkten Expression von ko-stimulatorischen Molekülen widerspiegelt. Diese ko-stimulatorischen Moleküle können nun an ihren Interaktionspartnern auf den T-Zellen binden.
3. Sekretion verschiedener Zytokine durch die Aktivierung der dendritischen Zellen.

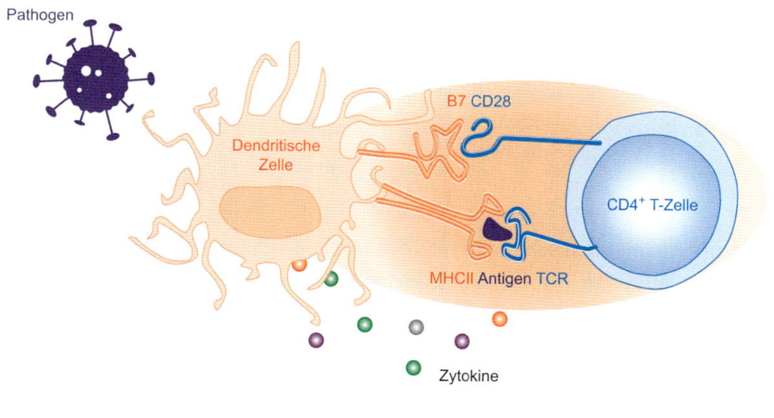

Abb. 3.3 Schematische Darstellung der drei Signale der T-Zellaktivierung [L143]

B-Zell-Aktivierung

Durch Antigen und T_H-Zellen aktivierte B-Zellen differenzieren zu Plasmazellen, die große Mengen antigenspezifischer Antikörper sezernieren. Diese Antikörper binden Pathogene im extrazellulären Raum und können den Erreger damit unschädlich machen. Prinzipiell können B-Zellen auch T-Zell-unabhängig aktiviert werden. Dies geschieht z. B. über bakterielle Lipopolysaccharide, hochrepetitive Strukturen aus bakteriellen Zellwandbestandteilen, oder polymerische Proteine.

Im Rahmen einer Vakzinierung ist ausschließlich **die T-Zell-vermittelte B-Zell-Aktivierung** relevant und wird im Folgenden und in ➤ Abb. 3.4 eingehender beschrieben.

Die Bindung des Antigens, also z. B. eines Viruspartikels oder Bestandteils eines Impfstoffes durch den B-Zell-Rezeptor (B Cell Receptor, BCR) bildet die Basis der B-Zell-Aktivierung. Auch B-Zellen exprimieren MHC-II-Moleküle und können Antigene für T_H-Zellen gleicher Spezifität präsentieren. Diese Interaktion von B- und T-Zelle und die damit einhergehende Ausschüttung von Zytokinen durch die aktivierte T_H-Zelle sind essenziell für die Aktivierung der B-Zelle.

Antikörper

Der BCR gehört wie auch der TCR zur Familie der Immunglobuline und ist die membrangebundene „Vorversion" der nach Aktivierung der B-Zelle ins Blut sezernierten **Antikörper.**

Isoformen

Antikörper liegen in verschiedenen Isoformen vor (IgM, IgD, IgG, IgA und IgE), die sich in ihrer Struktur unterscheiden und verschiedene Aufgaben übernehmen. Bei der ersten Aktivierung einer naiven B-Zelle werden Antikörper zunächst überwiegend als **IgM** sezerniert, die mit geringerer Affinität an ihr Antigen binden, gleichzeitig aber durch ihre Zusammenlagerung als Pentamer effizient Komplement aktivieren können. Während der B-Zell-Aktivierung kann durch genetische Vorgänge innerhalb der aktivierten B-Zellen ein sogenannter **Klassenwechsel** stattfinden, sodass die Antikörper nicht mehr in der IgM- sondern z. B. in der IgG-Isoform gebildet werden. **IgG** sind von allen Isoformen am stärksten im Blut vertreten. Sie binden ihr Antigen mit höherer Affinität, was z. B. die Effizienz der Virusneutralisierung erhöhen kann und sie auch zu den Hauptakteuren nach einer Impfung macht.

Struktur

Die Antikörper des Menschen bestehen grundsätzlich aus zwei schweren **H-Ketten** (Heavy, H) und zwei leichten **L-Ketten** (light, L). Über nichtkovalente Bindungen bildet jeweils eine H-Kette mit einer L-Kette ein **Heterodimer.** Zwei dieser Heterodimere sind in der Gelenkregion über Disulfidbrücken miteinander zu einem Antikörpermolekül verbunden (➤ Abb. 3.5). Somit besteht jedes Heterodimer aus einem antigenbindenden Teil (Fragment Antigen-Binding, Fab) und einem konstanten Teil (Fragment Crystallizable, Fc).

- **Fab-Fragment:** besteht aus der variablen und der konstanten Region der leichten Kette (VL und CL), der variablen Region der schweren Kette (VH) und der ersten der drei konstanten Domänen der schweren Kette (CH_1).
- **Fc-Fragment:** besteht aus der zweiten und dritten Domäne der konstanten Region der schweren Kette (CH_2 und CH_3).

Antigene werden hochspezifisch an der variablen Region des Fab-Fragments gebunden. Das Fc-Fragment kann über die Bindung an entsprechende Fc-Rezeptoren auf Immunzellen Effektorfunktionen der Antikörper, wie die Phagozytose von Antikörper-bedeckten Erregern, vermitteln.

Variabilität

T- und B-Zell-Rezeptoren und somit auch Antikörper liegen in einer beachtlichen Vielfalt vor, die durch verschiedene Mechanismen bewerkstelligt wird. Eine große Rolle dabei spielt die sogenannte **VDJ-Rekombination** auf genetischer Ebene vor der eigentlichen Expression des B-Zell-Rezeptors

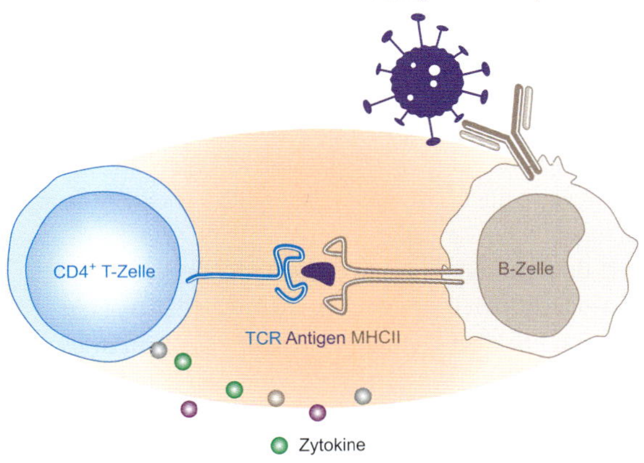

Abb. 3.4 T-Zell-vermittelte B-Zellaktivierung [L143]

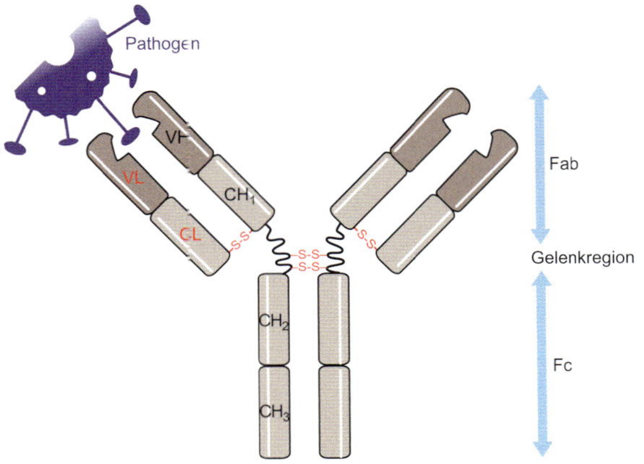

Abb. 3.5 Aufbau eines Antikörpers am Beispiel von IgG [L143]

(und in leicht abgewandelter Form auch des T-Zell-Rezeptors). Die Buchstaben V, D und J stehen für Gensegmente, die im Genom eines Individuums in zahlreichen Varianten vorliegen und zur Bildung der variablen, also antigenspezifischen Region beitragen. Für die H-Kette gibt es etwa 40 V-Segmente, 23 D-Segmente und 6 J-Segmente, die alle untereinander kombiniert werden können. Durch einen Mechanismus, bei dem an den Verbindungsstellen zwischen V-, D- und J-Segmenten Nukleotide hinzugefügt oder entfernt werden, wird eine noch höhere Diversität ermöglicht. Die zusätzliche Kombination von zwei auf diese Art entstandenen Untereinheiten (α und β für TCR; H- und L-Kette für BCR) kann eine enorme Variabilität an Antigenspezifitäten innerhalb eines Individuums erreichen.

Für den **B-Zell-Rezeptor** bestehen weitere Mechanismen, um eine noch höhere Variabilität zu gewährleisten:

- Die L-Kette kann in zwei Varianten (κ und λ) exprimiert werden.
- Die variable Antikörperregion kann durch somatische Hypermutation, also weitere Veränderungen auf genetischer Ebene, optimiert werden. Dies geschieht jedoch erst nachdem die jeweilige B-Zelle antigenspezifisch aktiviert wurde und dient der Erhöhung der Affinität zum Antigen (Kaji et al. 2013).

3.2.3 Das immunologische Gedächtnis

HINTERGRUNDWISSEN

Die schützende Funktion des immunologischen Gedächtnisses war bereits bekannt, weit bevor die zugrundeliegenden zellulären und molekularen Mechanismen aufgeklärt wurden.

- 430 v.Chr. wurde bereits festgehalten, dass die Bewohner Athens nach dem Überleben einer Erstinfektion mit einem unbekannten Erreger selten eine Zweitinfektion mit demselben Erreger erlitten. Falls dies doch geschah, verlief diese Infektion deutlich milder.
- Das Prinzip, wonach eine überstandene Infektion oder die Injektion eines ähnlichen, aber weniger virulenten bzw. attenuierten Erregers zu einer lebenslangen Immunität führen kann, wurde von Edward Jenner demonstriert, der die Impfung gegen Pocken 1796 einführte (Jenner 1802).
- Selbst Impfstoffe z. B. gegen Polio, Masern oder Röteln wurden seinerzeit größtenteils ohne umfassendes Wissen über die zugrundeliegenden Mechanismen entwickelt.

Durch die Ausbildung einer langlebigen, schützenden Immunantwort kann das Immunsystem bei einer erneuten Infektion mit demselben Erreger schneller und effektiver auf das entsprechende Antigen reagieren.

B-Zellen

Heute weiß man, dass bei zahlreichen Erregern nach überstandener Primärinfektion ein immunologisches Gedächtnis ausgebildet wird, was hauptsächlich von zwei Faktoren abhängt:

- Der Differenzierung von B-Zellen in langlebige Antikörper-produzierende Plasmazellen
- Der Differenzierung von B-Zellen in Gedächtnis-B-Zellen

Beide Zelltypen sind dazu in der Lage, auf eine Sekundärinfektion mit dem gleichen Erreger schneller und effektiver zu reagieren:

- Von **Plasmazellen** ins Blut sezernierte Antikörper können erneut eindringende Erreger unmittelbar neutralisieren.
- **Gedächtnis-B-Zellen** in den Lymphknoten und der Milz verfügen über Eigenschaften (wie eine verstärkte Expression des MHC II sowie ko-stimulatorischer Moleküle), die eine schnellere und stärkere humorale Immunantwort ermöglichen.

T-Zellen

Neben den B-Zellen können auch T-Zellen zu Gedächtniszellen differenzieren. Hier lassen sich zwei Typen von T-Gedächtniszellen unterscheiden (Golubovskaya und Wu 2016, Thome et al. 2014):

- **Central Memory T Cells (T_{CM}),** die vornehmlich in den sekundären lymphoiden Organen zu finden sind.
- **Effector Memory T Cells (T_{EM}),** die in den peripheren Geweben lokalisiert sind und hier rasch bei erneutem Antigenkontakt ihre Effektorfunktion ausüben können.

Die schon im vorigen Abschnitt erwähnten Effektor-T-Zellen zeichnen sich durch ihre relative Kurzlebigkeit aus. Sie sterben nach einigen Tagen und nur ein kleiner Teil dieser „aktiven" Effektor T-Zellen bildet einen Pool aus ruhenden Gedächtnis-T-Zellen. Der Großteil der Gedächtnis T-Zellen leitet sich also von „frisch differenzierten" Effektor-T-Zellen ab.

Dauer des Gedächtnisses

Welche Faktoren bestimmen, ob und wie langanhaltend das immunologische Gedächtnis ausgebildet wird, ist bis heute noch nicht vollständig bekannt. Durch die Interaktionen der Zellen während der primären adaptiven Immunantwort bilden die effizientesten B- und T-Zellklone das immunologische Gedächtnis aus. Zum Erhalt dieses Gedächtnisses tragen wahrscheinlich verschiedene Mechanismen bei, die teilweise auch von der Präsenz des jeweiligen Antigens abhängen.

- Bei **dauerhafter Präsenz eines Antigens** könnten T-Gedächtniszellen eine dauerhafte Quelle von kurzlebigen Effektorzellen sein und somit das Repertoire für diese Spezifität aufrechterhalten. Die Persistenz von Antigenen kann jedoch auch zur Induktion von Toleranz und „Erschöpfung" der B- und T-Zellen führen (Virgin, Wherry und Ahmed 2009).

- In **Abwesenheit von Antigenen** können Gedächtniszellen abhängig von Zytokinen wie Interleukin-7 und -15, die in diesem Fall als Überlebensfaktoren fungieren, in bestimmten Nischen durch langsame aber stetige Proliferation erhalten bleiben (Surh und Sprent 2008). Plasmazellen können ohne Zellteilung und weiteren Antigenkontakt im Knochenmark überleben und produzieren dabei kontinuierlich spezifische Antikörper.

Dauer des Impfschutzes

Noch bis zu 75 Jahre nach einer einmaligen Pockenimpfung konnten zelluläre Immunantworten und Antikörpertiter detektiert werden (Hammarlund et al. 2010). Da die Pocken in den 1980ern als ausgerottet erklärt wurden, kann dies tatsächlich nur auf Aktivitäten der Gedächtniszellen und nicht auf eine Restimulation durch eine weitere Pockeninfektion zurückgeführt werden. Dieses Beispiel verdeutlicht, dass unterschiedliche Impfantigene zu einem unterschiedlich lang anhaltenden immunologischen Gedächtnis führen können. Es ist bekannt, dass Lebendimpfstoffe generell zu einem eher langanhaltenden Gedächtnis führen, während Vakzinen aus Proteinuntereinheiten ein relativ kurzes immunologisches Gedächtnis induzieren und für einen ausreichenden Schutz Auffrischungsimpfungen durchgeführt werden müssen. Dies wird darauf zurückgeführt, dass die Komplexität des Antigens und die Ähnlichkeit mit dem eigentlichen Erreger einen direkten Einfluss auf die Stärke und somit Dauer der Immunantwort haben.

3.3 Passive Immunisierung

DEFINITION

Die Gabe von Antikörpern, die nicht vom Empfänger selbst produziert wurden.

Eine natürliche Form der passiven Immunisierung ist die Übertragung mütterlicher Antikörper auf den Fötus. Dabei werden IgG so effektiv über die Plazenta übertragen, dass die Konzentrationen im Serum des Fötus denen der Mutter durchaus gleichen. Wie effizient dieser passiv übertragene Antikörperschutz ist, wird z. B. bei Kindern mit einem schweren kombinierten Immundefekt (Severe Combined Immunodeficiency, SCID) deutlich, die aufgrund verschiedener genetischer Mutationen selbst keine Antikörper bilden können. Meist zeigen diese Kinder bis zu einem Alter von etwa 6 Monaten keine Symptome. Im Durchschnitt wird die Diagnose im Alter von 6,6 Monaten gestellt, was in etwa dem Zeitpunkt entspricht, zu dem die mütterlichen Antikörper kaum noch nachweisbar sind (Ukkonen et al. 1984).

Eine passive Immunisierung kann indiziert sein, wenn die entsprechende Person nicht geimpft ist bzw. nicht geimpft werden oder selbst keine Antikörper bilden kann. Weitere Indikationen sind die Reduktion von Transplantatabstoßungen bzw. die Postexpositionsprophylaxe. Dazu stehen verschiedene Produktklassen zur Verfügung:

- Normale oder spezifische Immunglobulinpräparate, die aus humanem Plasma gewonnen werden
- Seren tierischen Ursprungs
- Rekombinante monoklonale Antikörper

Normale Immunglobuline

Eigenschaften Gewinnung aus dem gepoolten Plasma mehrerer Tausend gesunder Spenden. Enthalten die in der Spenderpopulation vorhandenen Antikörperspezifitäten und Verteilung auf die Antikörper-Subklassen, können auch für bestimmte Subklassen angereichert sein. Sie werden i. v., i. m. oder s. c. verabreicht.

Indikationen Substitutionstherapie bei primärer und sekundärer Immundefizienz und Behandlung von Autoimmunerkrankungen, wobei hier der Wirkmechanismus bislang nicht vollständig aufgeklärt ist.

Spezifische humane Immunglobuline bzw. Hyperimmunglobuline

Eigenschaften Weisen hohen Antiköpertiter gegen einen bestimmten Erreger, ein Toxin oder humane Rhesus-positive Erythrozyten auf. Sie werden aus Rekonvaleszentenplasma oder dem Plasma mehrfach immunisierter Spenderinnen und Spender gewonnen.

In Deutschland derzeit zugelassene Präparate (Arzneimittelprodukte mit gültiger Zulassung können der Homepage des Paul-Ehrlich-Instituts entnommen werden)

- **Antivirale Ig:** spezifische Immunglobuline aus dem Menschen gegen HAV, HBV, VZV, CMV oder das Rabiesvirus
- **Anti-D-Immunglobuline:** Werden üblicherweise zur Rhesusprophylaxe bei Rhesus-negativen Schwangeren und Müttern eingesetzt bzw. zum Schutz vor Sensibilisierung von Rhesusfaktor-negativen Empfängern einer inkompatiblen, Rhesusfaktor-positiven Transfusion, die Erythrozyten enthält.
- **Spezifisches Immunglobulinpräparat** zur Postexpositionsprophylaxe nach tetanusgefährdeten Verletzungen und zur Therapie des klinisch manifesten Tetanus zugelassen

Seren tierischen Ursprungs

Sie werden ebenfalls zu den spezifischen bzw. Hyperimmunglobulinen gezählt.

Eigenschaften Zur Gewinnung werden Tiere (z. B. Kaninchen oder Pferde) mehrfach mit dem jeweiligen Antigen immunisiert (z. B. mit humanen Thymozyten) und aus ihrem Plasma werden die spezifischen Antikörper gewonnen.

Indikationen

- Seren tierischen Ursprungs werden häufig prophylaktisch oder therapeutisch nach Exposition mit verschiedenen Toxinen (Diphtherie, Tetanus, Botulismus) oder nach Skorpionstichen oder Schlangenbissen eingesetzt.
- Die gegen humane Thymozyten gerichteten Immunglobuline des Kaninchens können nach entsprechender Aufarbeitung zur Prophylaxe und Behandlung von Abstoßungsreaktionen nach der Organtransplantation eingesetzt werden.

MERKE

Da die aus Tieren gewonnen Antikörper ein für den Menschen speziesfremdes Fc-Fragment aufweisen, kann es zur Antiköperbildung gegen dieses Fc-Fragment kommen. Daher wird bei Immunglobulinpräparaten tierischen Ursprungs das Fc-Fragment meist entfernt (z. B. durch Pepsinspaltung).

Monoklonale Antikörper

Die passive Immunisierung ist auch mit monoklonalen Antikörpern möglich, die bei Viren oft zu den neutralisierenden Antikörpern gehören. Hier gibt es bislang jedoch nur wenige **Beispiele:**

- Respiratorischen Synzytial-Virus (RSV): Der monoklonale Antikörper ist gegen ein konserviertes Epitop des F-Proteins des humanen Respiratorischen Synzytial-Virus gerichtet. Nach Bindung des monoklonalen Antikörpers an das virale F-Protein kann das Virus nicht mehr in die Zelle eindringen und die Infektion wird verhindert. So kann insbesondere bei Frühgeborenen und Kindern < 2 Jahren mit einem Herzfehler oder einer zurückliegenden bronchopulmonalen Dysplasie die hier kritische Infektion mit dem humanen Respiratorischen Synzytial-Virus verhindert werden (Subramanian et al. 1998, The IMpact-RSV Study Group 1998).
- COVID-19: Der monoklonale Antikörper ist gegen das Spike-Protein von SARS-CoV-2 gerichtet und soll den schweren Verlauf von COVID-19 verhindern.

Fazit

Verglichen mit der aktiven Immunisierung weist die passive Immunisierung, insbesondere der Einsatz von Immunglobulinen humanen oder tierischen Ursprungs, einige Herausforderungen auf:

- Die **Halbwertszeit** der Immunglobuline nach passiver Übertragung ist limitiert. So hat humanes IgG eine Halbwertszeit von etwa 21 Tagen im humanen Blut.
- Der **Zeitpunkt** der passiven Immunisierung ist von entscheidender Bedeutung. Während bei der aktiven Immunisierung die induzierten Antikörper bereits vor der möglichen Infektion vorhanden sind und den eingedrungenen Erreger sofort neutralisieren können, werden bei der passiven Immunisierung, insbesondere der Postexpositionsprophylaxe, die Antikörper nach einer Infektion oder möglichen Intoxikation verabreicht. Geschieht dies zu spät, kann die Therapie wirkungslos bleiben.
- Die limitierte **Verfügbarkeit** von Immunglobulinen humanen oder tierischen Ursprungs ist ein kritischer Punkt.

LITERATUR

Golubovskaya V, Wu L. Different Subsets of T Cells, Memory, Effector Functions, and CAR-T Immunotherapy. Cancers (Basel) 2016; 8(3): 36.

Hammarlund E, et al. Antiviral immunity following smallpox virus infection: a case-control study. J Virol 2010; 84(24): 12754–12760.

Jenner, E. An inquiry into the causes and effects of the variolae vaccinae: a disease discovered in some of the western counties of England, particularly Gloucestershire, and known by the name of the cow pox. Springfield [Mass.]: Re-printed for Dr. Samuel Cooley, by Ashley & Brewer, 1802. (http://resource.nlm.nih.gov/2559001R letzter Zugriff: 23.02.2023)

Kaji T, et al. Both mutated and unmutated memory B cells accumulate mutations in the course of the secondary response and develop a new antibody repertoire optimally adapted to the secondary stimulus. Int Immunol 2013; 25(12): 683–695.

Subramanian KN, et al. Safety, tolerance and pharmacokinetics of a humanized monoclonal antibody to respiratory syncytial virus in premature infants and infants with bronchopulmonary dysplasia. MEDI-493 Study Group. Pediatr Infec Dis J 1998; 17(2): 110–115.

Surh CD, Sprent J. Homeostasis of naive and memory T cells. Immunity 2008; 29(6): 848–862.

The IMpact-RSV Study Group. Palivizumab, a humanized respiratory syncytial virus monoclonal antibody, reduces hospitalization from respiratory syncytial virus infection in high-risk infants. Pediatrics 1998; 102(3 Pt 1): 531–537.

Thome JJC, et al. Spatial map of human T cell compartmentalization and maintenance over decades of life. Cell 2014; 159(4): 814–828.

Ukkonen P, et al. Age-specific prevalence of complement-fixing antibodies to sixteen viral antigens: a computer analysis of 58,500 patients covering a period of eight years. J Med Virol 1984; 13(2): 131–148.

Virgin HW, Wherry EJ, Ahmed R. Redefining chronic viral infection. Cell 2009; 138(1): 30–50.

KAPITEL

4

Heidi Meyer

Herstellung von Impfstoffen

Kernaussagen

- Herstellung und Qualitätskontrolle von Impfstoffen unterliegen strengen gesetzlichen Auflagen, die in nationalen und europäischen Gesetzen, Rechtsverordnungen und Richtlinien geregelt sind.
- Die Herstellung einer jeden Impfstoffcharge folgt einem standarisierten Prozess, der in der Zulassung des jeweiligen Impfstoffprodukts festgelegt ist. Die Überprüfung und Sicherstellung der Impfstoffqualität beginnt mit der Auswahl der Rohstoffe und Ausgangsmaterialien und wird während der gesamten Herstellung einer Impfstoffcharge kontinuierlich geprüft. Nur Impfstoffchargen, die alle in der Zulassung festgelegten Qualitätsparameter erfüllen, können vom Impfstoffhersteller freigegeben werden.
- Im Rahmen von regelmäßigen Inspektionen aller Herstellungsstätten werden die Einhaltung der Guten Herstellungspraxis (Good Manufacturing Practice, GMP) und die in der Zulassung eines Impfstoffprodukts festgelegte Herstellung und Qualitätskontrolle überprüft.
- Bevor eine Impfstoffcharge in Deutschland auf den Markt kommt und für eine Impfung eingesetzt werden kann, wird vom Paul-Ehrlich-Institut im Rahmen der unabhängig vom Hersteller durchgeführten staatlichen Chargenprüfung und Chargenfreigabe sichergestellt, dass die Herstellung und Qualität mit der Zulassung konform ist.

4.1 Gesetzliche Anforderungen und regulatorische Leitfäden

Impfstoffe für den Schutz vor Infektionskrankheiten beim Menschen gehören zu den biologischen Arzneimitteln und unterliegen unabhängig von der Impfstoffklasse besonderen Anforderungen an Herstellung und Qualitätskontrolle, die sich von den Anforderungen an chemisch definierte Arzneimittel unterscheiden.

Den rechtlichen Rahmen für die Herstellung und Qualitätskontrolle biologischer bzw. biomedizinischer Arzneimittel sowie die Anforderungen an die Zulassung und das Inverkehrbringen legen das Arzneimittelgesetz und die Rechtsverordnungen und Richtlinien der Europäischen Union (EU) fest.

MERKE

Die meisten gesetzlichen Regelungen sind inzwischen in der EU vereinheitlicht und werden von der **Europäischen Kommission** in allen Amtssprachen veröffentlicht (https://health.ec.europa.eu/medicinal-products/eudralex_en). Sie sind auch auf den Internetseiten des **Paul-Ehrlich-Instituts** abrufbar (https://www.pei.de/DE/service/service-node.html, Rubrik Rechtliches).

Da sich der Stand von Wissenschaft und Technik sehr schnell weiterentwickelt, veröffentlichen und aktualisieren Arzneimittelbehörden regelmäßig Leitfäden, welche die regulatorischen Anforderungen an die Herstellung und die Qualität von biologischen Arzneimitteln beschreiben. Hierbei werden auch die im Konsens mit anderen internationalen Zulassungsbehörden erstellten Qualitätsrichtlinien der Internationalen Harmonisierungskonferenz (International Council for Harmonisation of Technical Requirements for Pharmaceuticals for Human Use, ICH) umgesetzt.

Die in der EU geltenden regulatorischen Leitfäden und Qualitätsrichtlinien sind auf den Internetseiten der **Europäischen Arzneimittelagentur (EMA)** verfügbar (https://www.ema.europa.eu/en/human-regulatory/research-development/scientific-guidelines).

Die gesetzlichen Anforderungen des **Europäischen Arzneibuchs,** das in Monografien oder allgemeinen Texten die Qualität von Impfstoffen und bestimmten Rohstoffen definiert (https://www.edqm.eu/en), werden von Expertengruppen beim **Europäischen Direktorat für die Qualität von Arzneimitteln (EDQM)** erstellt.

Da Impfstoffe in der Regel nicht nur für einzelne Staaten oder Regionen hergestellt werden, kommen auch die global gültigen Leitfäden der **Weltgesundheitsorganisation (WHO)** zur Anwendung. Die WHO hat eine Vielzahl von impfstoffspezifischen Leitfäden, die sogenannten Technical Report Series (TRS), veröffentlicht, die detailliert die Anforderung an die Herstellung und Qualitätskontrolle für spezifische Impfstoffe oder allgemein die Anforderungen an die Herstellung und Qualitätskontrolle von Impfstoffen beschreiben (https://extranet.who.int/pqweb/vaccines/who-technical-report-series).

Angesichts der Fülle von Leitfäden und der Vielzahl von Expertengruppen, die für deren Erstellung und Aktualisierung verantwortlich sind, ist es wichtig, dass keine widersprüchlichen Anforderungen getroffen werden und sich die Anforderungen komplementieren. Bei allen Leitfäden sowie Arzneibuchmonografien werden deshalb vor Verabschiedung öffentliche Konsultationen durchgeführt, die allen Interessensgruppen die Möglichkeit zur Kommentierung geben.

Ein weiterer wichtiger Aspekt für die Qualitätssicherung bei der Herstellung biologischer Arzneimittel sind die Richtlinien der **Guten Herstellungspraxis (Good Manufacturing Practice, GMP)** (https://ec.europa.eu/health/medicinal-products/eudralex/eudralex-volume-4_en). Auch wenn sich Herstellung und Qualitätskontrolle je nach Impfstofftyp unterscheiden, muss für jeden Impfstoff eine GMP-gerechte Herstellung eingehalten werden. Diese wird kontinuierlich behördlich im Rahmen von Inspektionen überwacht. Zudem muss für jede Herstellstätte einschließlich der Qualitätskontrolllabore eine entsprechende Herstellerlaubnis vorliegen.

4.2 Herstellprozess und Qualitätskontrolle

Die Produktion einer jeden Impfstoffcharge folgt einem standardisierten Prozess. Dieser ist in einer impfstoffspezifischen Herstellanweisung festgelegt, die alle Geräte, Prozessschritte, Prozessparameter und deren Kontrolle (z. B. Temperatur, Zeit) sowie die Kontrollen zur Überprüfung der Produktqualität an Zwischenstufen (In-Process-Controls) und dem Endprodukt (z. B. Sterilität, Gehalt) genau festlegt. Die gleichbleibende Qualität des Produkts, die durch diesen standardisierten Prozess erreicht werden soll, wird vor der Zulassung im Rahmen einer Prozessvalidierung überprüft. Nach Zulassung werden die festgelegten Prozessparameter und die Einhaltung der kritischen Qualitätsmerkmale kontinuierlich während der Produktion überwacht.

Die kommerzielle Herstellung von biologischen Arzneimitteln teilt sich in die Herstellung des Wirkstoffs (Impfantigens) und die des fertigen Arzneimittels (Impfstoff) ein.

4.2.1 Wirkstoffe

Impfstoffe enthalten unterschiedliche Wirkstoffe (➤ Tab. 4.1):

- Abgeschwächte oder chemisch inaktivierte Impfviren oder abgeschwächte oder chemisch inaktivierte Impfbakterien.
- Immunogene Bestandteile eines Krankheitserregers, z. B. ein spezifisches Oberflächenprotein, Toxoid oder Polysaccharid.
- mRNA oder einen viraler Vektor, die den Bauplan (kodierende Region) für ein oder mehrere immunogene Bestandteile (Antigene) eines Erregers tragen. Hier wird das eigentliche Impfantigen erst nach Verabreichung in den Körperzellen des Impflings hergestellt.

Tab. 4.1 Überblick über die in Impfstoffen enthaltenen Wirkstoffe

Impfstofftyp	Gerichtet gegen	Wirkstoff (Impfantigen)
Lebendimpfstoffe	Masern, Mumps, Röteln, Windpocken, Gürtelrose, Influenza, Typhus, Cholera	Attenuierte Virus- oder Bakterienstämme
Vektorbasierte oder chimäre Impfstoffe, vermehrungsfähig	Ebola- und Dengue-Fieber	Unterschiedliche virale Vektoren, die den Bauplan für das Impfantigen enthalten.
Vektor-basierte Impfstoffe, nicht vermehrungsfähig,	Ebola, COVID-19	Unterschiedliche virale Vektoren, die den Bauplan für das Impfantigen enthalten.
Inaktivierte Impfstoffe	Tollwut, Influenza, Poliomyelitis, Hepatitis A, FSME, Japanische Enzephalitis	Chemisch inaktivierte Viren oder Bakterien
Toxoidimpfstoffe	Tetanus, Diphtherie	Chemisch detoxifizierte/inaktivierte Toxine
Untereinheiten-Impfstoffe	Influenza, Pneumokokken, Meningokokken, *Haemophilus influenzae* Typ B, Pertussis	Extrahierte Oberflächenproteine oder Polysaccharide aus Virus- oder Bakterienkulturen
Rekombinante Impfstoffe	Influenza, Hepatitis B, Gürtelrose, COVID-19, Humanes Papillomavirus-Infektion und Folgeerkrankungen	Biotechnologisch hergestellte Impfantigene (gezielte Biosynthese von Bestandteilen des Erregers in Bakterien, Hefen oder Zellen)
mRNA Impfstoffe	COVID-19	mRNA, die den Bauplan für das Impfantigen enthält.

4.3 Wirkstoffherstellung

4.3.1 Übersicht

Ein Impfstoffprodukt kann mehrere Wirkstoffe (Impfantigene oder für Antigene kodierende Nukleinsäuren) enthalten, die zusammen extrahiert oder unabhängig voneinander hergestellt werden. Außerdem können diese Wirkstoffe an Trägerproteine gekoppelt sein, um ihre Immunogenität zu erhöhen (z. B. Bakterienpolysaccharid gekoppelt an Tetanustoxid).

Die Herstellung der Wirkstoffe ist im Allgemeinen in verschiedene Prozessschritte unterteilt, die sich exemplarisch wie folgt beschreiben lassen:

- Herstellung der Saatmaterialien und Zellbanken, bei mRNA-Impfstoffen der Plasmid-DNA mit dem Impfstoffkonstrukt, bei Vektor-Impfstoffen der Vektorkonstrukte
- Vermehrung der Saatmaterialien oder, im Fall von mRNA, In-vitro-Transkription
- Konzentration und Reinigung des Wirkstoffs
- Falls nötig, Inaktivierung des Erregers oder Detoxifizierung des Toxoids

Die konzentrierten und gereinigten Wirkstoffe können für die Herstellung verschiedener Chargen eines Impfstoffprodukts oder für unterschiedliche Kombinationsimpfstoffprodukte eingesetzt werden. Bei der Herstellung des fertigen Impfstoffprodukts gibt es ebenfalls verschiedene Prozessschritte wie:

- Verdünnung des gereinigten Wirkstoffs oder der Wirkstoffe
- Zusatz der entsprechenden Hilfsstoffe und Vermischen
- Sterile Abfüllung des Impfstoffs, Etikettierung und Abpackung

Je nach Impfstoffprodukt variieren die Prozessschritte und ggf. sind weitere Herstellschritte notwendig, um einen hochreinen Wirkstoff oder einen temperaturstabilen Impfstoff zu erhalten. Während des gesamten Herstellprozesses wird an unterschiedlichen Stufen der Ablauf des Prozesses und die Qualität der Zwischenprodukte überprüft. Besondere Aufmerksamkeit wird auf die Vollständigkeit einer Inaktivierung/Detoxifizierung, die Verhinderung des Eintrags von Fremderregern, die kritischen Qualitätsmerkmale der Wirkstoffe und des fertigen Impfstoffprodukts sowie die Menge der akzeptablen prozess- und produktspezifischen Verunreinigungen gelegt.

4.3.2 Rohstoffe und Ausgangsmaterialen

Die Qualität von Impfstoffen hängt wie bei allen biologischen Arzneimitteln stark von der Qualität der verwendeten Rohstoffe und Ausgangsmaterialien ab. Diese sind deshalb Teil des Herstellungsprozesses und müssen vor Verwendung in der kommerziellen Produktion kontrolliert werden.

Rohstoffe

Rohstoffe sind alle Substanzen, die während der Herstellung des Wirkstoffs (Impfantigen, mRNA oder Vektor) eingesetzt werden. Darunter fallen Salze, Medien für die Zellkultur sowie alle für die Reinigung eingesetzten Substanzen. Besonders Rohstoffe tierischen und menschlichen Ursprungs unterliegen hohen qualitativen Anforderungen. Durch entsprechende Testung oder geeignete Inaktivierungsverfahren während der Herstellung der Rohstoffe muss gewährleistet sein, dass keine Erregerübertragung erfolgt. Viele Hersteller verzichten inzwischen ganz auf die Verwendung von Rohstoffen tierischen oder menschlichen Ursprungs oder haben auf gleichwertige Substanzen z. B. pflanzlichen Ursprungs umgestellt.

Ausgangsmaterialien

Zu den Ausgangsmaterialien zählen die **Saatmaterialien** und verwendeten **Kultursysteme.** Dies sind:

- Impfstoffspezifischen Erreger.
- Gentechnisch veränderte Mikroorganismen (z. B. Bakterien, Hefe) oder Viren (z. B. Virusvektoren, Baculovirus), die die für das spezifische Impfantigen kodierende Region enthalten.
- Bebrütete Eier oder Zellen, die spezifisch für die Herstellung einzelner Chargen des Impfantigens bzw. des Wirkstoffs eingesetzt werden.

Um eine gleichbleibende Impfstoffproduktion über viele Jahre sicherzustellen, müssen **Banken von den Saatmaterialien** (Master und Working Seeds) und **Zellbanken** (Master und Working Cell Bank) angelegt werden. Sie unterliegen strengen Anforderungen an die mikrobiologische Sicherheit und müssen unter GMP hergestellt werden. Zudem werden sie umfassend auf Freiheit von Fremderregern analysiert. Werden bebrütete Hühnereier für die Herstellung der Saatmaterialien eingesetzt, so müssen auch diese frei von spezifischen Erregern sein. Für neurovirulente Virusarten fordert das Europäische Arzneibuch zudem die Durchführung eines Neurovirulenztests in einer geeigneten Tierspezies oder ggf. erprobte und spezifisch validierte In-vitro-Neurovirulenztests. Damit muss die Abwesenheit neuroinvasiver oder neurovirulenter Eigenschaften des Impfvirusstamms bestätigt werden.

Für alle Ausgangsmaterialien ist eine umfangreiche **Dokumentation** gefordert. Diese umfasst nicht nur deren Herstellung und Qualitätskontrolle, sondern auch Informationen zu dem Ursprung (erste Isolation) und der Historie der weiteren Kultivierung und Testung des verwendeten Krankheitserregers bzw. der verwendeten Zellen:

- Für Lebendvirusimpfstoffe muss die Art der Abschwächung der pathogenen Eigenschaften (Attenuierung) beschrieben werden.
- Für gentechnisch hergestellte Mikroorganismen oder Virusvektorenmüssen deren Entwicklung einschließlich einer detaillierten Beschreibung der gentechnischen Konstruktionschritte (Klonierungsschritte) sowie die Sequenzdaten vorgelegt werden.

Vergleichbare Anforderungen gelten auch für die Ausgangsmaterialien, die für mRNA-Impfstoffe zum Einsatz kommen. Hier beginnt die Produktion einer Impfstoffcharge mit einem DNA-Plasmid, welches den Bauplan für die impfstoffspezifische RNA enthält. Diese DNA-Plasmide werden in Bakterienkulturen vermehrt und anschließend daraus gereinigt. Sowohl die Reinheit der DNA-Plasmide als auch die enthaltene Gensequenz für das Antigen (der Bauplan für die RNA) sind kritisch für die weitere Verwendung in der Produktion und werden entsprechend überprüft.

4.3.3 Vom Saatmaterial zum Wirkstoff

Ernte

Die Herstellung des Wirkstoffs (Impfantigens) beginnt üblicherweise mit der Vermehrung der bakteriellen, hefebasierten oder viralen/vektoriellen Saatmaterialien. Anschließend erfolgt die Ernte. Abhängig vom Wirkstoff kann dies eine Anreicherung der Bakterien, genetisch modifizierten Hefezellen oder der virusinfizierten bzw. Vektor produzierenden Zellen sein.

Extraktion und Aufreinigung der Wirkstoffe

Nach der Ernte schließt sich die Extraktion und Aufreinigung der Wirkstoffe an. Hierbei kommen individuelle Verfahren mit unterschiedlichen Prozessschritten zum Einsatz, darunter verschiedene chromatografische Verfahren oder Filtrationsschritte, die zu einem hochgereinigten Wirkstoff in konzentrierter Form führen.

Bei der **Vermehrung von Viren,** die von den Produktionszellen in das Kulturmedium abgegeben werden, erfolgt zunächst die Anreicherung des zellfreien Überstands, dann folgen Filtrationsschritte oder eine Durchfluss-Ultrazentrifugation mit Saccharosegradient für die weitere Reinigung und Konzentrierung der Impfviren. An den verschiedenen Stufen des jeweiligen Herstellungsprozesses erfolgt eine Analyse der Leistungsfähigkeit des Verfahrens hinsichtlich der Anreicherung und der Reinheit des Wirkstoffs. Dabei wird besondere Aufmerksamkeit auf die Abreicherung von produkt- und prozessbedingten Verunreinigungen gelegt. Dies können intakte Zellen, unerwünschte Zellproteine, Abbauprodukte des Wirkstoffs oder chemische Substanzen sein. Bei Toxoid- oder inaktivierten Impfstoffen muss zudem gesichert sein, dass das Toxin oder das Impfvirus durch die entsprechenden chemischen Verfahren vollständig detoxifiziert bzw. inaktiviert werden, ohne dass dies zu Beeinträchtigung der antigenen Eigenschaften führt.

Bei **mRNA als Wirkstoff** erfolgt die Herstellung durch In-vitro-Transkription mit Hilfe von RNA-Polymerase und Zugabe von entsprechenden Nukleotiden. Als Bauplan für die Synthese dient ein linearisiertes DNA-Plasmid, das die genetische Information für das gewünschte Antigen enthält. Nach Synthese der mRNA-Moleküle werden ggf. weitere kritische Strukturelemente enzymatisch angefügt, die für eine effiziente Proteinsynthese in Zellen notwendig sind. Abschließend erfolgt die Reinigung der mRNA-Moleküle über verschiedene Filtrationsschritte oder chromatographische Verfahren. Auch hier sind die Rückstände von prozessbedingten Substanzen wie die DNA-Plasmide oder Enzyme sowie unerwünschte Verunreinigungen mit RNA-Fragmenten zu kontrollieren.

Qualitätskontrolle

Nach der Reinigung schließt sich eine umfassende Qualitätskontrolle der konzentrierten Wirkstoffe an. Hierbei stehen die kritischen Qualitätsmerkmale wie Identität, Konzentration und Reinheit im Fokus, die für die Wirksamkeit und Sicherheit der Impfstoffe bedeutsam sind. Insbesondere für biotechnologisch hergestellte Proteine oder mRNA-Moleküle schließt dies die Analyse der physiko-chemikalischen und strukturellen Eigenschaften ein. Weiterhin wird die Stabilität der Wirkstoffe unter realen Lagerbedingungen untersucht.

4.4 Vom gereinigten Wirkstoff zum Endprodukt

4.4.1 Hilfsstoffe

Das fertige Impfstoffprodukt enthält neben dem Wirkstoff (Impfantigen) weitere (gezielt hinzugefügte) Inhaltsstoffe, die in der Fachinformation als **sonstige Inhaltsstoffe** gelistet sind. Dazu gehören z. B. Salze, Pufferlösungen, Adjuvanzien und Lipide, die in der Arzneimittelherstellung als Hilfsstoffe bezeichnet werden (➤ Tab. 4.2).

Tab. 4.2 Überblick über häufig verwendete Hilfsstoffe und deren Funktion

Hilfsstoff	Funktion
Saccharose/Sucrose	Stabilisierung des Impfstoffs
Trometamol	Stabilisierung des Impfstoffs
Pufferlösungen wie Natriumdihydrogenphospat	Stabilisierung des pH Wertes
Salze, z. B. Natriumchlorid	Isotonie
Polysorbat 80	homogene Durchmischung
Aluminiumhydroxid oder Aluminiumphosphat	Steigerung der Immunantwort
Lipopolysaccharide, Squalen, Saponine, Phospholipide, Cholesterin	Bestandteile von kombinierten Adjuvanzien zur Steigerung der Immunantwort
Kationische oder pegylierte hydrophile Lipide und Phospholipide	Bestandteile von Lipidnanopartikeln zur Verpackung des Wirkstoffs und besseren Aufnahme in Zellen

Herstellung der Hilfsstoffe

Herstellung und Kontrolle der Hilfsstoffe sind abhängig von ihrer Komplexität:

- Bei einfachen Hilfsstoffen, z. B. Salzen oder Saccharose, müssen die Vorgaben des Europäischen Arzneibuchs an die pharmazeutische Qualität erfüllt werden.
- Bei komplexen Hilfsstoffen, wie einigen Bestandteilen neuartiger Adjuvanzien oder neuartiger Lipide, muss die Herstellung und Qualitätskontrolle GMP-Prinzipien folgen. Hier liegt ein besonderes Augenmerk auf der Herstellung oder Synthese des Adjuvans, der Charakterisierung, möglichen Verunreinigungen sowie der Kontrolle der Qualität.

4.4.2 Endprodukt

Für die Herstellung des finalen Impfstoffprodukts wird je nach dessen Zusammensetzung der konzentrierte Wirkstoff mit den Hilfsstoffen in der gewünschten Endkonzentration gemischt.

Bei der Herstellung von **multivalenten Impfstoffen** (z. B. unterschiedliche Serotypen) oder **Kombinationsimpfstoffen** werden die verschiedenen Wirkstoffe oder Zwischenprodukte der Impfstoffkomponente (z. B. das adsorbierte Impfantigen) unter sterilen Bedingungen zusammengegeben. Nach Durchmischung aller Bestandteile erfolgt die sterile Abfüllung in Spritzen (Einmaldosis) oder Fläschchen (Einmal- oder Mehrfachdosis). Die Mehrzahl der Impfstoffe ist damit gebrauchsfertig abgefüllt und wird nach Qualitätskontrolle, Etikettierung, Verpackung und erfolgreicher staatlicher Chargenprüfung so ausgeliefert.

Bei einigen **temperaturanfälligen Impfstoffen** (z. B. Lebendimpfstoffen) schließt sich an die sterile Abfüllung eine Gefriertrocknung an. In diesem Fall muss der Impfstoff vor Anwendung gelöst werden. Hierzu wird ein steriles Lösungsmittel (Wasser oder Kochsalzlösung) eingesetzt, das normalerweise in einem Extrafläschchen separat von dem gefriergetrockneten Impfstoff in die Impfstoffpackung gegeben wird. Manche Impfstoffprodukte bestehen daher aus zwei Impfstoffkomponenten, z. B. einer gefriergetrockneten Komponente und einer flüssigen Komponente. Vor Anwendung müssen diese beiden Impfstoffkomponenten zusammengegeben werden.

Für die **Endfreigabe** jeder einzelnen Impfstoffcharge werden eine Reihe von qualitätsrelevanten Prüfungen vorgenommen. Diese Prüfungen werden an verschiedenen Herstellschritten oder Zwischenprodukten der Formulierung und Abfüllung, aber auch am Endprodukt ausgeführt. Diese Qualitätskontrollen gewährleisten die Zusammensetzung und die Sterilität des Produkts vor Abfüllung, die Homogenität des Impfstoffs und die Abfüllmenge während der sterilen Abfüllung, weiterhin die Qualität der gesamten Impfstoffcharge im Hinblick auf Vermeidung von Fremdpartikeln und Beschädigung der Behältnisse durch visuelle Kontrolle. Zudem werden impfstoffspezifische Prüfungen am Impfstoffprodukt im Endbehältnis vorgenommen, die die Sterilität, Identität und den korrekten Gehalt des Wirkstoffs bestätigen müssen. Darüber hinaus sind je nach Impfstoffprodukt weitere Prüfungen der kritischen Qualitätsmerkmale erforderlich.

Die **Haltbarkeit** des fertigen Impfstoffprodukts wird unter realen Lagertemperaturen und -bedingungen in Stabilitätsstudien untersucht. Dadurch wird garantiert, dass ein Impfstoffprodukt während der genehmigten Haltbarkeitsdauer ausreichend wirksam und sicher ist.

4.5 Impfstoffengpässe

Es gibt unterschiedliche Ursachen für Lieferengpässe von bestimmten Impfstoffprodukten.

- **Produktionsdauer:** Üblicherweise dauert die Produktion eines fertigen Impfstoffprodukts 1–2 Jahre, wobei es Sonderfälle mit längeren Produktionsprozessen gibt. So benötigt die Herstellung von Sechsfachimpfstoffen 4–5 Jahre.
- **Produktionsplanung:** orientiert sich an der globalen Nachfrage, sodass es wegen eines unerwartet hohen Bedarfs aufgrund von lokalen Ausbrüchen oder Änderungen von Impfempfehlungen kurzfristig zu Lieferengpässen von bestimmten Impfstoffprodukten kommen kann . Ein Beispiel hierfür waren die globalen Lieferengpässe von Gelbfieberimpfstoffen nach einem großen Gelbfieberausbruch in Afrika im Jahr 2016.

- **Produktionsumstellung oder -ausfall:** meist aufgrund technischer Neuerungen, Lieferschwierigkeiten bei Roh- oder Hilfsstoffen oder Qualitätsproblemen, führen zu nicht vorhersehbaren Engpässen. Insbesondere bei Kombinationsimpfstoffen können Produktionsschwierigkeiten bei einer Impfstoffkomponente Auswirkungen auf verschiedene Impfstoffprodukte haben. So führte die Empfehlung der WHO zur Verwendung von inaktivierten und bivalenten oralen Polioimpfstoffen im Rahmen des laufenden globalen Eradikationsprogramms zu einer weltweiten Umstellung der Produktion und einem höheren Bedarf an inaktivierten Polioimpfstoffen.

KAPITEL

5

Eberhard Hildt

Adjuvanzien als Bestandteil zugelassener Impfstoffe

Kernaussagen

- Adjuvanzien sind keine einheitliche Stoffklasse, sondern haben gemein, die Immunantwort gegen Impfantigene zu verstärken.
- Adjuvanzien wirken über unterschiedliche Mechanismen.
- Am weitesten verbreitet sind unlösliche Aluminiumsalze (Alum), Öl-in-Wasser-Emulsionen, MPL (3-O-desacyl-4'-monophosphoryl Lipid A), eine entgiftete Form des LPS (Lipopolysaccharid), Nukleinsäureoligomere (CpG) sowie Kombinationen davon.
- Die immunverstärkende Funktion der Adjuvanzien ermöglicht eine Verminderung der Antigenmenge.
- Adjuvanzien verbreitern die Immunantwort und polarisieren die T-Helferzellantwort.

5.1 Einleitung

Adjuvanzien bilden keine einheitliche Stoffklasse, sondern werden durch ihre Funktion charakterisiert. Diese besteht darin, die antigenspezifische Immunantwort von Impfstoffen zu verstärken und zu modulieren.

Der Begriff Adjuvanzien leitet sich ab vom lateinischen Verb *adiuvare* (helfen, unterstützen), was die Funktion von Adjuvanzien als Wirkverstärker beschreibt. Die adjuvante Wirkung entfaltet sich bei Impfstoffen, deren Antigen(e) auf Protein oder Peptid basiert und die nicht zu den lebend attenuierten oder den genetischen Impfstoffen gehören.

HINTERGRUNDWISSEN

Schon in den 1920er Jahren wurden Aluminiumsalze (Alum) bei Diphtherie- und Tetanus-Impfstoffen als Adjuvanzien genutzt. Alum findet auch heute noch bei einer Reihe von Humanimpfstoffen als Adjuvans Verwendung. Erst in den 1990er Jahren fanden bei zugelassenen Impfstoffprodukten weitere Adjuvanzien, sog. Öl-in-Wasser-Emulsionen (MF59), Anwendung. MF59 wurde in Verbindung mit einem Grippeimpfstoff für Personen über 60 Jahren zugelassen. Weitere Entwicklungen von Adjuvanzien als Teil zugelassener Impfstoffprodukte betreffen Kombinationen bekannter Adjuvanzien wie Alum und MPL (3-O-desacyl-4'-monophosphoryl Lipid A), eine entgiftete Form des LPS (Lipopolysaccharid), im Falle des Adjuvans AS04 oder MPL und Saponin bei dem Adjuvans AS01 oder TLR-Agonisten wie CpG.

5.2 Funktionen von Adjuvanzien

5.2.1 Verminderung der Antigenmenge

Aufgrund ihrer immunverstärkenden Funktion ermöglichen Adjuvanzien eine Reduktion der Antigenmenge in auf inaktiviertem Ganzvirus oder einem oder wenigen Antigenen beruhenden Impfstoffen, ohne Verlust der Immunogenität. Dies ist bisher insbesondere bei pandemischen Impfstoffen (z. B. pandemische Influenzaimpfstoffe) von Bedeutung, mit Ausnahme der genetischen Impfstoffe. Hier müssen innerhalb kurzer Zeit möglichst viele Impfdosen hergestellt werden. Die durch die Verwendung eines Adjuvans ermöglichte Reduktion der Antigenmenge pro Dosis erlaubt eine deutliche Erhöhung der von einer bestimmten Menge Antigen ausgehend hergestellten Menge Impfstoffdosen.

Auch Nukleinsäuren in einem Impfstoff können adjuvant wirken. Bei den genetischen Impfstoffen sind dies die antigenkodierende DNA oder mRNA, bei Vektor-, Lebend- und Hybridvirus-Impfstoffen die Nukleinsäuren des attenuierten Erregers. Selbst in inaktivierten Ganzvirus-Impfstoffen können Nukleinsäurereste eine Adjuvansfunktion ausüben. Ihr Wegfall kann in Split- oder Subunit-Impfstoffen durch eine erhöhte Antigenmenge oder durch die Verwendung eines Adjuvans kompensiert werden. Insbesondere bei der Herstellung von Untereinheiten-Impfstoffen, wie Hämagglutinin-basierten Influenzaimpfstoffen, kommt es zur Abreinigung der verunreinigenden viralen Nukleinsäuren.

5.2.2 Qualitative Modulation der Antikörperantwort

Neben der Erhöhung des Antikörpertiters bedingen Adjuvanzien auch die Selektion höher affiner Antikörper. Durch Immunoseneszenz oder Vorerkrankungen wie Typ-2 Diabetes kann die Effektivität von Impfungen vermindert werden. Um dem entgegen zu wirken, können entweder größere Antigenmengen pro Dosis verwendet werden oder Adjuvanzien zugesetzt werden. Beispiele sind ein MF59-adjuvantierter Grippe-Impfstoff für Personen über 60 Jahre und ein CpG-adjuvantierter Impfstoff gegen Hepatitis B.

Adjuvanzien können die Zeit bis zum Aufbau des Immunschutzes verkürzen oder die Anzahl für eine Grundimmunisierung notwendigen Impfungen reduzieren. Im Falle des CpG-adjuvantierten HBV-Impfstoffs oder des AS04-adjuvantierten HBV-Impfstoffs, reichen beispielsweise zwei Impfungen zur Grundimmunisierung aus, während dafür bei anderen HBV-Impfstoffen drei Impfungen erforderlichen sind.

5.2.3 Beeinflussung der Breite der Immunantwort

Einzelnen Adjuvanzien wie AS03, MF59 und AS01 wird auch zugeschrieben, zur Verbreiterung der Immunantwort beizutragen, indem Antikörper gegen eine Vielzahl von Epitopen induziert werden. Besonders relevant ist dies für die Impfung gegen Infektionskrankheiten, deren Erreger einer hohen genetischen Variabilität unterliegen.

Polarisierung der Helferzellantwort

Adjuvanzien haben einen deutlichen Einfluss auf die Modulation der T-Helferzellantwort. Hierbei kann es je nach Adjuvans (-kombination) zu einer Polarisierung der T_H-Antwort in Richtung einer T_H1- oder T_H2-Antwort kommen (➤ Kap. 5.3.2).

5.3 Wirkmechanismen und Zielstrukturen

5.3.1 Wirkmechanismen

Das angeborene Immunsystem (Innate Immunity) reagiert auf Adjuvanzien und steuert die durch Impfung erworbene Immunantwort (Adaptive Immunity) (➤ Abb. 5.1). In den drainierenden Lymphknoten werden dabei Antigene durch

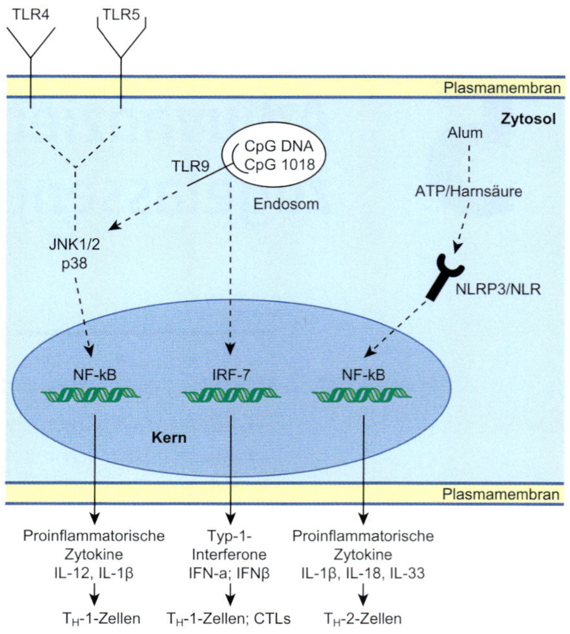

Abb. 5.1 Wirkmechanismen von Adjuvanzien (Abkürzungen siehe Text) [L143]

aktivierte dendritische Zellen (DCs) in den T-Zell-Bereichen des Lymphknotens gegenüber den naiven Antigen-spezifischen $CD4^+$ T-Helfer-Zellen (T_H) präsentiert. In einigen aktivierten T_H-Zellen kommt es daraufhin zu einer verstärkten Bildung von CXCR5 (CXC-Motiv-Chemokinrezeptor 5), was wesentlich für die Wanderung dieser T_H-Zellen an die Grenzfläche des T-Zellbereichs und B-Zell-Follikels ist. Dort kommt es in den T_H-Zellen zur Expression von CD40L und IL-21, was die klonale Expansion antigenaktivierter B-Zellen anregt.

Einzelne antigenspezifische B-Zellen wandern in den Bereich der Medulla des Lymphknotens, wo sie zu kurzlebigen Plasmazellen differenzieren. Andere aktivierte B-Zellen infiltrieren die B-Zell-Follikel, wo sie Keimzentren (Germinal Centers, GCs) bilden. In den GCs können entweder langlebige Plasmazellen (Long-lived Plasma Cells, LPCS) entstehen, die in das Knochenmark einwandern, oder zirkulierende Gedächtnis-B-Zellen (Memory Cells).

Manche Adjuvanzien wirken primär auf die dendritischen Zellen und stimulieren deren Aktivierung sowie Antigenpräsentation. Andere Adjuvanzien, wie TLR-Liganden (TLR = Toll Like Receptor), wirken dagegen direkt auf B-Zellen und/oder Gedächtniszellen.

5.3.2 Zielstrukturen

Die Toll-Like Rezeptoren TLR4 und TLR5 sind membranständig, während TLR3, 7, 8 und 9 in Endosomen gefunden wurden (➤ Abb. 5.2).

Lipopolysaccharide (LPS) und davon abgeleitet 3-O-Desacyl-monophosphoryl Lipid A (MPL) und somit die Adju-

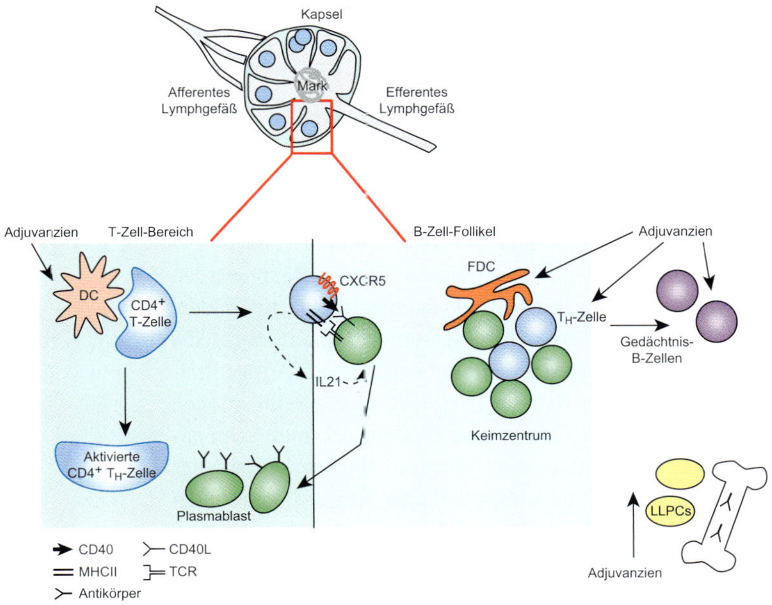

Abb. 5.2 Zielstrukturen von Adjuvanzien (Abkürzungen siehe Text) [L143]

vanzsysteme AS01 und AS04, die MPL als Komponente beinhalten, aktivieren TLR4 und TLR5 und bewirken so eine Aktivierung der c-Jun-N-terminalen Kinasen JNK1/2 sowie von p38. Dies bewirkt über eine Aktivierung des Transkriptionsfaktors NF-κB eine verstärkte Expression proinflammatorischer Zytokine wie der Interleukine IL-12 und IL-1β, was zu einer **T_H1-Polarisierung** der T-Helferzellantwort führt.

Die Cytosin-Guanosin-Nukleinsäureoligomere CpG-DNA bzw. CpG1018 wirken primär auf den endosomalen TLR9. Dies kann, wie für TLR4 beschrieben, zur Aktivierung von JNK1/2 oder von Interferon Regulatory Factor 7 (IRF7) und somit zur verstärkten Expression von Typ-I-Interferonen führen.

Alum-Adjuvans induziert die Freisetzung von Harnsäure und Adenosintriphosphat (ATP). Zytosolische Pattern Recognition Receptors (PRRs) sind Sensoren für Pathogen-Associated Molecular Patterns (PAMPs) und Damage-Associated Molecular Patterns (DAMPS). Sie befinden sich im Zytosol. Nucleotide-Binding Oligomerization Domain (NOD)-Like Receptors (NLRs) messen u. a. den intrazellulären ATP- und Harnsäurespiegel und induzieren über die Aktivierungt von NF-κB eine verstärkte Expression von IL-1β, IL-18 und Il-33 sowie indirekt eine Hemmung der IL-12-Expression. Im Zusammenspiel bewirkt dies eine **T_H2-Polarisierung** der T-Helferzellantwort.

5.4 Regulatorische Bewertung

Bei der regulatorischen Bewertung adjuvantierter Impfstoffprodukte ist zu bedenken, dass die spezifische Immunantwort erst durch das Zusammenspiel von Adjuvans und Antigen hervorgerufen wird. Daher ist es nicht sinnvoll, Adjuvanzien ohne das im jeweiligen Impfstoffprodukt enthaltene Antigen in klinischen Prüfungen zu testen.

Die Zulassung adjuvantierter Impfstoffprodukte bezieht sich daher immer auf die im Impfstoffprodukt verwendete Kombination von Adjuvans und Antigen.

5.5 Zusammensetzung und Wirkungsweisen

Im folgenden wird auf die Zusammensetzung und die bekannten Wirkmechanismen der Adjuvanzien eingegangen, die derzeit in zugelassenen Impfstoffen Verwendung finden (➤ Tab. 5.1).

Tab. 5.1 Beispiele der Indikationen zugelassener adjuvantierter Impfstoffprodukte und darin verwendeter Adjuvanzien

Adjuvans		Indikationen
Alum		Diphtherie, Tetanus, Hepatitis A, Hepatitis B, Japanische Enzephalitis, FSME, HPV-Infektion
AF03	(Squalenhaltig, Öl in Wasser)	Influenza (pandemisch)
AS03	(Squalenhaltig, Öl in Wasser)	Influenza (pandemisch)
AS04	(MPL + Aluminiumphosphat)	Hepatitis B, HPV-Infektion
CpG		Hepatitis B
MF59	(Squalenhaltig, Öl in Wasser)	Influenza (saisonal und pandemisch)

5.5.1 Alum

Aluminiumsalze, nachfolgend als Alum bezeichnet, gehören zu den seit langem verwendeten Adjuvanzien. Dennoch ist der Mechanismus ihrer Adjuvanswirkung nicht vollkommen verstanden. Es handelt sich bei Alum um ein Gemisch aus Aluminiumsulfat, -hydroxid und -phosphat, das unter basischen Bedingungen hergestellt wird und unlöslich ist.

Als ursächlich für die Adjuvanswirkung von Alum werden verschiedene Mechanismen angenommen. Wie für andere Adjuvanzien wird eine Depotwirkung diskutiert, d. h. eine sich über einen längeren Zeitraum erstreckende Antigenfreisetzung. Für diese Hypothese spricht, dass Modifikationen von Antigenen, die eine bessere Bindung an Alum ermöglichen, zu einer verstärkten Immunantwort führen. Gegen dies Hypothese spricht, dass auch bei einer räumlich getrennten Applikation von Antigen und Alum eine Adjuvanswirkung beobachtet wurde.

Alum bewirkt eine Induktion der $CD4^{+}$ Helferzellen. Dabei kommt es zu einer Verschiebung der T-Helferzellantwort in Richtung einer T_H2-Antwort, insbesondere bei Mäusen, aber auch beim Menschen. Ursächlich dafür kann sein, dass Alum die Freisetzung von IL-12 hemmt. IL-12 ist ein relevanter Faktor für die Differenzierung zu T_H1-Zellen, was die Verschiebung zu einer T_H2-polarisierten Antwort begründet. Eine deutliche T_H2-Polarisierung gilt als ein möglicher Faktor für das Auftreten eines sog. VAED-Effekts (Vaccine Enhanced Disease), wie er beispielsweise im Rahmen einer klinischen Prüfung zu einer Alum-adjuvantierten Respiratorisches Synzytial-Virus (RSV)-Vakzine in den 1960er Jahren beobachtet wurde.

Alum induziert weiterhin die Expression von MHC-II-Komplexen, jedoch keine direkte Aktivierung von antigenpräsentierenden Zellen (APCs), die jedoch indirekt durch das Auslösen lokaler entzündlicher Prozesse aktiviert werden können. Zu lokalen entzündlichen Prozessen trägt die Zerstörung von Lysosomen durch Alum-Mikropartikel und die Freisetzung von Harnsäure bei, welche die Aktivierung und Rekrutierung von inflammatorischen Monozyten und von Neutrophilen sowie die Differenzierung von dendritischen Zellen bedingt. Bei der Akkumulation dieser Zellen kommt es zur verstärkten Bildung von Fibrin, das mit Alumaggregaten und der DNA neutrophiler Granulozyten netzartige Strukturen (NETs) aufbaut, die eine wesentliche Rolle für die Aktivierung weiterer Immunzellen spielen. Alum ist ein Aktivator des Inflammasoms und bedingt so eine Produktion des T-Zell-stimulierenden Zytokins IL-1β.

Im Gegensatz zu anderen Adjuvanzien wirkt Alum nicht über eine direkte Interferenz mit TLR-abhängigen Signalwegen. Bei einzelnen Adjuvanzien, z. B. AS04, erfolgt eine Kombination von Alum mit TLR-Agonisten.

MERKE

Eine Weiterentwicklung von Alum als Adjuvans sind Nano-Aluminium-Adjuvanzien. Ihre deutlich größere Oberfläche ermöglicht eine bessere Absorption von Antigen. Die kleine Partikelgröße der Nano-Al-Verbindung ermöglicht im Vergleich zu Alum eine bessere Aktivierung und Rekrutierung von APCs.

5.5.2 Öl-in-Wasser-Emulsionen

HINTERGRUNDWISSEN

In der Veterinärmedizin ist die Anwendung von Öl-in-Wasser-Emulsionen als Adjuvanzien bereits seit langem etabliert, z. B. in Form von inkomplettem Freundschem Adjuvans. Diese Emulsionen basieren jedoch auf Mineralölen, die nicht oder nur sehr schlecht metabolisierbar sind und mit der Entstehung von Abszessen einhergehen.

Mit der Entwicklung des Adjuvans MF59 und seiner Anwendung als Komponente zugelassener Influenzaimpfstoffe seit 1997 steht eine neue Form der Öl-in-Wasser-Emulsionen zur Verfügung. Zur Gruppe der Öl-in-Wasser-Emulsionen gehört auch das Adjuvantsystem AS03, das zunächst Verwendung als Komponente eines pandemischen Influenza-Impfstoffprodukts fand. Beide Adjuvanzien basieren auf Squalen als Lipidkomponente, das natürlicherweise z. B. im Cholesterinstoffwechsel entsteht und Polysorbat 80 als Detergens beinhaltet. AS03 enthält zusätzlich noch α-Tocopherol.

MERKE

- MF59 in einer Impfstoffdosis umfasst 9,75 mg Squalen, 1,175 mg Polysorbat 80 (Tween 80) und 1,175 mg Trioleat 85 , 0,66 mg Natriumzitrat und 0,04 mg Zitronensäure.
- AS03 in einer Impfstoffdosis umfasst 10,69 mg Squalen, 4,86 mg Polysorbat 80 (Tween 80) und 11,86 mg α-Tocopherol.

Entscheidend für die Wirksamkeit beider Adjuvanzien ist die Formulierung in Form feiner Tröpfchen (Lipid Droplets). Trotz vielfältiger Anwendung ist auch im Falle dieser Adjuvanzien der genaue Wirkmechanismus noch nicht vollständig verstanden.

Beide Adjuvanzien fördern die Antigenaufnahme und aktivieren myeloide Zellen, die verstärkt die Chemokin-Liganden CCL2, CCL4, CCL5 sowie IL-8 freisetzen. Im Falle von AS03 bedingt α-Tocopherol zudem die Bildung von CCL3, IL-6, Colony Stimulating Factor 3 (CSF-3) und CXC-Motiv-Chemokinrezeptor 1 (CXCL-1). Diese Faktoren bedingen u. a. die Rekrutierung von Neutrophilen, Eosinophilen, Monozyten und dendritischen Zellen. Diese Zellen wandern in die benachbarten Lymphknoten ein und aktivieren dort B- und T-Zellen. Im Gegensatz zu Alum hängt der Effekt von MF59 und AS03 von Myeloid Differentiation Primary Response 88 (MyD88), aber wohl nicht von NOD-Like Receptor Protein 3 (NLRP3) ab.

Beide Adjuvanzien unterstützen die Expansion von Gedächtnis-B-Zellen und führen zu einer breiteren Immunantwort, wie das Beispiel von Influenzavakzinen gezeigt hat: Durch die Die Verbreiterung der Immunantwort werden auch Drift-Varianten erkannt. Für AS03 wurde ein verstärkender Einfluss auf die IL-6-Freisetzung beobachtet, was eine T_H1-Polarisierung der T-Helferzellantwort bedingt.

Verwendung AS03 und MF59 wurden in der H1N1-Influenzaviruspandemie als Adjuvans einzelner pandemischer Influenzaimpfstoffprodukte verwendet, wobei MF59 auch bei einem zugelassenen saisonalen Grippeimpfstoff mit Indikation für Menschen ≥ 65 Jahre Anwendung findet. Die Adjuvantierung pandemischer Influenzaimpfstoffe erlaubt die Verminderung der Antigenmenge pro Impfdosis, was somit die Anzahl herstellbarer Impfstoffdosen von einer gegeben Menge Antigen-Bulk vergrößert.

5.5.3 Kombinierte Adjuvanzien

Bei kombinierten Adjuvanzien werden unterschiedliche Immunstimulatoren kombiniert.

Adjuvantsystem AS01

Dieses Adjuvans ist eine Kombination des TLR4-Liganden 3-O-Desacyl-monophosphoryl-Lipid A (MPL) und einer isolierten und gereinigten Saponinfraktion (QS21). QS21 ist ein wasserlösliches Triterpenglykosid, das aus der Rinde des Seifenbaums *(Quillaja saponaria Molina)* isoliert wird. AS01 findet z. B. Anwendung in einem zugelassenen VZV-Impfstoffprodukt.

MPL und QS21 werden gemeinsam mit Cholesterin in Liposomen formuliert. Cholesterin ermöglicht die Verpackung von QS21 in Liposomen und vermindert seine Reaktogenität. Die Funktion von AS01 als Adjuvans basiert u. a. auf der MPL-abhängigen Aktivierung von TLR4. Weiterhin aktiviert QS21 Caspase-1 in der subkapsulären Region der benachbarten Lymphknoten. Die Formulierung von QS21 mit Cholesterin ermöglicht das Überwinden der Plasmamembran durch endozytotische Prozesse und bedingt eine Destabilisierung der lysosomalen Membran. Nachfolgend kommt es zu einer Aktivierung der Kinase Syk.

Ein weiterer entscheidender Faktor für die Adjuvansfunktion von AS01 ist die Freisetzung von IFN-γ, was zu einem Anstieg der Anzahl antigenspezifischer $CD8^+$-Zellen führt. Die Immunantwort bei Anwendung von AS01 als Adjuvans ist charakterisiert durch einen deutlichen Anstieg polyfunktionaler $CD4^+$ T-Zellen und einen Anstieg der für das jeweilige antigenspezifischen Antikörper.

MERKE
- Im Gegensatz zu Alum und AS03 bzw. MF59 hat AS01 keinen direkten Einfluss auf die Antigenaufnahme.
- Saponin ist in Form von ca. 40 nm großen Partikeln auch Bestandteil des Adjuvans Matrix-M. Diese Partikel bilden sich durch die Formulierung von Saponin mit Cholesterin und Phospholipiden.

Adjuvantsystem AS04

Dieses Adjuvans basiert auf einer Mischung von 3-O-desacyl-4'-monophosphoryl-Lipid A (MPL), das an Alum absorbiert ist. MPL ist eine detoxifizierte Form von Lipopolysaccharid (LPS), isoliert aus *Salmonella minnesota.* Die Detoxifizierung kommt durch das Entfernen eines Fettsäurerests und einer Phosphatgruppe aus LPS zustande.

Das an Alum adsorbierte MPL wirkt durch die Aktivierung von TLR4 immunstimulatorisch. Die TLR4-Stimulation bewirkt eine Zytokinproduktion sowie die Rekrutierung von Immunzellen an den Injektionsort und die benachbarten Lymphknoten. Außerdem ist ein deutlicher lokaler Anstieg von dendritischen Zellen und antigenbeladenen aktivierten Monozyten zu beobachten. Hierbei gibt es jedoch keinen synergistischen Effekt von Alum und MPL, allerdings bewirkt Alum eine Prolongation der MPL-abhängigen Zytokinantwort.

Verwendung AS04 findet bspw. bei Hepatitis-B- und HPV-Impfstoffen Anwendung. Dabei bewirkt es nicht nur einen deutlich höheren Antikörpertiter im Vergleich zu einer Adjuvantierung mit Alum, sondern auch eine länger anhaltende Wirksamkeit, wie im Falle der HPV16/18-Vakzinen beobachtet wurde.

5.5.4 CpG-basierte Adjuvanzien

Drei verschiedene Klassen von CpG-basierten Adjuvanzien sind beschrieben, die anhand unterschiedlicher Sequenzmotive und ihrer Fähigkeit, die Freisetzung von IFN-α aus dendritischen Zellen zu stimulieren, unterschieden werden können. Die immunmodulatorische Wirkung der jeweiligen CpG-Klasse hängt sehr stark davon ab, ob sie in momomerer oder multimerer Form vorliegen.

Cytosin-Guanosin-Nukleinsäureoligomer 1018 (CpG1018) ist ein unmethyliertes 22 Nukleotide umfassendes Oligomer. Es bewirkt eine deutliche T_H1-Polarisierung der Immunantwort. Monomeres CpG wird auf LAMP-1-positiven endosomalen Strukturen in der Zelle gefunden und fördert die Reifung von dendritischen Zellen, hat jedoch keinen wesentlichen Einfluss auf die Freisetzung von IFN-α. Es wird von B-Zellen leicht aufgenommen und stimuliert deren Aktivierung. An Partikel gebundenes oder partikuläres CpG wird in endosomalen Strukturen gefunden und löst über TLR9-abhängige Signalwege die Produktion von IFN-α aus.

Verwendung CpG1018 ist Bestandteil einer Hepatitis-B-Vakzine. Bedingt durch die Verwendung dieses Adjuvans reichen zwei Impfungen zur Grundimmunisierungen aus im Vergleich zu anderen nicht CpG-adjuvantierten Hepatitis-B-Impfstoffen, die dreimal für die Grundimmunisierung appliziert werden müssen.

5.6 Mögliche Risiken

Die Sicherheit adjuvantierter Impfstoffe ist immer wieder Gegenstand von Diskussionen. Hierbei geht es insbesondere um die Frage, inwieweit die nahezu unlöslichen Aluminiumsalze, die **Alum** zugrunde liegen, zu einer Aluminiumtoxizität führen könnten. Bezogen auf den basalen Aluminiumspiegel bei der Geburt, einer Aluminiumretention, welche die tatsächliche glomeruläre Filtrationsrate bei Kindern widerspiegelt, und einem aktuellen pädiatrischen Impfmuster kann angenommen werden, das Alum-adjuvantierte Impfstoffe ein minimales Risiko und ein hinsichtlich des Aluminiumgehalts günstiges Nutzen-Risiko-Verhältnis aufweisen.

Hypokretin, das von wenigen Neuronen im Bereich des Hypothalamus produziert wird, kommt eine wesentliche Funktion bei der Kontrolle des Wach-Schlaf-Rhythmus zu. Die mit Pandemrix® assoziierten Fälle von Narkolepsie sind durch das weitgehende Fehlen von Hypokretin aufgrund einer Zerstörung Hypkretin-produzierender Neurone charakterisiert. In einer Hypothese gilt als ein möglicher Faktor dabei α-Tocopherol, das über eine Aktivierung des Transkriptionsfaktors Nrf2 die Hypocretin-Expression stimuliert und dessen proteasomalen Abbau fördert. Dies bedingt eine verstärkte Präsentation Hypokretin-spezifischer Peptide, die bei einer bestimmten genetischen Prädisposition (HLADQB602) MHC II-abhängig auf der Oberfläche Hypokretin-produzierender Neurone präsentiert werden können und diese somit für die autoimmune Zerstörung durch das Immunsystem markieren. Als weiterer möglicher Mechanismus wird ein molekulares Mimikry HA-spezifischer Epitope mit Hypokretin-spezifischen Epitopen diskutiert, was, wie oben beschrieben, bei entsprechender genetischer Prädisposition (HLADQB602) zu einer Zerstörung dieser Zellen führen könnte.

Im Nachgang zur sog. Schweinegrippepandemie in 2009/2010 wurde beobachtet, dass insbesondere in der skandinavischen Bevölkerung nach Gabe des **AS03**-adjuvantierten pandemischen H1N1pd-Impfstoffs Pandemrix® ein Anstieg von Narkolepsiefällen bei Kindern, Jugendlichen und jungen Erwachsenen zu beobachten war. Für ein MF59-adjuvantiertes pandemisches Impfstoffprodukt wurde dies nicht beobachtet, wobei allerdings die Verwendung des zuletzt genannten Impfstoffs in der 2009/2010-Influenzapandemie deutlich eingeschränkter war.

5.7 Fazit

Adjuvanzien sind ein wichtiges Werkzeug für die Entwicklung wirksamer Impfstoffe, indem sie zu einer Verstärkung und Verbreiterung sowie Verlängerung der Immunantwort beitragen können. Diese Mechanismen erlauben eine Reduktion der Antigenmenge pro Dosis, was insbesondere in pandemischen Situationen mit limitierter Verfügbarkeit hinreichender Impfstoffmengen zu einer deutlichen Erhöhung der verfügbaren Anzahl an Impfstoffdosen genutzt werden kann.

Neuere Entwicklungen zeigen, dass es neben den klassischen Adjuvanzien durch die Kombination verschiedener Adjuvanzien mit unterschiedlichen Wirkmechanismen oder Neuentwicklungen wie CpG-basierten Adjuvanzien vielfältige Möglichkeiten eines rationalen Einsatzes von Adjuvanzien in Impfstoffen gibt.

LITERATUR

Del Giudice G, et al. Correlates of adjuvanticity: A review on adjuvants in licensed vaccines. Semin Immunol. 2018; 39: 14–21.

Firdaus FZ, Skwarczynski M, Toth I. Developments in Vaccine Adjuvants. Methods Mol Biol 2022; 2412: 145–178.

Pulendran B, S Arunachalam P, O'Hagan DT. Emerging concepts in the science of vaccine adjuvants. Nat Rev Drug Discov 2021; 20(6): 454–475.

Sarkanen T, et al. Narcolepsy associated with pandemrix vaccine. Curr Neurol Neurosci Rep 2018; 18(7): 43.

Shi S, et al. Vaccine adjuvants: Understanding the structure and mechanism of adjuvanticity. Vaccine 2019; 37(24): 3167–3178.

Wen Y, Shi Y. Alum: an old dog with new tricks. Emerg Microbes Infect 2016; 5(3): e25.

KAPITEL

6 Epidemiologie des Impfens

Viktoria Schönfeld, Thorsten Rieck, Thomas Harder, Ole Wichmann

Kernaussagen

- Impfungen können bei breiter Anwendung nicht nur einen Effekt auf das geimpfte Individuum, sondern auch Effekte auf Bevölkerungsebene ausüben. Durch die Ausbildung eines Gemeinschaftsschutzes können beispielsweise indirekt auch ungeimpfte Personen geschützt werden.
- Impfquoten liefern Informationen über die Inanspruchnahme von Impfungen und die Umsetzung von Impfprogrammen und -empfehlungen. Sie sind darüber hinaus wichtig für die Interpretation von Impfeffekten auf Bevölkerungsebene und von gemeldeten Impfkomplikationen.
- Die Impfeffektivität unter „realen" Bedingungen wird üblicherweise mit Hilfe von nicht-randomisierten Studien nach der Zulassung und breiten Anwendung eines Impfstoffs untersucht.

6.1 Einleitung

Unter die Epidemiologie des Impfens fallen diverse Aspekte des Impfens und nicht einfach nur die Beschreibung der Epidemiologie von impfpräventablen Krankheiten. Die üblichen Methoden der deskriptiven und analytischen Epidemiologie werden dabei auf die Verteilung von Impfungen und die Trends impfpräventabler Erkrankungen in einer definierten Bevölkerung angewendet. Zu den Aspekten gehören u. a.:

- **Impfprogramme bzw. -empfehlungen:** Wer kann und wer sollte geimpft werden? Was ist der voraussichtliche Effekt einer Impfung oder Impfstrategie unter gewissen Annahmen hinsichtlich des Grads der Umsetzung?
- **Impfquoten:** Wer ist geimpft und wie hoch ist der Anteil der Geimpften in einer bestimmten Personengruppe? Wer sind die Personen, die nicht mit dem Impfangebot erreicht werden (Epidemiologie des Nichtimpfens)?
- **Impfeffektivität:** Wie gut wirkt die Impfung bei wem und wogegen? Wie verändert sich die Krankheitslast nach Einführung einer neuen Impfung bzw. Veränderung einer Impfstrategie?
- **Impfstoffsicherheit:** Welche Impfreaktionen bzw. -komplikationen treten wie häufig und mit welcher Schwere nach Impfung auf? Gibt es Personengruppen (Risikofaktoren), bei denen diese häufiger vorkommen?
- **Gemeinschaftsschutz:** Werden Personen durch die Impfung von anderen Personengruppen indirekt geschützt? Ist der Effekt der Impfung bei breiter Anwendung möglicherweise größer als wenn nur der direkte Schutz der geimpften Individuen berücksichtigt wird?

Analysen zur Epidemiologie des Impfens kommen bei der Entwicklung bzw. Planung, insbesondere jedoch begleitend zur Implementierung und zur Evaluation von Impfprogrammen oder Impfempfehlungen zur Anwendung. Ergebnisse solcher Analysen können den Bedarf einer Anpassung von Impfstoffzulassung oder Impfempfehlungen oder der Implementierung von Impfprogrammen (z. B. Strategien zur besseren Umsetzung oder gerechteren Verteilung, Erreichen von besonderen Zielgruppen) identifizieren. Dieser Prozess findet kontinuierlich statt und kann als klassischer Public Health Action Cycle beschrieben werden (➤ Abb. 6.1).

Im Folgenden werden einige Komponenten des Public Health Action Cycle dargestellt. Impfstoffsicherheit und Impfakzeptanz werden an anderer Stelle in diesem Buch besprochen.

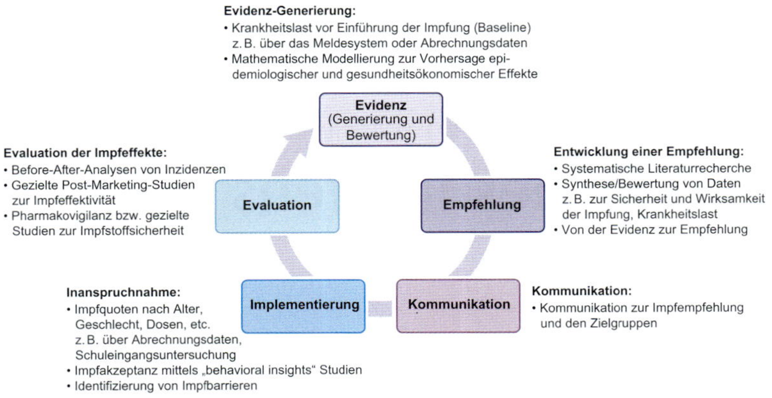

Abb. 6.1 Der Public Health Action Cycle für die Entwicklung, Implementierung und Evaluation von Impfempfehlungen bzw. Impfprogrammen [L143]

6.2 Impfquoten

6.2.1 Verwendung der Daten

DEFINITION

Eine Impfquote beschreibt den Anteil einer gegen einen bestimmten Erreger geimpften Personengruppe einer Bevölkerung.

In Deutschland entwickelt die Ständige Impfkommission (STIKO) die nationalen Impfempfehlungen, deren Umsetzung sich in den Impfquoten widerspiegelt, die somit zu deren Evaluation maßgeblich beitragen. Bei entsprechender Detailtiefe der Impfquoten lässt sich die Frage beantworten, wie gut die jeweiligen Zielgruppen erreicht werden. Umgekehrt erlauben diese Analysen – ggf. flankiert durch gezielte Surveys – auch die Identifizierung von Defiziten in bestimmten Altersbereichen, Risikogruppen oder Regionen und damit eine bessere Charakterisierung und Quantifizierung der Population der Ungeimpften. Dieses Wissen bietet Potenzial für die Änderung von Impfstrategien sowie für Maßnahmen zum Abbau von Barrieren oder für die Anpassung von Kommunikationsmaßnahmen, um für Impfungen zu werben und ihren Nutzen besser zu vermitteln und damit Impfbereitschaft und -inanspruchnahme zu erhöhen.

Die mit einer Impfempfehlung verfolgten Ziele sind gewöhnlich die Reduktion der Erkrankungshäufigkeit und schwerer Krankheitsverläufen sowie bei einigen Erkrankungen sogar deren Elimination. Dieser Effekt auf die Epidemiologie einer Krankheit lässt sich mithilfe von Impfquoten erklären. Gleichzeitig zeigt dies, ob die Impfziele erreicht wurden oder man sich zumindest auf einem guten Weg zur Erreichung dieser Ziele befindet. Die Kombination aus Impfquoten in der Bevölkerung und Daten zum Impfstatus in einer Gruppe von Erkrankten und Nichterkrankten kann unter Verwendung der sogenannten Screening-Methode genutzt werden, um die Effektivität der Impfung mithilfe von Routinedaten zu untersuchen (s. u,).

Impfungen bieten einen hohen Nutzen, ihre Inanspruchnahme ist aber auch mit Risiken verbunden. Zur Einschätzung von in der Bevölkerung beobachteten möglichen Nebenwirkungen sind alters- und geschlechtsspezifische Impfquoten von hohem Wert, um sie mit den jeweiligen Nebenwirkungssignalen in der Population zu korrelieren und daraus abzuleiten, ob die festgestellten Häufigkeiten möglicher Nebenwirkungen im erwarteten Bereich liegen oder darüber (➤ Kap. 16, ➤ Kap. 17).

6.2.2 Erfassung und Berichterstattung von Impfquoten in Deutschland

Im Infektionsschutzgesetz werden zwei **Routine-Datenerhebungen** zum Impfschutz mit bundesweiter Abdeckung geregelt.

1. Für jedes Bundesland werden die Impfquoten aus aggregierten Daten der an den Schuleingangsuntersuchungen teilnehmenden etwa 4- bis 7-jährigen Kinder berechnet. Dabei werden die in Impfausweisen dokumentierten Impfungen gezählt und gewöhnlich auf die Anzahl jener Kinder bezogen, von denen beim Untersuchungstermin ein Impfausweis vorlag.
2. Die Kassenärztlichen Vereinigungen (KVen) stellen dem Robert Koch-Institut im Rahmen der KV-Impfsurveillance von allen Vertragspraxen pseudonymisierte Abrechnungsdaten zur Verarbeitung bereit. Die KV-Impfsurveillance erlaubt die Berechnung von Impfquoten in allen Altersgruppen der gesetzlich Krankenversicherten bezogen auf den Wohnsitz und den Landkreis. Zusätzlich kann das System Daten zur empfehlungsgemäßen altersgerechten Inanspruchnahme der Impfungen liefern sowie zum Impfschutz in Indikationsgruppen, wie Schwangeren oder Personen mit bestehenden Grunderkrankungen.

Zusätzliche Informationen zum Impfstoffverbrauch können Impfstoffabrechnungen kommerzieller Datenbanken mit Daten der Apothekenrechenzentren bereitstellen. Befragungen in Form von Fragebögen und persönlichen oder computergestützten Telefoninterviews ergänzen die Datenlage insbesondere mit qualitativen Informationen zu Wissen, Einstellung und Verhalten in Bezug auf Impfungen.

Alle genannten Datenquellen erlauben keine rasche Datensammlung mit hochaktuellen Analyseergebnissen. Für eine tagesaktuelle Einschätzung des Impfgeschehens während der COVID-19-Pandemie wurden alle COVID-19-Impfdaten der Impfzentren, Krankenhäuser, der impfenden Praxen und der Betriebsmedizin tagesgenau im eigens dafür geschaffenen Meldesystem des Digitalen Impfquotenmonitorings (DIM) gesammelt und ausgewertet.

Die Ergebnisse zu den festgestellten und berechneten Impfquoten aller empfohlenen Impfungen werden gewöhnlich in Routineberichten im Epidemiologischen Bulletin des Robert Koch-Instituts (RKI) veröffentlicht. Die STIKO-App des RKI kann über Push-Nachrichten auf solche aktuellen Analysen hinweisen. Ausgewählte Impfquoten werden darüber hinaus einmal im Jahr über die Joint Reporting Form an die WHO und UNICEF übermittelt und auf deren Internetseiten in einem Länderprofil global publiziert (https://data.unicef.org/resources/immunization-country-profiles letzter Zugriff: 08.04.2023). Im Rahmen der COVID-19-Pandemie wurden die COVID-19-Impfquoten täglich auf den Webseiten des RKI (https://github.com/robert-koch-institut letzter Zugriff: 08.04.2023), als Datenrepositorium und auf einem Online-Impfdashboard des Bundesministeriums für Gesundheit (https://impfdashboard.de letzter Zugriff: 27.02.2023) berichtet.

6.2.3 Entwicklung der Impfquoten

Daten aus den Schuleingangsuntersuchungen zeigen, dass bis zur Einschulung bundesweit meist weit mehr als 90 % der Kinder gegen **Diphtherie, Tetanus, Pertussis, Poliomyelitis** und *Haemophilus influenzae* **Typ B (Hib)** geimpft sind (➤ Abb. 6.2a). Die Quote der **Hepatitis-B-Impfung** beträgt jedoch in allen Untersuchungsjahren < 90 %. Seit den Schuleingangsuntersuchungen 2015 ist ein leicht sinkender Trend bei den genannten Impfungen zu beobachten. Möglicherweise ist dies auf die Nutzung reduzierter Impfschemata zurückzuführen, die in der Datenerfassung nicht als zu einem vollständigen Impfstatus führend gewertet werden.

Die **Masernimpfquoten** stiegen in den vergangenen Jahren leicht an und erreichten zum Einschulungsalter im letzten Untersuchungsjahr (2019) 97 % für die erste und 93 % für die zweite Impfung (➤ Abb. 6.2a). Daten der KV-Impfsurveillance belegen, dass jenseits der empfohlenen Altersgrenze der Masernimpfung (Ende des 2. Lebensjahrs) noch eine große Anzahl von Nachholimpfungen erfolgt.

Die Impfung gegen **Humane Papillomviren (HPV)** ist mit 2 Impfstoffdosen für 9- bis 14-Jährige empfohlen (seit 2018 auch für Jungen). Nachholimpfungen mit 3 Dosen sind bis zum Alter von 17 Jahren möglich. Im Jahr 2019 betrug die Impfquote für eine vollständige HPV-Impfserie bei 15-jährigen Mädchen bundesweit 47 % (➤ Abb. 6.2b). Während 66 % der 18-jährige Mädchen eine Impfserie zumindest begonnen hatten, hatten nur 52 % sie auch mit der letzten erforderlichen Dosis abgeschlossen.

Die STIKO empfiehlt die **Influenzaimpfung** als Standardimpfung allen Personen ab dem Alter von 60 Jahren. Außerdem wird sie als Indikationsimpfung für Personen mit bestehenden, impfrelevanten Grunderkrankungen sowie seit dem Jahr 2010 Schwangeren empfohlen. Während die Impfquote der Standardimpfung in den Influenzasaisons 2008/09 und 2009/10 noch leicht über 50 % lag, sank sie in den Folgesaisons zunächst auf < 40 % (➤ Abb. 6.2c). Erst in der Saison 2020/21 war wieder eine gesteigerte Inanspruchnahme (47 %) zu beobachten. Üblicherweise nutzen rund 30 % der Erwachsenen ab einem Alter von 18 Jahren mit impfrelevanten Grunderkrankungen die Influenzaimpfung. In der Saison 2020/21 näherte sich die Impfquote der Indikationsimpfung

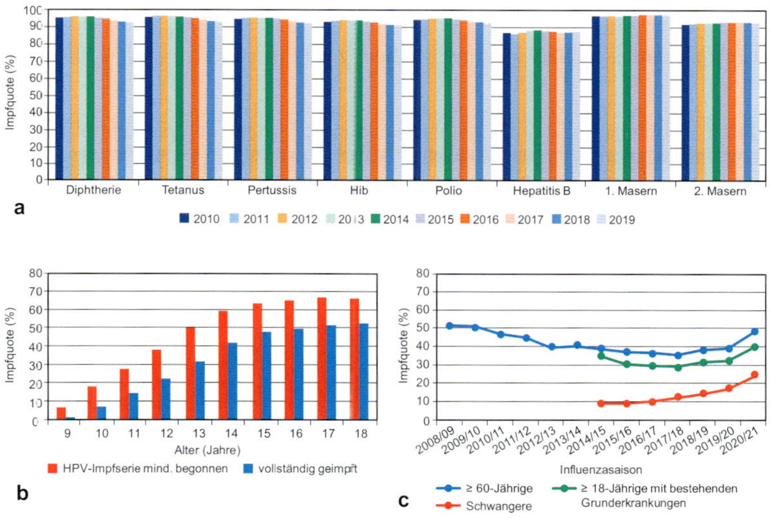

Abb. 6.2 Beispiele bundesweiter Impfquoten bei Kindern, Jugendlichen und Erwachsenen. (Mit freundlicher Genehmigung des RKI) [L143]
a) An das Robert Koch-Institut (RKI) übermittelte Impfquoten bei den Schuleingangsuntersuchungen in Deutschland 2010–2019
b) HPV-Impfquoten (HPV – Humane Papillomviren) bei Mädchen nach Alter in Jahren. Dargestellt sind die Anteile mit mindestens begonnener HPV-Impfung und abgeschlossener HPV-Impfserie, Ergebnisse der KV-Impfsurveillance (KV – Kassenärztliche Vereinigung), Dezember 2019
c) Impfquote für eine Influenza-Impfung nach Influenzasaison bei Personen im Alter von mindestens 60 Jahren, bei 18+-Jährigen mit bestehenden Grunderkrankungen sowie bei Schwangeren, Ergebnisse der KV-Impfsurveillance, Saisons 2008/09–2020/21.

in dieser Altersgruppe der 40 %-Marke. Die Impfquoten bei Schwangeren betrugen erst in der Saison 2017/18 mehr als 10 % und erreichten in der Saison 2020/21/22 dann 23 %.

6.3 Wirkung von Impfungen

6.3.1 Impfeffektivität

Zur Charakterisierung der Wirksamkeit einer Impfung wird die Maßzahl der Impfeffektivität (englisch: Vaccine Efficacy oder Vaccine Effectiveness, VE, zur Unterscheidung s. unten) herangezogen.

DEFINITION

Die Impfeffektivität gibt an, um wie viel Prozent das Risiko für eine Erkrankung bei Geimpften im Vergleich zu Ungeimpften reduziert wird. Sie wird mit folgender Formel berechnet:

$$VE = (1 - RR) \times 100\%$$

RR ist hierbei das relative Risiko (Risk Ratio) und kann je nach Berechnungsmethode auch durch die Odds Ratio (OR) oder Hazard Ratio (HR) ersetzt werden.

Die Impfeffektivität kann unter idealen Bedingungen oder unter eher realen Bedingungen gemessen werden.

- Die **Impfwirksamkeit,** die unter **„idealen" Studienbedingungen** (➤ Tab. 6.1) gemessen wurde, wird im Englischen als **Vaccine Efficacy** bezeichnet. Ideale Studienbedingungen herrschen üblicherweise im Rahmen von randomisierten kontrollierten Studien (Randomized Controlled Trials, RCTs), die vornehmlich vor Zulassung eines Impfstoffs durchgeführt werden.
- Als **Vaccine Effectiveness** wird die **Impfeffektivität** bezeichnet, die nach der Zulassung des Impfstoffs unter **„realen" Bedingungen** gemessen wird (➤ Tab. 6.1). Üblicherweise kommen hier nicht-randomisierte Studien (oftmals auch als Beobachtungsstudien) zum Einsatz.
- **Achtung:** Im Deutschen werden beide Begriffe häufig mit Impfwirksamkeit übersetzt.

Somit kann die tatsächliche Impfeffektivität in der Realität – evtl. auch nur in bestimmten Bevölkerungsgruppen – geringer sein, als es aufgrund der Ergebnisse der Zulassungsstudien unter idealisierten Bedingungen anzunehmen war. Neben den in ➤ Tab. 6.1 aufgeführten Faktoren können auch Veränderungen der epidemiologischen Lage die Wirksamkeit einer Impfung beeinflussen. So kann der Ziel-Erreger seit dem Zeitpunkt der Durchführung der Zulassungsstudien mutiert sein und einer Immunantwort nach Impfung leichter entkommen (sog. Immune Escape), wie dies bei SARS-CoV-2 und den COVID-19-Impfstoffen nach Auftreten der Omikron-Variante zu beobachten war.

Ein besonderer Fall liegt vor, wenn in den Zulassungsstudien bei seltenen Erkrankungen, wie invasiven Meningokokkenerkrankungen, nicht die Wirksamkeit der Impfung zur Verhinderung einer Erkrankung ermittelt wird, sondern der Studienendpunkt ein Surrogatparameter ist. Hierzu wird häufig die Immunogenität, also die Höhe der humoralen Immunantwort (Antikörperspiegel) gemessen, sodass bei Zulassung die eigentliche Wirksamkeit gegen die Erkrankung gar nicht bekannt ist und im weiteren Verlauf in Studien unter den o. g. „realen" Bedingungen erst ermittelt werden muss.

Eine besondere Bedeutung haben Studien unter „realen" Bedingungen für die Langzeitbeobachtung. RCTs sind nur selten auf eine Langzeitbeobachtung ausgelegt, wie z. B. bei der HPV-Impfung für Frauen und Mädchen, wo die Verhinderung von (Prä-)Kanzerosen erst mit langer Latenz untersucht werden kann. In den meisten Fällen werden Zulassungsstudien nach Erreichen des im Studienprotokoll definierten Studienziels, d. h. in der Regel nach wenigen Jahren beendet und die Teilnehmenden entblindet, d. h. es wird die Zugehörigkeit zur Impf- bzw. Placebogruppe offengelegt. Anschließend kann nicht mehr ausgeschlossen werden, dass sich der Erhalt von Impfstoff oder Placebo auf das Verhalten und damit das Infektionsrisiko auswirkt. Zudem wird den Teilnehmenden der Placebo-Gruppe nach Abschluss der Studie aus ethischen Gründen in der Regel eine Impfung angeboten, wenn sich diese als wirksam herausgestellt hat.

Tab. 6.1 Unterscheidung der Studienbedingungen – Randomisierte kontrollierte Studie und Beobachtungsstudie

Studienart	Patientenauswahl	Impfabstände	Kühlketten	Beobachtungszeitraum	Indirekte Effekte der Impfung
RCT („ideale Bedingungen")	Meist gesunde Probanden ausgewählter Altersgruppen	Werden eingehalten	Werden nicht unterbrochen	Meist nur kurz	Nicht zu erwarten
Beobachtungsstudie („reale Bedingungen")	Gesamtes Altersspektrum (je nach Impfempfehlung oder Anwendung), inkl. Personen mit Grundkrankheiten	Werden möglicherweise unter- oder überschritten	Fehler bei Aufbereitung und Verabreichung der Impfstoffe möglich	Kann abhängig vom Studiendesign und dem Zeitpunkt, seit dem die Impfung in der Bevölkerung zur Anwendung kommt, gewählt werden; Aussagen über Schutzdauer möglich	Je nach vorherrschender Impfquote in der Bevölkerung

Wenn schließlich die jeweiligen Impfstoffe in nationale Impfprogramme oder Impfempfehlungen aufgenommen wurden, kann die Impfeffektivität nicht mehr in randomisierten, Placebo-kontrollierten Studien untersucht werden, da dann eine empfohlene Impfung einer Gruppe verwehrt werden würde. Daher müssen zur Bestimmung der Impfeffektivität unter „realen" Bedingungen oft sogenannte epidemiologische Beobachtungsstudien durchgeführt werden.

6.3.2 Impfdurchbrüche und Impfversagen

Erste Hinweise auf eine möglicherweise geringere oder auch mit der Zeit nachlassende Impfeffektivität unter „realen" Bedingungen kann das Monitoring von sogenannten **Impfdurchbrüchen** oder **Impfversagen** liefern. Beim Impfversagen unterscheidet man ein primäres von einem sekundären Impfversagen.

- **Primäres Impfversagen:** Die geimpfte Person verfügt bereits unmittelbar nach Abschluss der Impfung bzw. Impfserie über keinen (ausreichenden) Impfschutz. Gründe hierfür können u. a. sein: Immundefizienz, Fehler bei der Applikation des Impfstoffs, das Abfangen von Lebendimpfstoffen durch vorhandene Antikörper vor der Auslösung der Immunantwort (z. B. nach Immunglobulingabe oder bei maternaler Leihimmunität bei Säuglingen).
- **Sekundäres Impfversagen:** Die geimpfte Person verfügt unmittelbar nach Abschluss der Impfung bzw. Impfserie über einen Impfschutz. Dieser ist jedoch nach einer gewissen Zeit nicht mehr ausreichend oder fehlt dann ganz. Gründe hierfür können u. a. sein: Immundefizienz oder Immunseneszenz (Alterung des Immunsystems), sinkende Antikörperspiegel bei fehlender Auffrischimpfung, sehr hohe Infektionsdosis („Durchbrechen des Impfschutzes").

MERKE
Wird ein Impfversagen bei Erkrankung von vollständig geimpften Personen durch bekapselte Bakterien (z. B. Pneumokokken) vermutet, sollte eine Serotypisierung durchgeführt werden um zu klären, ob der verursachende Serotyp von der Impfung tatsächlich abgedeckt wird.

Werden bei breiter Anwendung einer Impfung nur wenige oder keine Impfdurchbrüche beobachtet, spricht dies für eine hohe Effektivität der Impfung auch unter realen Bedingungen, sofern eine gewisse Häufigkeit und suffiziente Surveillance der entsprechenden Krankheit gegeben sind. **Häufungen von Impfdurchbrüchen** sollten genau untersucht werden:

- Waren die erkrankten Personen vollständig geimpft und wann wurden sie geimpft?
- Ist der beteiligte Erreger(sub-)typ tatsächlich impfpräventabel?
- Welche Personen erkranken trotz vollständiger Impfung (hohes Alter, Vorliegen von Immundefizienz)?
- Wie ist der Krankheitsverlauf im Vergleich zu Ungeimpften?
- Gibt es Hinweise auf fehlerhaften Umgang mit dem Impfstoff (wurden z. B. alle betreffenden Impfungen in derselben Arztpraxis durchgeführt)?
- Ist nur eine Impfstoff-Charge betroffen?

Sofern die Beantwortung dieser Fragen zu dem Schluss führt, dass tatsächlich eine unerwartete Häufung von Impfdurchbrüchen vorliegt, sollte diese im Rahmen von gezielten epidemiologischen Studien untersucht werden.

6.3.3 Untersuchung der Wirkungen von Impfungen unter realen Bedingungen

Alle vorgenannten Punkte liefern Gründe dafür, nach der Zulassung von Impfstoffen die Impfeffektivität unter „realen" Bedingungen zu untersuchen. Letztlich können derartige Studien auch zu Änderungen von Impfempfehlungen führen, z. B. zusätzlichen Impfstoffdosen bei immundefizienten Personen, Empfehlung von Auffrischimpfungen, geänderte Altersempfehlungen bei Auffrischimpfungen oder Reduktion von Impfstoffdosen.

Im Folgenden werden die wichtigsten epidemiologischen Studiendesigns, die für Impfeffektivitätsanalysen (Vaccine Effectiveness) verwendet werden, aufgeführt und kurz beschrieben.

Impact-Analyse

Prinzip Mithilfe eines sog. ökologischen Studiendesigns wird untersucht, ob ein zeitlicher Zusammenhang zwischen der Einführung einer Impfung bzw. dem zeitlichen Verlauf von Impfquoten und der Epidemiologie der Krankheit vorliegt. Im positiven Fall sinkt die aus den Jahren vor Einführung der Impfung bekannte Inzidenz kurz nach Einführung der Impfung und noch weiter bei Erhöhung der Impfquote in den Folgejahren. Eine Impact-Analyse kann auf unkomplizierte Weise Hinweise für die Notwendigkeit von Änderungen des Impfprogramms liefern, z. B. wenn die Fallzahlen in ursprünglich nicht betroffenen Altersgruppen ansteigen.
Voraussetzungen Methodisch konstante Surveillance der Krankheit vor und nach Einführung der Impfung sowie verlässliche Informationen zu Impfquoten.
Bewertung Impact-Analysen können nur einen **zeitlichen Zusammenhang** zwischen Impfung und Änderung der Epidemiologie einer Erkrankung (z. B. sinkende Inzidenz bei steigender Impfquote) zeigen, liefern jedoch keinen Beweis für einen kausalen Zusammenhang. Grund hierfür ist, dass keine Daten auf individueller Ebene vorliegen,

sodass nicht festgestellt werden kann, ob das Nichtauftreten einer Erkrankung tatsächlich auf eine individuelle Impfung zurückzuführen ist. Altersspezifische Effekte in der Epidemiologie bei altersbeschränkter Impfempfehlung bzw. bei altersstratifiziert vorliegenden Impfquoten, serotypenspezifische Effekte einer Impfung, die nur gegen einzelne Serotypen wirkt oder ein anhaltender zeitlicher Zusammenhang zwischen Epidemiologie und Entwicklung der Impfquoten können Hinweise auf einen **kausalen Zusammenhang** erhärten. Impact-Analysen können jedoch auch indirekte Effekte abbilden (Gemeinschaftsschutz ➤ Kap. 6.3.4), wenn z. B. bei hohen Impfquoten die Inzidenzen nicht nur in geimpften sondern auch ungeimpfte Bevölkerungs- bzw. Altersgruppen sinken.

Einschränkungen Ökologische Studien sind sehr anfällig für Verzerrung, da beispielsweise für den Einfluss anderer, zeitgleich implementierter Maßnahmen nicht korrigiert werden kann. Eine Änderung der Falldefinition oder der Aufmerksamkeit für die betreffende Krankheit hat ebenfalls großen Einfluss auf die Surveillance und damit auf die darstellbare Epidemiologie der Krankheit.

Kohortenstudie

Prinzip Prospektive Kohortenstudien verfolgen eine definierte Kohorte (z. B. einen Geburtsjahrgang) über einen meist längeren Zeitraum, über den verabreichte Impfungen ebenso erfasst werden wie mögliche Erkrankungen einschließlich des Zeitpunktes dieser Ereignisse. Dadurch lässt sich für die geimpften und ungeimpften Kohortenmitglieder das Erkrankungsrisiko berechnen.

Setzt man das Risiko der Geimpften ins Verhältnis zum Risiko der Ungeimpften, erhält man die Risk Ratio (RR), mit deren Hilfe man die Impfeffektivität ($VE = [1-RR] \times 100\ \%$) berechnen kann.

Indikationen Kohortenstudien werden im Rahmen der Zulassungsstudien als Fortführungen von RCTs verwendet. Auch ein Ausbruch lässt sich mithilfe einer Kohortenstudie untersuchen. Hier würde z. B. bei einem Keuchhustenausbruch an einer Schule die Kohorte aller Schüler und Schülerinnen und der Lehrkräfte mit Exposition umschließen. Meist retrospektiv kann der Impfstatus aller Kohortenmitglieder durch Kontrolle der Impfpässe erhoben werden, eine mögliche Erkrankung kann beispielsweise durch Befragung der Kohortenmitglieder erfasst werden.

Bewertung

- **Vorteile:** Es wird erhoben, ob eine Impfung vor der Erkrankung erfolgte, es werden auch weitere Einflussfaktoren berücksichtigt.
- **Nachteile:** Bei seltenen Erkrankungen sind Kohortenstudien zu aufwendig, langwierig und teuer.

Fall-Kontroll-Studie

Prinzip Fall-Kontroll-Studien bieten sich vor allem bei seltenen Erkrankungen an. Sie werden retrospektiv durchgeführt, d. h. der Ausgangspunkt ist die Erkrankung. Zu diesem Zeitpunkt werden die Fälle, die z. B. bei Aufnahme in ein Krankenhaus erkannt werden, rekrutiert. Den Fällen werden Kontrollen zugeordnet, die aus derselben Population stammen sollten. Das können Patienten und Patientinnen sein, die am selben Tag mit einer anderen Diagnose ins gleiche Krankenhaus aufgenommen wurden.

Für Fälle und Kontrollen werden die Wahrscheinlichkeiten (Odds) für das Vorliegen einer Impfung in der Vergangenheit berechnet. Das Verhältnis der Odds (Odds Ratio) dient wiederum der Berechnung einer Impfeffektivität:

$$VE = (1 - OR) \times 100\%$$

Voraussetzungen Der Impfstatus wird retrospektiv erfasst, was bei fehlender Impfdokumentation schwierig sein kann. Faktoren wie Alter oder Vorerkrankungen, welche die Effektivität der Impfung beeinflussen können, sollten bei Fällen und Kontrollen jeweils die gleiche Verteilung aufweisen.

Bewertung

- **Vorteile:** Fall-Kontroll-Studien sind mit relativ geringem Aufwand und schnell durchführbar.
- **Nachteile:** Fehler bei der Auswahl von Kontrollpersonen bergen ein hohes Risiko für Verzerrungen. Insbesondere bei der Rekrutierung über Gesundheitseinrichtungen werden z. B. Personen, die Gesundheitsleistungen selten oder gar nicht in Anspruch nehmen (Problem des Health-Care Seeking Behaviour), nicht ausreichend berücksichtigt.

Test-negative-Design Studie

Prinzip Um einer Verzerrung aufgrund eines unterschiedlichen Arztaufsuchverhaltens (Health-Care Seeking Behaviour) vorzubeugen, bietet sich das Test-negative-Design an. Es kann als eine Variante des Fall-Kontroll-Designs aufgefasst werden, die ursprünglich zur Bestimmung der Effektivität der Influenza-Impfstoffe entwickelt und in jüngerer Zeit auch zur Bestimmung der Impfeffektivität gegen Rotavirus-Erkrankungen oder COVID-19 verwendet wurde. Hierbei werden alle Patienten und Patientinnen (oder zumindest eine Zufallsstichprobe von ihnen), die sich mit einer bestimmten Symptomatik (z. B. einer akuten Atemwegserkrankung) vorstellen, auf das Vorliegen eines Erregers, für den die Impfeffektivität bestimmt werden soll (z. B. Influenza) getestet. Außerdem wird der Impfstatus bzgl. des betreffenden Erregers erhoben. Bei positivem Testergebnis werden die Patienten und Patientinnen als Fälle, bei negativem Ergebnis als Kontrollen definiert. Mittels der vorliegenden Informationen zum Impfstatus kann wie oben beschrieben die Odds Ratio und anschießend die Impfeffektivität berechnet werden.

MERKE

Das Test-negative-Design wird ebenso wie die Screening-Methode (auch Farrington-Methode genannt) nur im Bereich der Impfeffektivitätsbestimmung verwendet.

Screening-Methode

Prinzip Mit geringem Aufwand und schnell durchzuführende Form des Fall-Kontroll- (oder Fall-Kohorten)-Ansatzes, bei dem die Kontrollgruppe die gesamte Bevölkerung ist. Dabei wird die Wahrscheinlichkeit geimpft zu sein zwischen den Fällen und der Bevölkerung verglichen:

$$VE = 1 - \frac{PCV}{1-PCV} \times \frac{1-PPV}{PPV}$$

Dabei ist PCV (Proportion of Cases Vaccinated) der Anteil der geimpften Fälle und PPV (Proportion of Population Vaccinated) der Anteil der geimpften Bevölkerung.

Voraussetzungen Es liegen bei den Fällen Informationen zum Impfstatus vor (z. B. bei meldepflichtigen Erkrankungen) und es existieren verlässliche Impfquoten aus der betreffenden Bevölkerung.

Indikationen Es wird ohne Verzögerung eine grobe Schätzung der Effektivität benötigt.

Bewertung Schnelle Einschätzung, ob bei bekannter Impfeffektivität die Anzahl der beobachteten Impfdurchbrüche der Anzahl der erwartbaren Impfdurchbrüche entspricht. Bei engmaschiger Erhebung von Impfquoten Überwachung der Entwicklung der Impfeffektivität über die Zeit, z. B. im Rahmen der COVID-19-Pandemie (➤ Abb. 6.3).

Einschränkungen Die Screening-Methode ist besonders anfällig für Verzerrungen der Daten, insbesondere wenn die zugrundeliegende Impfquote nicht exakt der Bevölkerungsgruppe entspricht, aus der die Fälle kommen. Das ist insbesondere für das Alter (was auch die Impfeffektivität

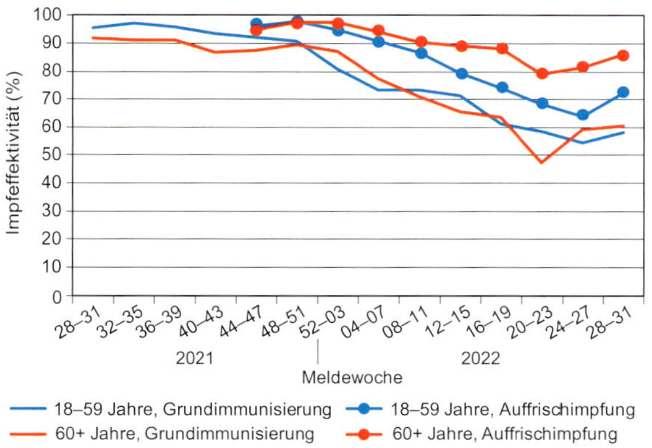

Abb. 6.3 Zeitlicher Verlauf der mittels Screening-Methode geschätzten COVID-19-Impfeffektivität nach Altersgruppe und Impfserie (Stand: 29.08.2022. Datengrundlage: IfSG-Meldedaten und Daten aus dem Digitalen Impfquoten-Monitoring) [L143]

beeinflusst) relevant, z. B. wenn die Fälle hauptsächlich aus der älteren Population kommen, Impfquoten aber nur für die gesamte Bevölkerung verfügbar sind.

Systematischer Review

Prinzip Ein systematischer Review führt die Ergebnisse einzelner Studien zusammen und kann eine Metaanalyse beinhalten. Er wird (ähnlich wie eine Primärstudie) auf der Grundlage eines zuvor definierten Protokolls durchgeführt und beinhaltet die systematische Suche nach Studien, die Datenextraktion und kritische Datenbewertung (sog. Verzerrungsrisikoanalyse). Im Ergebnis erhält man eine Spanne, innerhalb derer die Punktschätzer der einzelnen Studien liegen. Bei einer **Metaanalyse** wird aus diesen Impfeffektivitäts-Schätzern der einzelnen Studien ein gepoolter Schätzer gebildet. Dadurch wird eine stabilere Schätzung der Impfeffektivität geliefert als in als Einzelstudien, sofern nicht zu große Unterschiede zwischen den eingeschlossenen Studien (Heterogenität) einer solchen statistischen Zusammenfassung entgegenstehen. Systematische Reviews werden z. B. verwendet, um im Rahmen der wissenschaftlichen Vorbereitung von Impfempfehlungen durch nationale Impfkommissionen Entscheidungen auf der Basis der besten verfügbaren Evidenz (anstatt auf der Grundlage einzelner selektierter Studien) zu treffen. Eine besondere Form des systematischen Reviews ist **Umbrella Review**, bei dem die Ergebnisse verschiedener systematischer Reviews zum selben Thema (im Sinne eines Review of Reviews) zusammengefasst werden.

6.3.4 Herdenimmunität und Gemeinschaftsschutz

Impfungen schützen nicht nur das geimpfte Individuum, sie können im Rahmen der breiten Anwendung in einer Bevölkerung auch einen zusätzlichen Nutzen für ungeimpfte Personen bewirken. Aus Public-Health-Sicht sind zwei Aspekte wichtig:

1. Um große Ausbrüche zu verhindern oder einen Erreger zu eliminieren müssen nicht alle Menschen geimpft sein (Erreichbarkeit eines Impfziels).
2. Dieser zusätzliche Nutzen wird auch bei der Nutzen-Risiko-Bewertung oder der gesundheitsökonomischen Evaluation einer neuen Impfung berücksichtigt.

Oft werden die Begriffe Herdenimmunität und Gemeinschaftsschutz synonym verwendet. Streng genommen besteht hier jedoch ein Unterschied:

- **Herdenimmunität** entsteht, wenn in einer Bevölkerung ein Impfprogramm mit oralen Lebendimpfstoffen (z. B. gegen Poliomyelitis) eingeführt wird. Das Impfvirus wird in der Folge von geimpften Individuen mit dem Stuhl ausgeschieden und kann bislang Ungeimpfte infizieren und eine Immunantwort auslösen.

- **Gemeinschaftsschutz x (auch Herdenprotektion oder indirekter Impfeffekt)** entsteht durch die reduzierte Transmission des Erregers in der Bevölkerung aufgrund einer (ausreichend) hohen Impfquote und damit einer reduzierten Wahrscheinlichkeit einer ungeimpften Person sich anzustecken. Impfungen, die bei hohen Impfquoten einen Gemeinschaftsschutz ausbilden, sind beispielsweise Pneumokokken-Impfstoffe oder Masern-, Mumps-, Röteln- und Varizellen-Impfstoffe.

MERKE

Es gibt Impfungen, die weder zu einer Herdenimmunität, noch zu einem Gemeinschaftsschutz führen. Dazu gehören die Tetanus-Impfung und die Tollwut-Impfung.

Ein indirekter Effekt einer Impfung kann bereits mit moderaten Impfquoten erreicht werden. Die **Schwelle zur Elimination eines Erregers** liegt jedoch deutlich höher und ist von Erreger zu Erreger verschieden. Für manche Erreger ist eine Elimination nicht möglich, auch wenn sich ein indirekter Effekt bei hoher Impfquote ausbildet. Die Höhe solcher Schwellen hängt ab von:

- Der Übertragbarkeit des Erregers (Basisreproduktionszahl)
- Der Wirksamkeit und Schutzdauer der Impfung

Der indirekte Effekt wirkt sich nicht nur auf die ungeimpften Personen aus, sondern bringt auch einen zusätzlichen Nutzen für die geimpften Bevölkerungsgruppe. Da Impfstoffe üblicherweise keinen 100%-igen Schutz bieten, jedoch bei ausreichend hohen Impfquoten die Zirkulation des Erregers reduziert wird, profitieren auch Geimpfte, bei denen die Impfung primär nicht angesprochen hat oder deren Impfschutz bereits nachgelassen hat (Impfversagen, ➤ Kap. 6.3.2).

Indirekte Effekte einer Impfung bilden sich nicht nur bei breiter Anwendung in einer größeren Population aus, sondern können bereits in kleineren Einheiten nachgewiesen werden, z. B. im Haushalt oder in Einrichtungen (z. B. Schule). Ein Beispiel hierfür ist die sog. Kokon-Strategie. Hierbei werden die engen Kontaktpersonen eines Säuglings gegen Keuchhusten geimpft, da der Säugling noch nicht geimpft werden kann. Die Impfung der Kontaktpersonen erzeugt einen indirekten Schutz für den Säugling in den ersten Lebenswochen.

Zum besseren Verständnis bzw. zur Planung von Studien zur Messung der verschiedenen Impfeffekte sei auf ➤ Abb. 6.4 verwiesen:

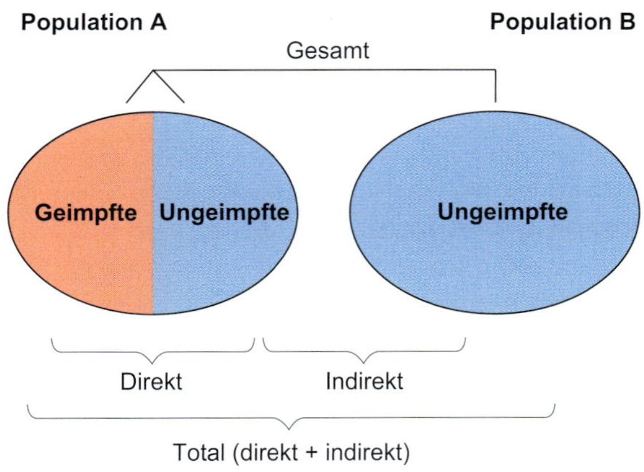

Abb. 6.4 Übersicht zu den verschiedenen Effekten einer Impfung bei breiter Anwendung in einer Bevölkerung. (Adaptiert nach Halloran et al. 1999) [L143/F1153-001]

- Der **direkte Impfeffekt** wird durch den Vergleich von Geimpften und Ungeimpften in einer Bevölkerung mit einem entsprechenden Impfprogramm ermittelt.
- Der **indirekte Effekt** eines Impfprogramms auf die ungeimpften Individuen muss im Vergleich zu Ungeimpften in einer Bevölkerung ohne ein existierendes Impfprogramm gemessen werden.
- Der **Gesamteffekt der Impfung** ist messbar durch den Vergleich aller Individuen (geimpft und ungeimpft) in einer Population mit Impfprogramm mit den Individuen in einer Population ohne Impfprogramm.
- Der **Gesamteffekt eines Impfprogramms** in der Bevölkerung ist derjenige, der bei der Risiko-Nutzen-Bewertung einer Impfung aus Public-Health-Sicht betrachtet werden sollte und beinhaltet die indirekten Impfeffekte sowohl auf die Geimpften als auch Ungeimpften in einer Bevölkerung.
- Der **Nutzen für das geimpfte Individuum** setzt sich aus dem direkten und indirekten Schutz für das Individuum zusammen (totaler Effekt).

LITERATUR

Farrington CP. Estimation of vaccine effectiveness using the screening method. Int J Epidemiol 1993; 22(4): 742–746.

Halloran ME, Longini IM, Claudio, Struchiner CJ: Design and interpretation of vaccine field studies. Epidemiol Rev 1999; 21(1): 73–88.

Rieck T, Feig M, Siedler A. Impfquoten von Kinderschutzimpfungen in Deutschland – aktuelle Ergebnisse aus der RKI-Impfsurveillance. Epid Bull 2021a; 49: 6–29.

Rieck T, et al. Impfquoten bei Erwachsenen in Deutschland – Aktuelles aus der KV-Impfsurveillance. Epid Bull 2021b; 50: 3–22.

Yash P. Herd immunity and herd protection. Vaccine 2004; 22(3–4): 301–302.

KAPITEL

7 Impfungen als Public-Health-Maßnahme

Dorothea Matysiak-Klose, Kathrin Keeren, Anette Siedler

Kernaussagen

- Impfungen gehören zu den wirksamsten Public-Health-Maßnahmen zur Verhinderung von Infektionskrankheiten und deren Ausbreitung. Sie sind damit von hohem öffentlichem Interesse.
- Gemeinsame Ziele für das Impfwesen und zu einzelnen impfpräventablen Krankheiten wurden im Nationalen Impfplan (NIP) Deutschlands festgeschrieben. Die Koordinierung des Fachaustauschs und der Fortschreibung der im NIP genannten Ziele erfolgt durch die Nationale Lenkungsgruppe Impfen (NaLI).
- Nationale Impfempfehlungen erfolgen seit 1972 durch die Ständige Impfkommission (STIKO). Das Angebot von und die Beratung zu Impfungen für Bürgerinnen und Bürger als originäre Public-Health-Aufgabe wurde in den letzten Jahrzehnten zunehmend den niedergelassenen Ärztinnen und Ärzten übertragen. Sie sind damit in Deutschland zu den wichtigsten Akteuren zur Umsetzung nationaler bzw. regionaler Impfempfehlungen geworden.
- Die Wirksamkeit eines nationalen Impfprogrammes wird durch die infektionsepidemiologische Surveillance und Erhebung von Impfquoten und unerwünschten Wirkungen der Impfungen evaluiert.
- Ausbrüche impfpräventabler Erkrankungen können auch bei hohen allgemeinen Impfquoten, zum Beispiel bei kleinräumigen Impflücken oder bei Abnahme des Impfschutzes in höheren Altersgruppen, auftreten.
- Aufgrund des bevölkerungsbezogenen Erfolges von Impfungen verfolgt die WHO Ziele zur Elimination verschiedener impfpräventabler Erkrankungen.

7.1 Einleitung

Public Health wurde definiert als die Wissenschaft und die Praxis der Verhinderung von Krankheiten, Verlängerung des Lebens sowie Förderung der Gesundheit durch organisierte Anstrengungen und bewusste Entscheidungen der Gesellschaft, von Organisationen, öffentlichen und privaten Gemeinschaften und von Einzelpersonen (Acheson 1988, Winslow 1920). Die Prävention übertragbarer Krankheiten ist eine klassische Public-Health-Aufgabe.

Impfungen sind von entscheidender Bedeutung für die Prävention und Kontrolle von Infektionskrankheiten und ein wichtiger Bestandteil der medizinischen Grundversorgung. Impfungen dienen in der Regel nicht nur dem Individualschutz, sondern können auch direkte und indirekte erwünschte (z. B. Aufbau eines Gemeinschaftsschutzes), ggf. aber auch unerwünschte Effekte auf Bevölkerungsebene haben (z. B. Verschiebungen im Erregerspektrum, sog. Replacement, oder in ein höheres Erkrankungsalter). Durch Impfungen kann in Abhängigkeit der erreichten Impfquoten ein Gemeinschaftsschutz aufgebaut werden. Damit ist es möglich, Bevölkerungsgruppen zu schützen, die (noch) nicht geimpft werden können (➤ Kap. 6.3.4). Sie haben günstige Kosten-Nutzen-Relationen und damit das Potenzial von erheblichen Kosteneinsparungen. Jedes Jahr werden weltweit durch Impfprogramme schätzungsweise 3,5–5 Millionen Todesfälle durch Erkrankungen wie Diphtherie, Tetanus, Pertussis, Influenza oder Masern verhindert und krankheitsspezifische Behandlungskosten gesenkt (WHO 2022). Daher stellen Impfungen eine der wirksamsten Public-Health-Maßnahmen zur Verhinderung von Infektionskrankheiten und deren Ausbreitung dar und sind damit von hohem öffentlichem Interesse.

MERKE
Nach Einschätzung der WHO (2022) sind Impfungen ein unbestreitbares Menschenrecht.

Zu den öffentlichen Aufgaben in Bezug auf die Umsetzung bevölkerungsbezogener Impfungen gehören die Entwicklung von spezifischen Impfzielen und Programmen zu ihrer Erreichung sowie eine regelmäßige Evaluation, in wieweit die national empfohlenen Impfungen umgesetzt und die Impfziele erreicht werden konnten.

Gemeinsame Ziele für das Impfwesen in Deutschland und zu einzelnen impfpräventablen Krankheiten wurden 2012 unter Berücksichtigung bestehender WHO-Impfziele im **Nationalen Impfplan** (NIP) dargelegt. Der NIP informiert darüber hinaus über die Organisation des deutschen föderalen Impfwesens. Die Koordinierung der Fortschreibung sowie des Austauschs der Akteure zur Umsetzung der im NIP genannten Ziele erfolgt durch die **Nationale Lenkungsgruppe Impfen** (NaLI). Die Mitglieder dieses Bund-Länder-Gremiums auf nationaler Ebene mit Beteiligung der Ständigen Impfkommission (STIKO) sowie der Vertreter von Ärzteschaft und Kostenträgern evaluieren den Erfolg ausgewählter Schwerpunkte und stimmen sich zur Umsetzung und Weiterentwicklung des Nationalen Impfplans ab. Dazu dienen auch die **Nationalen Impfkonferenzen** (NIK) in zweijährigem Abstand.

Aufgrund des hohen Wirksamkeitsgrades wurden **Impfangebote** bis in die 1980er Jahre in beiden Teilen Deutschlands als staatliche Maßnahme begriffen und in aller Regel vom öffentlichen Gesundheitsdienst umgesetzt und finanziert. In der BRD war die Pockenimpfung mit einer Impfpflicht verbunden, in der DDR gab es weitere Impfpflichten. Seitdem wurde in Deutschland das Angebot zur Beratung und Durchführung von Impfungen an Bürgerinnen und Bürgern als originäre Public-Health-Aufgabe zunehmend den niedergelassenen Ärztinnen und Ärzten übertragen. Diese sind damit in Deutschland zu den wichtigsten Akteuren zur Umsetzung nationaler bzw. regionaler Impfempfehlungen geworden. Die Folge davon ist eine mehr individuelle Sichtweise hinsichtlich des Nutzens und der Risiken von Impfungen. Die Berücksichtigung von Impfeffekten auf Bevölkerungsebene, von nationalen Impfzielen und die damit auch verbundene soziale Verantwortung für die Gemeinschaft („wer sich impfen lässt, schützt sich und andere") sind jedoch Aspekte, die stärker in die öffentliche Wahrnehmung gerückt werden sollten.

Zur Sicherstellung von regelmäßigen, wissenschaftsbasierten nationalen Impfempfehlungen wurde seit 1972 die unabhängige Ständige Impfkommission etabliert (➤ Kap. 11.1). Für eine maßgeschneiderte Information entsprechend den nationalen Impfempfehlungen der STIKO sind die niedergelassenen impfenden Ärztinnen und Ärzte zu den wichtigsten Mediatoren geworden. Damit benötigen die Bürgerinnen und Bürger sowie die niedergelassene Ärzteschaft eine breite und konstante Information über die aktuellen Impfempfehlungen und ihre bevölkerungsbezogenen Ziele, hinsichtlich der Erkenntnisse der infektionsepidemiologischen Surveillance und hinsichtlich einer modernen Impfkommunikation. Ziel ist es, das Vertrauen der Öffentlichkeit in Impfungen zu stärken und zu erhalten und für alle Menschen in Deutschland einen niedrigschwelligen Zugang zu einer ausreichenden Gesundheitsversorgung und zu Impfungen sicherzustellen.

Zu den Public-Health-Aufgaben, die heutzutage im Wesentlichen vom öffentlichen Gesundheitsdienst hinsichtlich impfpräventabler Krankheiten übernommen werden, gehören nunmehr vor allem die Surveillance von impfpräventablen Krankheiten sowie Maßnahmen (z. B. Riegelungsimpfungen) zur Ausbruchskontrolle/Pandemiebewältigung.

Um die Wirksamkeit eines nationalen Impfprogrammes, die erwünschten und unerwünschten Effekte von Impfungen und die Sicherheit der Impfstoffe einschätzen und evaluieren zu können, ist es notwendig, im Rahmen einer nationalen infektionsepidemiologischen Surveillance Daten zum Auftreten und zur Transmission impfpräventabler Krankheiten zu erheben (➤ Kap. 10). Zur Evaluation der Empfehlungen werden ferner in Deutschland Impfquoten in verschiedenen Bevölkerungsgruppen erfasst (➤ Kap. 6.2). Ferner wird kontinuierlich die Sicherheit der Impfstoffe durch das Paul-Ehrlich-Institut geprüft. Grundlage hierfür ist u. a. die Meldepflicht unerwünschter Wirkungen nach Impfungen, die über das übliche Ausmaß einer Impfreaktion hinausgehen.

7.2 Ausbrüche impfpräventabler Krankheiten

DEFINITION
Ein **Ausbruch** ist das plötzliche vermehrte – lokalisierte oder verstreute – Auftreten von Erkrankungsfällen, welches das zu erwartende Maß dieser Krankheit zu dieser Zeit an diesem Ort und in dieser Population überschreitet und bei dem ein epidemiologischer Zusammenhang sehr wahrscheinlich oder gesichert ist. Es handelt sich damit um eine auf eine gemeinsame Ursache zurückführbare Häufung von Erkrankungsfällen. Bei besonderer klinisch-epidemiologischer Bedeutung (seltene und gefährliche Krankheiten) gelten ggf. schon einzelne Fälle als Ausbruch (RKI 2019). Dies ist zum Beispiel bei den Masern der Fall. Es gibt keine scharfe Grenze zum Begriff der **Epidemie** und auch keinen grundsätzlichen Unterschied, weil eine Epidemie in diesem Sinne ein großer Ausbruch ist (Kiehl 2015).

Trotz der zum Teil seit Jahrzehnten zur Verfügung stehenden Impfstoffe und verbesserten Präventionsmöglichkeiten treten in Deutschland immer wieder zum Teil ausgedehnte Ausbrüche durch impfpräventable Erreger auf. Sie werden häufig durch Importe der Erreger verursacht und durch intensive globale Handels- und Reiseverbindungen erleichtert und beschleunigt (RKI 2019).

Ursachen Gründe für Ausbrüche sind:

- Zu niedrige Impfquoten: Niedrige Impfquoten bei Kleinkindern kumulieren langfristig zu Immunitätslücken bei den dann älteren Kindern, Jugendlichen und Erwachsenen. Diese können dann noch bis in hohe Altersgruppen bestehen, auch wenn bereits hohe Impfquoten bei Kindern erreicht wurden. Aus diesem Grund kann bei einigen Krankheiten, gegen die eine Impfung im Kindesalter empfohlen ist, eine Rechtsverschiebung des Alters der Erkrankten stattfinden, die dazu führen könnte, dass diese Erkrankungen in einigen Jahren auch in der älteren Bevölkerung wieder regelmäßig auftreten.
- Primäres Impfversagen (geringere Wirksamkeit einiger Impfstoffe)
- Das Nachlassen einer zunächst erreichten Immunität nach Impfungen oder nach Infektion (Waning Immunity) in der Bevölkerung oder in einzelnen Bevölkerungsgruppen, wie es zum Beispiel bei Keuchhusten der Fall ist.

Aber auch wenn die generelle Immunität der Bevölkerung hoch ist und sogar die Schwelle zum Bevölkerungsschutz erreicht wurde, können weiterhin Ausbrüche auftreten. Dies passiert, wenn spezifische Bevölkerungsgruppen, die engen Kontakt zueinander haben, ein anderes Impfverhalten aufweisen oder eine geringere Chance hatten, geimpft zu werden, als der Durchschnitt der Bevölkerung.

Surveillance Die Untersuchung der Ausbreitung impfpräventabler Krankheiten und Erreger steht und fällt mit der ausreichenden Sensitivität und Qualität der infektionsepidemiologischen Erhebungsinstrumente. Ausgangspunkt für die Surveillance und einer der wichtigsten Faktoren ist die valide Erkennung der Erkrankungen durch die klinisch tätigen Ärztinnen und Ärzte und die schnelle Meldung der Daten an das zuständige Gesundheitsamt. Die Labordiagnostik sichert nicht nur die valide Diagnose, sondern führt auch zu Erkenntnissen hinsichtlich der Herkunft der Erreger und zur Erregertransmission. Wichtige Voraussetzung für ein erfolgreiches Surveillancesystem ist ein konstanter Dialog des Öffentlichen Gesundheitsdienstes mit der niedergelassenen Ärzteschaft, um über neue Entwicklungen informiert zu sein und gemeinsame Ziele diskutieren und erreichen zu können.

Impfungen Nicht nur als Präexpositionsprophylaxe, sondern auch als rechtzeitige Postexpositionsprophylaxe nach Kontakt mit Erkrankten als Maßnahme zur Eindämmung von Ausbrüchen nehmen einige Impfungen einen wichtigen Stellenwert ein, um die Transmission abzuschwächen und (weitere) Erkrankungen zu vermeiden.

7.3 Pandemiebekämpfung durch Impfstoffe

DEFINITION

Eine Pandemie ist die neu aufgetretene und weltweit starke Ausbreitung einer Infektionskrankheit mit hohen Erkrankungszahlen und in der Regel auch schweren Krankheitsverläufen, die aber zeitlich begrenzt in Erscheinung tritt (RKI 2009).

Bei einer fortgesetzten Mensch-zu-Mensch-Übertragung kann die WHO im Rahmen der Internationalen Gesundheitsvorschriften eine Pandemie deklarieren. Unabhängig von der Deklaration einer Pandemie kann sie bereits vor dem Beginn eine „Gesundheitliche Notlage von internationaler Tragweite" entsprechend der Internationalen Gesundheitsvorschriften ausrufen (Kiehl 2015). Diese stellt eine außergewöhnliche Situation dar, die mit einer erheblichen überregionalen oder potenziell globalen Gefährdung der Gesundheit der Bevölkerung assoziiert ist. In der Regel handelt es sich dabei um den Ausbruch einer Infektionskrankheit (Kiehl 2015).

In dem optimalen Fall, dass ausreichend schnell Impfstoffe gegen den sich verbreitenden Erreger entwickelt werden können und sich im Rahmen des Zulassungsprozesses als wirksam und sicher herausstellen, ist das Ziel eine möglichst rasche Sicherstellung der Impfstoffversorgung. Der **ideale Impfstoff** gegen den Erreger einer Pandemie sollte in allen Altersgruppen hochwirksam und sicher in der Anwendung sowie in möglichst kurzer Zeit in sehr hohen Dosen produzierbar und verfügbar sein.

Die Pathogenität eines Erregers definiert die Tolerierbarkeit potenzieller **Impfkomplikationen** in der Bevölkerung. Bei hoher Pathogenität wird die Nutzen-Risiko-Abwägung eher zugunsten der Impfung ausfallen, während bei geringerer Pathogenität eine Impfentscheidung unter Umständen von bestimmten Risikofaktoren beeinflusst werden wird, wie dem Alter und/oder Vorerkrankungen. Spezifische Risiko-Nutzen-Abwägungen für unterschiedlich stark gefährdete Bevölkerungsgruppen werden notwendig (RKI 2017). Diese Abwägungen nimmt die Ständige Impfkommission (STIKO) vor (➤ Kap. 11.1). Vorrangige Ziele sind die Reduktion der Morbidität und Mortalität in der Bevölkerung. Weitere Ziele sind der Schutz des öffentlichen Lebens, die Vermeidung von Überlastungen von Gesundheitseinrichtungen sowie die Senkung der Krankheitskosten (RKI 2016 und 2017).

Da anfangs produktionsbedingt nur mit geringeren Mengen der Impfstoffe gerechnet werden kann, entscheiden die Risiko-Nutzen-Abwägungen unter weiterer Berücksichtigung ethischer Aspekte auch über eine Priorisierung verschiedener Bevölkerungsgruppen, denen der Impfstoff vorrangig zur Verfügung gestellt werden soll. Dazu können bestimmte besonders gefährdete Altersgruppen, Pflegepersonal in der

Altenpflege, Personal mit besonders hohem Expositionsrisiko, z. B. in Notaufnahmen oder Personal mit Kontakt zu besonders vulnerablen Patienten und Patientinnen gehören.

Aufgrund der bei breiter Anwendung immens hohen Anzahl an Impfungen, können besonders seltene Impfkomplikationen auftreten, die in den Zulassungsstudien bisher aufgrund der geringeren Zahl an Teilnehmenden nicht beobachtet werden können. Voraussetzung für eine valide Bewertung der Impfstoffsicherheit nach der Zulassung ist daher die Post-Marketing-Surveillance mit einer bevölkerungsbezogenen Erfassung von im zeitlichen Zusammenhang aufgetretenen unerwünschten Wirkungen nach Impfung, die auf ihre Kausalität untersucht werden müssen. Ferner ist die Erfassung von alters- und zielgruppenspezifischen Impfquoten notwendig. Diese Daten können darüber hinaus dazu genutzt werden, um die Impfeffektivität (Wirksamkeit von Impfungen bei breiter Anwendung) beurteilen zu können.

Eine breite und transparente zielgruppenspezifische Kommunikation ist wesentlich, um möglichst hohe Impfquoten zu erzielen. Hierzu gehören Informationen über die Impfstoffe in Bezug auf Zusammensetzung, Zulassungsverfahren, Beschaffung und Verfügbarkeit sowie zu ihrer Wirksamkeit und Sicherheit und die Verfahren zu ihrer Untersuchung. Ferner sollte die Bevölkerung über Entschädigungsansprüche des Geimpften und die impfenden Ärztinnen und Ärzte zu Besonderheiten der Arzthaftung informiert werden (RKI 2017).

7.4 Elimination impfpräventabler Erkrankungen

7.4.1 Prinzip

Impfpräventable Erreger können ggf. durch konsequente und anhaltende Durchführung von Impfprogrammen eliminiert und sogar global eradiziert werden.

- Von einer **Elimination** spricht man, wenn eine Erkrankung durch entsprechende Maßnahmen nicht mehr in einer geografisch definierten Region endemisch zirkuliert. Bei Vorliegen einer ausreichenden Immunität in der Bevölkerung werden nach einem Import von Erregern nur noch kurze Transmissionsketten beobachtet, die nur noch zu sporadischen Einzelfällen oder kleineren Ausbrüchen führen und schnell unterbrochen werden können (RKI 2019b).
- Eine **Eradikation** ist erreicht, wenn in allen Regionen der Welt die Elimination der Erkrankung gelungen ist (RKI 2019b).
- **Achtung:** Diese Begriffe werden in der Literatur teilweise unterschiedlich verwendet.

Die Elimination und Eradikation einer Infektionskrankheit ist grundsätzlich möglich, wenn

- wirksame und praktikable Interventionen zur Verfügung stehen (wie z. B. Impfstoffe), die eine Weiterverbreitung der Infektion verhindern können.
- gute diagnostische Methoden verfügbar sind, mit denen die Infektion identifiziert werden kann.
- der Mensch das einzige Infektionsreservoir ist.

Je höher der Schutz vor Infektionen (Immunität) in der Bevölkerung ist, desto geringer wird das Risiko einer Erregerübertragung. Sofern diese Immunität in der Bevölkerung aufrechterhalten werden kann und einen bestimmten Prozentsatz übersteigt, dessen Höhe von der Infektiosität des jeweiligen Erregers abhängig ist **(R0-Wert)**, ist eine Weiterverbreitung des Erregers in dieser Population (endemische Verbreitung) nicht mehr möglich.

Neben den oben aufgeführten grundsätzlichen Kriterien sind auch die Wahrnehmung der Risiken der zu verhütenden Infektion und die Akzeptanz der Impfungen in der Bevölkerung sowie ein hoher politischer Wille und ausreichende finanzielle Mittel Voraussetzung eines Erfolges. Im Jahr 1980 konnten die Pocken durch weltweite gemeinsame Impfprogramme erfolgreich eradiziert werden.

7.4.2 Globaler Stand der Polioeradikation

Im Jahr 1988 wurde unter der Federführung der WHO auf der Basis des breiten Einsatzes der oralen Polio-Vakzine (OPV) die Globale-Polio-Eradikations-Initiative (GPEI) initiiert. Seither konnte die Anzahl der Poliofälle weltweit um mehr als 99,9 % verringert werden.

Mit der Erklärung der afrikanischen Region der WHO als frei von Polio-Wildviren (WPV) sind nun 5 von 6 WHO-Regionen als poliofrei zertifiziert. Noch nicht als poliofrei gilt die WHO-Region Naher Osten, da in Pakistan und Afghanistan die endemische Zirkulation von WPV Typ 1 bisher nicht unterbrochen werden konnte. Die Zertifizierung der Poliofreiheit kann nach 3 Jahren ohne Virusnachweis erfolgen. Zwei der drei WPV-Typen gelten als bereits eradiziert: WPV Typ 2 wurde 2015 und WPV Typ 3 im Jahr 2019 für ausgerottet erklärt.

Die letzte in **Deutschland** erworbene Erkrankung an Poliomyelitis durch ein WPV wurde 1990 erfasst. Die letzten beiden importierten Fälle wurden 1992 registriert. Im Jahr 1998 wurde der generelle Einsatz von inaktivierter Polio-Vakzine (IPV) durch die STIKO empfohlen. Die Impfquoten von Deutschland liegen derzeit bei ca. 90 %. Die WHO empfiehlt eine Impfquote von 95 %, um eine Eradikation zu erreichen.

Aktuell kommt es in vielen Regionen der Welt zu Ausbrüchen durch zirkulierende Impfstoff-abgeleitete Polioviren (Circulating Vaccine-Derived Poliovirus, cVDPV, vor allem cVDPV2). Diese cVDPV entstehen aus dem OPV-Lebendimpfstoff durch Rückmutation mit erneutem Erwerb der Pathogenität. Sie können bei nicht ausreichendem Impfschutz in der Bevölkerung zirkulieren und Ausbrüche hervorrufen. Am häufigsten wurden VDPV in der Region Afrika detektiert, gefolgt von der Region Östliches Mittelmeer und Europa.

MERKE

Seit November 2020 gibt es eine Notfallzulassung für einen neuartigen oralen Polioimpfstoff Typ 2 (nOPV2), der im Gegensatz zum ursprünglichen OPV2 genetisch stabiler ist. Er wird aktuell in mehreren afrikanischen Ländern eingesetzt, um cVDPV2-Ausbrüche einzudämmen (GPEI 2020).

Solange Polioviren nicht weltweit eradiziert sind, besteht die Möglichkeit eines Eintrags in bereits poliofreie Gebiete. So wurden kürzlich Poliofälle durch cVDPV in der Ukraine, Israel und den USA registriert (GPEI 2022). In Malawi kam es darüber hinaus Ende 2021 zu einem Eintrag von WPV1 aus Pakistan, woraufhin weitere Fälle im Nachbarland Mozambique aufgetreten sind. Der aktuelle Strategieplan der GPEI für die Jahre 2022–2026 strebt die weltweite Unterbrechung der Zirkulation von Poliowildviren bis 2024 an (GPEI 2021).

Auch das Arbeiten in den Laboren mit Polioviren wird bis dahin maximal eingeschränkt, um das Risiko einer Freisetzung von Polioviren aus Laborbeständen zu minimieren. Bereits jetzt sind Tätigkeiten mit und Lagerung von Polioviren Typ 2 und Typ 3 (mit Ausnahme von OPV3) nur noch in zertifizierten Poliovirus-Essential Facilities (PEF) erlaubt (§ 50a IfSG).

7.4.3 Elimination der Masern und Röteln in Deutschland und Europa

Die Elimination der Masern und Röteln ist seit vielen Jahren erklärtes Ziel der WHO. Alle 6 WHO-Regionen haben sich nunmehr zu diesem Ziel verpflichtet oder unterstützen es. Die europäische WHO-Region mit ihren 53 Mitgliedsstaaten verfolgt das Ziel bereits seit 1984. Hier wird der Status der Elimination der Masern und Röteln für einen Mitgliedsstaat ausgesprochen, wenn eine Unterbrechung der endemischen Transmission einzelner Virusvarianten für mindestens 36 Monate mit Hilfe eines qualitativ hochwertigen Surveillance-Systems nachgewiesen werden kann.

Als **endemischen Transmission** einer Virusvariante wird die kontinuierliche Übertragung dieses Virus über $\geq$ 12 Monate in einer geografischen Region definiert. Die Regionale Verifizierungskommission des Regionalbüros der europäischen WHO-Region in Kopenhagen spricht den Status der **Elimination** aus, wenn die eingesandten Daten belegen, dass alle in einem Jahr beobachteten Transmissionsketten verschiedener Virusvarianten < 12 Monate dauern und dies über 3 Jahre eindeutig belegt werden kann. Der Status der Elimination kann weiter Bestand haben, auch wenn ggf. in einem Mitgliedsstaat erneut Masern- oder Rötelnfälle, unabhängig von ihrer Anzahl, auftreten. Eine gute Qualität der Surveillance ist Voraussetzung für die Erlangung des Status der Elimination und anhand bestimmter, von der WHO vorgegebener Qualitätsindikatoren zu belegen. Dazu gehört die möglichst vollständige Erfassung der Transmissionsketten nachgewiesener Viren anhand ermittelter Genotypen und Sequenzvarianten im Rahmen der molekularen Surveillance, wie sie auch bei der SARS-CoV-2-Pandemie durchgeführt wurde.

Ende des Jahres 2020 hatte keine WHO-Region das Ziel der Elimination der Masern erreicht oder beibehalten. In der WHO-Region Europa hatten im Jahr 2017 insgesamt 37 von 53 Ländern den Status der Elimination erhalten, im Jahr 2018 waren es noch 35 und im Jahr 2019 nur noch 29 Staaten. Die Analyse der vorliegenden Daten und die Erarbeitung eines Berichtes erfolgt für Deutschland durch die am Robert Koch-Institut (RKI) angesiedelte Nationale Verifizierungskommission Masern/Röteln (NAVKO).

MERKE

Bis zum Jahr 2021 konnte Deutschland den Status der Elimination der Masern noch nicht erreichen. Der Status der Elimination der Röteln wurde Deutschland im Jahr 2020 allerdings bereits zugesprochen.

7.4.4 Eliminationskriterien für HPV

Zervixkarzinome stellen als vierthäufigster Tumor der Frau weltweit ein wesentliches Public-Health-Problem dar. Etwa 310.000 Frauen sterben jährlich an den Folgen eines Zervixkarzinoms (WHO 2020), in Deutschland jährlich etwa 1.600 Frauen (RKI 2021).

Seit 2006 steht ein gut verträglicher und sicherer, hoch wirksamer Impfstoff zum Schutz vor Humanen Papillomviren (HPV) zur Verfügung. Da nahezu alle Zervixkarzinome durch HPV-Typen verursacht werden, die zu etwa 90 % impfpräventabel sind, besteht bei einer hohen Impfinanspruchnahme die theoretische Chance einer deutlichen Reduzierung der Zervixkarzinom-Inzidenz. Darüber hinaus ist anzunehmen, dass durch die Impfung auch andere auf HPF zurückführbare Karzinome deutlich reduziert werden könnten, die sowohl Männer als auch Frauen betreffen.

Aufgrund des nachweislichen Effekts der HPV-Impfung auf die Senkung der Krankheitslast haben sich daher sowohl die WHO als auch die EU-Kommission das Ziel gesetzt, das Zervixkarzinom weltweit bzw. in Europäischen Union als Public-Health-Problem zu eliminieren. Dieses Ziel soll durch **3 Schlüsselstrategien** erreicht werden, die bis 2030 umgesetzt sein sollen:

- HPV-Impfquote (vollständige Impfserie) von mindestens 90 % bei Mädchen im Alter von 15 Jahren.

- Vorsorge zur Früherkennung des Zervixkarzinoms bei 70 % aller Frauen im Alter von 35–45 Jahren.
- Management bzw. Therapie von 90 % der Frauen mit einem Zervixkarzinom oder dessen Vorstufen.

Diese WHO-Ziele verfolgt auch Deutschland, wobei die Wahrnehmung der regelmäßigen Krebsvorsorge und das Therapieangebot bzw. -management bereits auf einem hohen Niveau sind. Zudem besteht in Deutschland, wie auch in einer Reihe von anderen Ländern, seit 2018 auch eine Impfempfehlung für Jungen, um diese unabhängig von der Mädchenimpfquote und möglichen Herdeneffekten selbst vor HPV-induzierten Krebsformen zu schützen und insgesamt die Übertragung zu reduzieren.

LITERATUR

Acheson D, Committee of Inquiry into the Future Development of the Public Health Function. Public health in England: the report of the Committee of Inquiry into the Future Development of the Public Health Function. London: HSMO; 1988. https://archive.org/details/b32220509 (letzter Zugriff: 27.02.2023)

Global Polio Eradication Initiative. nOPV2 Frequently Asked Questions (FAQ). GPEI 2020 https://polioeradication.org/wp-content/uploads/2020/10/nOPV2-FAQ_EN_Oct-2020.pdf (letzter Zugriff: 27.02.2023)

Global Polio Eradication Initiative. Delivering on a Promise: Polio Eradication Strategy 2022–2026. GPEI 2021. https://polioeradication.org/wp-content/uploads/2021/06/polio-eradication-strategy-2022-2026-pre-publication-version-20210609.pdf (letzter Zugriff: 27.02.2023)

Global Polio Eradication Initiative. Short report on type 2 polioviruses detected in the USA, ISRAEL and the UK 2022. GPEI 2022. https://polioeradication.org/wp-content/uploads/2022/07/VP1-narrative-ISR-NY-UK-29072022.pdf (letzter Zugriff: 27.02.2023)

Kiehl W. Infektionsschutz und Infektionsepidemiologie. Fachwörter – Definitionen – Interpretationen. Berlin: Robert Koch-Institut; 2015. https://www.rki.de/DE/Content/Service/Publikationen/Fachwoerterbuch_Infektionsschutz.pdf?__blob=publicationFile (letzter Zugriff: 27.02.2023)

Robert Koch-Institut. Epidemisch bedeutsame Lagen erkennen, bewerten und gemeinsam erfolgreich bewältigen. Rahmenkonzept mit Hinweisen für medizinisches Fachpersonal und den Öffentlichen Gesundheitsdienst in Deutschland. Stand: Oktober 2019 (Version 1): Berlin, Robert Koch-Institut, 2019. https://www.rki.de/DE/Content/Infekt/Preparedness_Response/Rahmenkonzept_Epidemische_bedeutsame_Lagen.pdf?__blob=publicationFile (letzter Zugriff: 27.02.2023)

Robert Koch-Institut. Elimination impfpräventabler Erkrankungen. 2019 https://www.rki.de/DE/Content/Infekt/Impfen/Praevention/praevention_node.html2019 (letzter Zugriff: 27.02.2023)

Robert Koch-Institut. Nationaler Pandemieplan Teil I. Strukturen und Maßnahmen. Berlin: RKI, 2017. https://edoc.rki.de/handle/176904/187?show=full (letzter Zugriff: 27.02.2023)

Robert Koch-Institut. Nationaler Pandemieplan Teil II. Wissenschaftliche Grundlagen. Berlin: RKI, 2016. https://edoc.rki.de/handle/176904/174 (letzter Zugriff: 27.02.2023)

Winslow CE. The untilled fields of Public Health. Science (New York, NY). 1920; 51(1306):23–33.

World Health Organization. Global strategy to accelerate the elimination of cervical cancer as a public health problem. In: IGO LC-N-S, editor. WHO; 2020. https://apps.who.int/iris/rest/bitstreams/1315304/retrieve (letzter Zugriff: 27.02.2023)

World Health Organization. Vaccines and Immunization https://www.who.int/health-topics/vaccines-and-immunization#tab=tab_1 (letzter Zugriff: 27.02.2023)

Zentrum für Krebsregisterdaten am Robert Koch-Institut. Gebärmutterhalskrebs (Zervixkarzinom). Stand 2019 https://www.krebsdaten.de/Krebs/DE/Content/Krebsarten/Gebaermutterhalskrebs/gebaermutterhalskrebs_node.html (letzter Zugriff: 27.02.2023)

KAPITEL

8

Martin Terhardt

Impfmanagement in der Praxis

Kernaussagen

- Bei der Impfstofflogistik müssen Wirtschaftlichkeit, Chargenverfall, Lagertemperatur und -überwachung sorgfältig berücksichtigt werden.
- Impfberatung und -aufklärung müssen den aktuellen medizinischen Standards entsprechen, angemessen und verständlich sein und gut dokumentiert werden. Dazu stehen zahlreiche Hilfsmaterialien bereit.
- Für die korrekte Impfstoffzubereitung und Impfstoffapplikation sind gute Kenntnisse der Impfstoffeigenschaften und der Injektionstechniken essenziell.
- Die Impfpässe in schriftlicher und bald auch digitaler Version sind lebenslange zentrale Dokumente des persönlichen Impfstatus und müssen ärztlicherseits neben der Praxisdokumentation entsprechend der Vorschriften benutzt werden.
- Impfungen sollen in allen Alters- und Indikationsgruppen entsprechend der aktuell gültigen STIKO-Empfehlungen erfolgen.
- Die zahlreichen Methoden der Stress- und Schmerzreduktion beim Impfen sollten in allen Settings Berücksichtigung finden.
- Zur stetigen Qualitätskontrolle in der Impfpraxis sind regelmäßige Fortbildung und ein konsequentes Fehlermanagement unerlässlich.

Nach dem gültigen Infektionsschutzgesetz kann jeder Arzt und jede Ärztin in Deutschland impfen, auch in Form des „fachübergreifenden Impfens". Das gilt für jegliche Arztpraxis sowie für Ärzte und Ärztinnen im Krankenhaus, im arbeitsmedizinischen Setting oder im eigenen privaten Umfeld. Impfungen gegen Influenza können seit 2021 unter bestimmten Voraussetzungen auch in Apotheken durchgeführt werden. Im Rahmen der COVID-19-Impfkampagne wurden neben Impfungen in Apotheken im Jahr 2022 erstmals auch Impfungen durch Zahnärzte und Zahnärztinnen sowie Tierärzte und Tierärztinnen ermöglicht. Beim Management des Impfens in all diesen Settings sind viele medizinische, logistische und formelle Regeln zu beachten.

8.1 Impfstoffbeschaffung

Die Bevorratung der Impfstoffe ist zunehmend von den Apotheken in die Arztpraxen verlagert worden. Die Vorschriften der wirtschaftlichen Verordnungsweise bei gesetzlich Versicherten erfordern das bedarfsgerechte und vorausschauende Bestellen von Großpackungen der üblicherweise benötigten Impfstoffe und anderer notwendiger Verbrauchsmaterialien. Für Einzelfälle sowie Selbstzahlende ist die kurzfristige Beschaffung über gut sortierte Apotheken sinnvoll. Die Saisonalität einzelner Impfkampagnen ist eine zusätzliche Herausforderung (z. B. bei Influenza- und FSME-Impfstoffen).

8.2 Impfstofflagerung

Die Lagerung der Impfstoffe in der Praxis stellt hohe Anforderungen, um eine Überschreitung der Haltbarkeit und eine Über- oder Unterschreitung der vorgeschriebenen Lagertemperatur zu vermeiden. Diese beträgt für die meisten Impfstoffe 2°–8 °C. Die gelieferten Impfstoffe sollten chargenweise unter Beachtung der Verfallsdaten verimpft und gelagert werden. Zahlreiche Praxisverwaltungsprogramme bieten hier digitale Unterstützung. Ein guter Impfstoffkühlschrank mit geeigneter Technologie (gleichmäßige Temperaturverteilung, Temperaturkontrolle möglichst mit Warnsystem, übersichtliches Schubladensystem, Meldesystem bei Stromausfall) ist eine unverzichtbare Voraussetzung zum Impfen in der Praxis.

Beim Impfen außerhalb der Praxisräume, z. B. bei Hausbesuchen, ist unbedingt auf die Einhaltung der Kühlkette, v. a. beim Transport von Lebendimpfstoffen zu achten.

8.3 Aufklärung und Beratung

Aufklärung und Beratung zu Impfungen sind ärztliche Aufgaben. Sie beinhalten die Erläuterung:

- Der zu verhütende Krankheit und deren Behandlungsmöglichkeiten
- Des Nutzens der Impfung
- Der Kontraindikationen der Impfung
- Der Durchführung der Impfung
- Des Beginns und der Dauer des Impfschutzes
- Des Verhaltens nach der Impfung,
- Der möglichen Nebenwirkungen und Impfkomplikationen
- Der Notwendigkeit und der Termine von Folge- und Auffrischimpfungen

Die Gesetzgebung (BGB § 630c, d, e, f) regelt die ärztlichen **Aufklärungspflichten.** Sie sieht die ärztliche Pflicht zur rechtzeitigen mündlichen Aufklärung vor, schriftliches Material (z. B. von RKI, BZgA, Grünes Kreuz, Forum Impfen etc., siehe Kasten) kann ergänzend genutzt werden. Eine schriftliche Einwilligung ist nicht vorgeschrieben, kann jedoch in Einzelfällen sinnvoll sein. Die Aufklärung soll in jedem Einzelfall verständlich sein. Den Patienten und Patientinnen beziehungsweise ihren Sorgeberechtigten soll vor der Impfung angemessene Zeit zur informierten Entscheidungsfindung gegeben werden.

MERKE

Bezugsquellen von schriftlichem Aufklärungsmaterial

Robert Koch-Institut (RKI):

- „Faktenblätter" zur Unterstützung der ärztlichen Impfberatung: https://www.rki.de/DE/Content/Infekt/Impfen/Materialien/Faktenblaetter/Faktenblaetter_inhalt.html (letzter Zugriff: 28.02.2023)
- Das „Impfbuch für alle" mit zahlreichen allgemeinen und speziellen Informationen zum Impfen: https://www.dasimpfbuch.de (letzter Zugriff: 28.02.2023)
- Informationsmaterial zum Impfen in verschiedenen Sprachen (STIKO-Impfkalender, Aufklärungsbögen zu einzelnen Impfungen, Glossar wichtiger relevanter Begriffe usw.): https://www.rki.de/DE/Content/Infekt/Impfen/Materialien/materialien_fremdsprachig_inhalt.html (letzter Zugriff: 28.02.2023)

Bundeszentrale für gesundheitliche Aufklärung (BZgA):

- Mediendatenbank mit diversem Aufklärungsmaterial https://www.rki.de/DE/Content/Infekt/Impfen/Materialien/materialien_fremdsprachig_inhalt.html (letzter Zugriff: 28.02.2023)
- Informationsmaterial zu den Impfungen in diversen Altersgruppen https://www.impfen-info.de/impfempfehlungen (letzter Zugriff: 28.02.2023)

Deutsches Grünes Kreuz (DGK):

- Wissenswertes zu Infektionen und Impfungen: https://dgk.de/impfen-und-infektionen.html (letzter Zugriff: 28.02.2023)
- DGK-Shop zum Bezug von Impfausweisen und zahlreichen Aufklärungsmaterial: https://www.dgkshop.de/de (letzter Zugriff: 28.02.2023)

Forum Impfen e.V.:

mitgliederbasierte Serviceplattform für Ärzte und Ärztinnen sowie Apotheker und Apothekerinnen mit zahlreichen Informationen und Material zum Impfen https://www.forum-impfen.de (letzter Zugriff: 28.02.2023)

Bei **Sprachbarrieren** sollte im Zweifel geklärt werden, ob das Hinzuziehen einer dolmetschenden Person, ggf. auf Kosten der zu impfenden Person oder ihrer Sorgeberechtigten, gewünscht wird.

Bei **Minderjährigen** ist regelmäßig die Einwilligung der Eltern bzw. Sorgeberechtigten einzuholen. In Fällen von widersprüchlichen Einstellungen der gemeinsam Sorgeberechtigten ist bei gerichtlichen Auseinandersetzungen in der Regel davon auszugehen, dass die Entscheidungsbefugnis an die Person übertragen wird, welche die Impfung befürwortet (s. hierzu Beschluss des OLG Frankfurt a. M. vom 17.08.2021, Az. 6 UF 120/21).

Jugendliche können selbst in die Impfung einwilligen, wenn sie die erforderliche Einsichts- und Entscheidungsfähigkeit besitzen. Das ist nach der praktischen ärztlichen Erfahrung mit ca. 16 Jahren der Fall. Allerdings ist es stets ärztliche Aufgabe, im Einzelfall festzustellen, ob der bzw. die Jugendliche in der Lage ist, die Bedeutung und Tragweite des Eingriffs und seiner Gestattung zu ermessen.

Auch bei **Einwilligungsunfähigkeit** muss entsprechend der individuellen Verständnisfähigkeit aufgeklärt werden, soweit aufgrund des Entwicklungsstandes und der Verständnismöglichkeit grundsätzlich die Voraussetzungen bestehen, die Erläuterungen aufzunehmen und dies dem Wohl der Betroffenen nicht zuwiderläuft.

Bei Impflingen unter gesetzlicher **Betreuung oder Vormundschaft** ist immer die Einwilligung der dazu berechtigten Person erforderlich.

MERKE

Die Inhalte und die Ergebnisse von Aufklärung und Beratung sollten aus juristischen Gründen in jedem Fall ausreichend in der Patientenkartei dokumentiert werden.

8.4 Zubereitung des Impfstoffs

Im Impfalltag haben sich Ein-Dosis-Fertigspritzen bewährt, die das Handling der Impfung stark vereinfachen. Bei einigen Impfstoffen gibt es Ein-Dosis-Behälter, die mit separater

Kanüle aufgezogen werden müssen. Andere Impfstoffe müssen unmittelbar vor der Verabreichung rekonstituiert werden, indem Trockensubstanz mit separat abgefülltem Lösungsmittel oder anderen Impfstoffbestandteilen gemischt wird. Auch dafür muss eine separate Kanüle genutzt werden.

Vor dem Impfen ist eine Sichtkontrolle des Impfstoffs notwendig, um Fremdkörper zu identifizieren oder um durch Schütteln eine eventuell notwendige Resuspension der Flüssigkeit zu erreichen.

MERKE

Impfstoffe in Mehrdosis-Behältern werden im Praxisalltag (außer in Pandemie-Situationen) nicht mehr genutzt.

8.5 Impfung

Das Impfen ist eine delegationsfähige Leistung. Beim Impfen durch ausgebildetes und supervidiertes Assistenzpersonal liegt die juristische Verantwortung aber in jedem Fall bei der delegierenden ärztlichen Person. Impfungen werden überwiegend intramuskulär, seltener auch subkutan, in ganz wenigen Fällen auch intrakutan, nasal oder oral verabreicht. Entscheidend für die korrekte Verabreichung eines Impfstoffs ist die aktuell gültige Fachinformation des Impfstoff-Herstellers.

8.5.1 Intramuskuläre Injektion

Der korrekte Injektionsort für eine sichere und risikoarme intramuskuläre Impfung (M. vastus lateralis bei Säuglingen, M. deltoideus bei Kindern, Jugendlichen und Erwachsenen) muss desinfiziert werden, die Injektion soll jedoch erst nach Abtrocknen des Injektionsorts durchgeführt werden. Die intramuskuläre Injektion soll im 90°-Winkel zur Haut durchgeführt werden, ohne schädliche Manipulation an der Haut (Bunching). Für die sichere Deposition des Impfstoffs in der Muskulatur muss die Kanüle ausreichend lang sein. Der Abstand zwischen Hautoberfläche und Muskulatur schwankt je nach Alter, Körpergewicht, Geschlecht und Fettverteilung. Dies ist bei der Kanülenauswahl zu berücksichtigen (➤ Tab. 8.1).

Tab. 8.1 Kanülenauswahl

Impfling	Applikationsart	Empfohlene Kanüle
Säugling, Kind, Jugendliche, Erwachsene	Intramuskulär	22–25 Gauge, 16–25 mm lang
Frühgeborenes, zarter Säugling	Intramuskulär	23–25 Gauge, 16 mm lang
Besonders kräftige, adipöse Erwachsene	Intramuskulär	22–25 Gauge, 40 mm lang

Eine **Aspiration** ist auch aus Sicht der WHO vor einer Impfung an den beschriebenen Impforten nicht notwendig, da dort bei korrekter Ausführung keine großen Blutgefäße getroffen werden können.

Um das unerwünschte und nebenwirkungsreiche Heraustreten des Impfstoffs aus dem Stichkanal in die Subkutis nach Herausziehen der Kanüle zu vermeiden, sollte das Herausziehen nicht zu schnell erfolgen. Als zusätzlich Maßnahme in diesem Zusammenhang eignet sich die **Z-Injektionstechnik,** bei der die Unterhautschichten vor der Injektion manuell lateral verschoben werden und diese Position erst beim Herausziehen der Kanüle aufgegeben wird (➤ Abb. 8.1)

Injektionsort M. deltoideus

Ab dem Kleinkindalter ist der M. deltoideus so weit ausgebildet, dass er für eine sichere intramuskuläre Injektion in den Arm der nicht bevorzugten Seite gut geeignet ist. Der ideale Injektionsort ist die Mitte dieses Muskels, die beim Erwachsenen ca. 3 Querfinger breit (ca. 5 cm) senkrecht unterhalb des Akromions liegt. Zur Entspannung des M. deltoideus ist eine bestimmte Haltung des Armes besonders geeignet: Der stehende oder sitzende Impfling stemmt die gespreizte Hand bei abgewinkeltem Arm so auf die Hüfte, dass der Daumen nach hinten zeigt (Innenrotation des Armes) ➤ Abb. 8.2. In

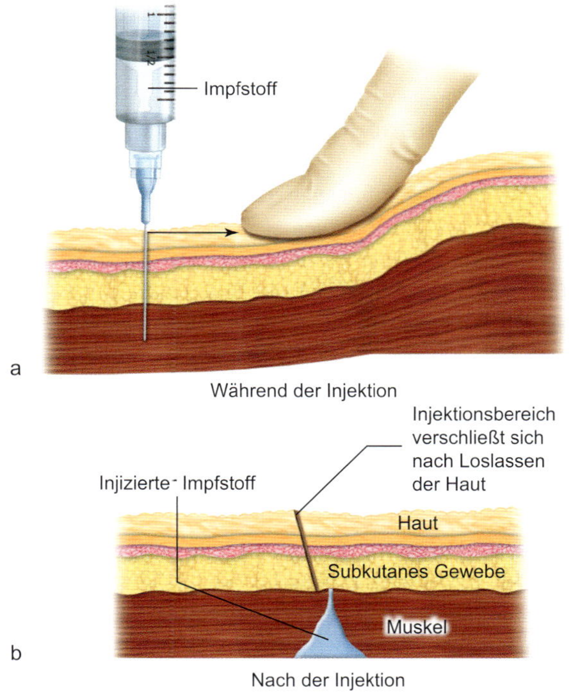

Abb. 8.1 Z-Injektionstechnik. [E1216]
a) Während der Injektion werden die Unterhautschichten manuell verschoben.
b) Durch das Auflösen des manuellen Verschiebens nach der Injektion wird ein besserer Verschluss des Stichkanals zwischen Muskulatur und Subkutis erreicht.

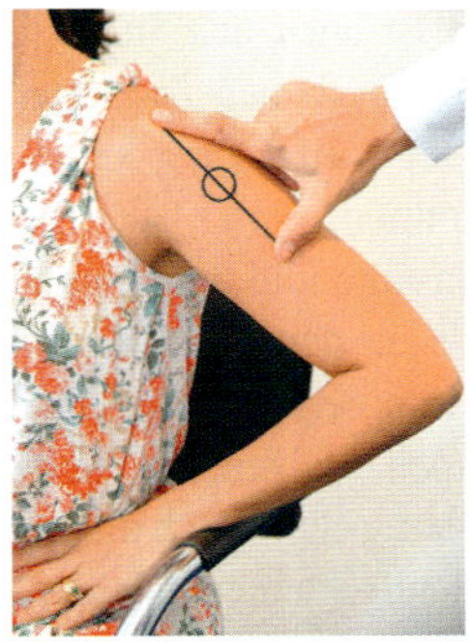

Abb. 8.2 Korrekter Injektionsort in den M. deltoideus und optimale Armposition [T1329]

dieser Position lässt sich der Deltamuskel gut tasten und die richtige Stelle für die Injektion im 90°-Winkel zur Haut kann gut ermittelt werden.

Injektionsort M. vastus lateralis

Bei Säuglingen und Kleinkindern um den ersten Geburtstag sowie bei besonders kachektischen Erwachsenen ist der Oberschenkelmuskel der geeignete Ort für die intramuskuläre Injektion. Dieser liegt im mittleren Drittel der Oberschenkelvorderseite, lateral der gedachten Bügelfalte (➤ Abb. 8.3). Erwachsene sollten im Sitzen oder Liegen geimpft werden, Säuglinge und Kleinkinder können auf dem Arm oder auf dem Schoss einer Betreuungsperson geimpft werden.

8.5.2 Subkutane Injektion

Nur noch wenige Impfungen werden subkutan durchgeführt. Für diese Injektionen eignen sich die Deltoid-Region, der Oberschenkel und der Gesäßbereich. Die Impfung erfolgt im 45° Winkel unter die Haut, am besten nach Anheben und Zusammendrücken (Bunching) des Unterhautfettgewebes am gewählten Injektionsort ➤ Abb. 8.4.

8.5.3 Orale Verabreichung

Die orale Verabreichung von Impfstoffen findet zum Beispiel bei der Rotavirus-Schluckimpfung (Suspension) im Säuglingsalter, der oralen Typhus-Impfung (Kapseln) und der oralen Cholera-Impfung (Suspension und Brausegranulat) Anwendung.

Die Gabe der Rotavirus-Schluckimpfung erfolgt optimalerweise in die Wangentasche, die Geschwindigkeit der Gabe muss dem Schluckverhalten des Säuglings angepasst werden. Bei partiellem Ausspucken oder Aufstoßen des Impfstoffs muss die Gabe nur dann wiederholt werden, wenn sehr große Anteile des Impfstoffs ausgespuckt wurden. Diese wiederholte Gabe kann während desselben Impftermins geschehen. Eine Nahrungs-, Trink- oder Stillkarenz ist nicht erforderlich.

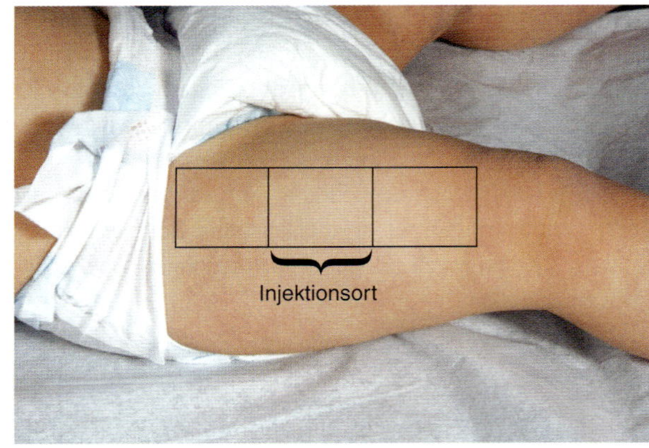

Abb. 8.3 Impfposition in den M. vastus lateralis [E1217]

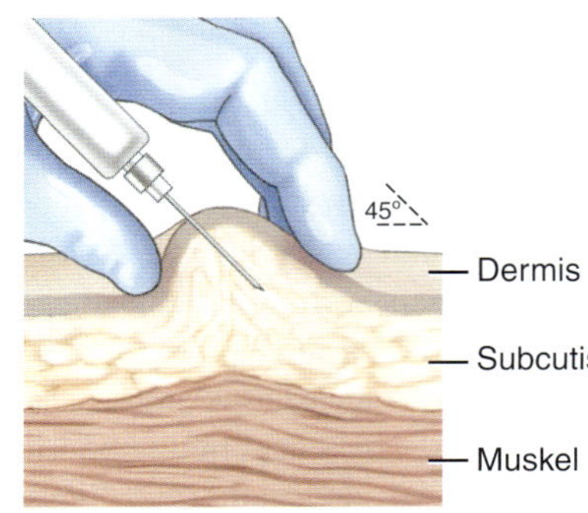

Abb. 8.4 Subkutane Injektion [G1187]

Bei den anderen oralen Impfstoffen sind die Vorschriften zum Abstand zwischen Impfstoff-Einnahme und Mahlzeiten zu beachten.

8.6 Dokumentation

Die Dokumentation der Impfung im Impfpass (auf Papier und/oder digital) ist Bestandteil der ärztlichen Impfleistung und im Infektionsschutzgesetz gesetzlich geregelt. Sie dient vor allem der Information der Patienten und Patientinnen und eventuell weiterer Behandelnder sowie zur Vorlage bei Kita, Schule, Arbeitgebern und Arbeitgeberinnen oder bei Reisen.

Datum der Impfung, Zielkrankheit, Impfstoffname mit Chargennummer und impfende Einrichtung sowie der Name des/der für die Impfung verantwortlichen Arztes/Ärztin müssen nachvollziehbar notiert und durch Unterschrift dokumentiert werden. Die Fälligkeit der nächsten Impfung soll ebenfalls gekennzeichnet werden. Bei Nichtvorlage des Impfpasses ist eine Ersatzdokumentation mit den gleichen

Inhalten auszufüllen und dem Impfling auszuhändigen, damit die Dokumentation später im Impfpass nachgetragen werden kann. Die zusätzliche Erfassung der Impfungen über einen digitalen Impfpass wird in naher Zukunft helfen, die analogen Dokumentations-Mängel aufzufangen.

Zusätzlich ist eine gute Praxisdokumentation jeder aktuellen Impfung und eventuell bisher nicht erfasster vorheriger Impfungen relevant für die regelmäßige Impfstatus-Kontrolle durch das Praxispersonal und für zukünftige Impfungen bei eventuell nicht vorliegendem Impfpass. Hierzu bieten die digitalen Praxisverwaltungsprogramme viele nützliche Systeme an, die es ermöglichen, den Impfstatus und die Impflücken auf einen Blick zu erfassen.

8.7 Impferinnerungssysteme

Jede Arztpraxis sollte im Rahmen ihrer Möglichkeiten mit ihren Patienten und Patientinnen die Möglichkeit von Erinnerungsnachrichten zu anstehenden Impfungen vereinbaren. Das kann auf postalischem, telefonischem oder digitalem Weg geschehen. Mittlerweile können viele Praxisverwaltungsprogramme und Smartphone-basierte Systeme hier automatisierte Hilfe bieten. Darüber hinaus sollte jeder Praxiskontakt und erst recht jeder Impftermin genutzt werden, um die nächsten anstehenden Impfungen zu besprechen und eventuell notwendige Impftermine zu vereinbaren.

8.8 Impfungen bei Säuglingen und Kleinkindern

Der Umfang der STIKO-empfohlenen Impfungen ist im Säuglings- und Kleinkindalter am größten (➤ Abb. 11.1); auch in vielen Fremdsprachen erhältlich unter: https://www.rki.de/DE/Content/Infekt/Impfen/Materialien/Impfkalender_mehrsprachig_Uebersicht_tab.html). Eltern von Säuglingen sollen vor allem beim ersten Kind frühestmöglich über die STIKO-Empfehlungen aufgeklärt und beraten werden, am besten während der Schwangerschaft und spätestens bei der U3 (Früherkennungsuntersuchung mit 4–6 Wochen).

Beratung

Bei der Vielzahl der empfohlenen Impfkomponenten in dieser Altersgruppe kann der **Beratungsaufwand** besonders hoch sein und sollte den Eltern genügend Zeit für ihre Impfentscheidung gewährt werden. Bei der Vielzahl der möglichen, teilweise unseriösen oder unvollständigen Informationsquellen für Eltern kommt einem vertrauensvollen Beratungsgespräch in angenehmer, möglichst partizipativer Atmosphäre besondere Bedeutung zu.

Erster Teil der Grundimmunisierung

Die Impfungen beginnen gemäß den geltenden STIKO-Empfehlungen frühestens im Alter von 6 Wochen mit der Rotavirus-Schluckimpfung und im Alter von 2 Monaten mit den ersten Impfungen gegen Diphtherie, Tetanus, Keuchhusten, Poliomyelitis, Hepatitis B und *Haemophilus influenzae* Typ B (6-fach-Impfung) sowie gegen Pneumokokken. Mit den empfohlenen Wiederholungsimpfungen (siehe Impfplan) kann und soll der erste Teil der Grundimmunisierung bereits mit 4 Monaten abgeschlossen werden. Eine Rotavirus-Impfung nach dem Alter von 6 Monaten ist nicht empfohlen. Ein Teil der anstehenden Impftermine kann gut mit der Früherkennungsuntersuchung U4 (3–4 Monate) kombiniert werden.

Booster-Impfungen

Im Alter von 11 Monaten folgen die Booster-Impfungen mit dem 6-fach-Impfstoff und dem Pneumokokken-Impfstoff sowie die ersten Impfungen gegen Masern, Mumps und Röteln (MMR-3-fach-Impfstoff) und gegen Windpocken. Mit 12 Monaten erfolgt eine einmalige Impfung gegen Meningokokken Typ C und mit 15 Monaten die Wiederholungsimpfung gegen Masern, Mumps, Röteln und Windpocken (MMRV-4-fach-Impfstoff).

MERKE

Frühgeborene, die vor der 37. Schwangerschaftswoche geboren wurden, sollten immer entsprechend ihrem chronologischen und nicht nach dem korrigierten Alter geimpft werden. Sie erhalten in den ersten 4 Lebensmonaten 3 statt 2 Impfungen mit dem 6-fach- und dem Pneumokokken-Impfstoff. Bei Frühgeborenen mit postnataler Apnoe-Neigung sollen außerdem die ersten Impfungen unter stationärer Monitor-Überwachung stattfinden.

Impfabstände

Die empfohlenen Impfzeitpunkte wurden von der STIKO bewusst als relativ enge Zeiträume von jeweils einem Lebensmonat gewählt, um einen rechtzeitigen Abschluss der kompletten Grundimmunisierung zu erreichen. Falls es aus den unterschiedlichsten Gründen im Verlauf einer Impfserie nicht zu zeitgerechten Impfungen kommt, muss die Impfserie jedoch nie von vorne begonnen werden. „Jede Impfung zählt!"

CAVE

- Der empfohlene Mindestabstand von 2 Monaten zwischen erster und zweiter Impfung und von 6 Monaten vor der Booster-Impfung darf nicht unterschritten werden.
- Der Abstand von 6–7 Monaten vor der Booster-Impfung soll möglichst nicht unnötig verlängert werden.
- Lebendimpfstoffe dürfen am selben Tag verabreicht werden, andernfalls ist ein Mindestabstand von 4 Wochen empfohlen.
- Für Totimpfstoffe untereinander sowie für Lebendimpfstoffen einerseits und Totimpfstoffen andererseits gilt keine spezielle Abstandsregel.

Stressarmes Impfen bei Säuglingen und Kleinkindern

Viele Eltern haben aufgrund eigener leidvoller Erlebnisse mit dem Impfen bei ihrem ersten Kind große Angst vor dessen Impfung und sollten daher besondere Hilfestellung bekommen, um den eigenen Stress und den Stress sowie die impfbezogenen Schmerzen bei ihrem Kind weitgehend zu reduzieren. Dazu eignen sich die spezielle Aufklärung über die Möglichkeiten der Stressreduktion schon weit vor dem Impftermin (z. B. ab U3) und besondere Techniken und Verfahrensweisen in der pädiatrischen Impfpraxis.

Stressreduktions-Maßnahmen auf Seite der Eltern:

- Während der Impfung stillen oder Flasche oder gesüßten Schnuller geben
- Impfstellen eventuell mit Lidocain-Pflaster mindestens 30 Minuten vor dem Impftermin anästhesieren
- Kind beim Impfen auf dem Arm oder auf dem Schoß halten und ablenken

Stressreduktionsmaßnahmen seitens der Praxis:

- Für ruhige Atmosphäre sorgen
- Kind (und Eltern) ablenken
- Schnelle Injektion ohne Aspiration
- Bei Koadministration zweier Impfstoffe den weniger schmerzhaften Impfstoff zuerst spritzen

MERKE

Für **Ärzte und Ärztinnen** stellt das RKI zahlreiches Informationsmaterial zum stressarmen Impfen zur Verfügung (STIKO-Empfehlungen, Praxisposter, Merkblatt): https://www.rki.de/DE/Content/Infekt/Impfen/Materialien/stressfrei-impfen/Schmerzreduktion_Tab.html (letzter Zugriff: 28.02.2023)
Für **Familien** können bei der BZGA zahlreiche Informationen eingesehen und kann ein Merkblatt herunterladen werden: https://www.impfen-info.de/wissenswertes/stress-und-schmerzarmes-impfen (letzter Zugriff: 28.02.2023)

8.9 Impfungen bei Kindern, Jugendlichen und Erwachsenen

Kinder und Jugendliche

Nach Abschluss der Säuglingsimpfungen werden Kinder nach einer längeren Pause im Rahmen der Standard-Impfempfehlungen erst wieder mit 5–6 Jahren geimpft (TdaP=Tetanus-/Diphtherie-/Keuchhusten-Auffrischung). Darauf sollten die Familien zum Beispiel bei den Früherkennungsuntersuchungen U8 (mit 4 Jahren) oder U9 (mit 5 Jahren) hingewiesen werden. Der U9-Termin kann auch direkt zur Impfung genutzt werden, die spätestens vor dem Eintritt in die Grundschule erfolgen sollte.

Bei der U9 oder der U10 sollte auf die in den folgenden Jahren anstehenden HPV-Impfungen im Alter zwischen 9 und 14 Jahren (Beginn der Impfserie optimalerweise bei U11 oder spätestens bei der J1) hingewiesen werden.

Spätestens bei der J1 sollte auf die nächste, bis zum Alter von 16 Jahren anstehende Impfung hingewiesen werden (TdaP-IPV=Tetanus-/Diphtherie-/Keuchhusten-/Polio-Auffrischung im Abstand von 5–10 Jahren zur vorherigen TdaP-Impfung).

Jugendliche und Erwachsene

Ältere Jugendliche und besonders Erwachsene haben häufig Impflücken. Sie sollten daher bei jedem Arztkontakt auf die Überprüfung ihres Impfstatus angesprochen werden, damit notwendige Nachholimpfungen (TdaP, MMR, Windpocken, Hepatitis B, HPV) direkt angeboten und eventuell notwendige Indikationsimpfungen angesprochen werden können.

MERKE

Bei Erwachsenen, die nach 1970 geboren wurden, soll besonders der Masern-Impfschutz überprüft werden und bei Bedarf die MMR-Impfung angeboten werden.

Bei Erwachsenen > 60 Jahren sollte bei jedem Arztkontakt insbesondere auf die ab diesem Lebensalter zusätzlich empfohlenen Standardimpfungen gegen Influenza (jährlich im Herbst/Winter), Zoster (insgesamt 2× im Abstand von 2–6 Monaten) und Pneumokokken (zunächst 1×, Wiederholung in Einzelfällen nach 6 Jahren) hingewiesen werden.

Für Jugendliche und Erwachsene sollte generell ein niederschwelliges Impfen auch ohne vorherige Terminvereinbarung, z. B. beim Praxisbesuch aus anderem Anlass und auch ohne Vorlage des Impfpasses möglich gemacht werden.

MERKE

Der aktuelle Nachholimpfplan der STIKO ist jeweils im Epidemiologischen Bulletin Nr. 4 jedes Jahres im Kapitel 6 abrufbar, z.B. hier: https://www.rki.de/DE/Content/Infekt/EpidBull/Archiv/2022/Ausgaben/04_22.pdf (letzter Zugriff 28.02.2023)

8.10 Vermeidbare Fehler beim Impfen

8.10.1 Mangelnde und/oder schlecht dokumentierte Aufklärung

Besonders bei schwerwiegenden unerwünschten Ereignissen in zeitlichem Zusammenhang mit Impfungen kann es juristisch von entscheidender Bedeutung sein, dass die Aufklärung des Impflings oder seiner Sorgeberechtigten korrekt war und gut dokumentiert wurde. Auch bei einer Ablehnung von STIKO-empfohlenen Impfungen kann es juristisch nachteilig sein, wenn die Beratung entsprechend der STIKO-Empfehlung und die ablehnende Entscheidung von Impfling oder Sorgeberechtigten nicht korrekt dokumentiert wurde.

8.10.2 Falsche Kontraindikationen

Niedrige Impfquoten und nicht zeitgerechtes Impfen sind oft die Folge von unnötig verschobenen Impfungen aufgrund von falsch eingeschätzten Kontraindikationen.

Beispiele für falsche Kontraindikationen sind:

- Banale Infektionen, auch mit subfebrilen Temperaturen (< 38,5 °C)
- Möglicher Kontakt der zu impfenden Person zu Personen mit Infektionen
- Krampfanfälle in der Familie
- Fieberkrämpfe in der Anamnese des zu impfenden Kindes
- Ekzeme und andere Dermatosen, lokal begrenzte Hautinfektionen
- Behandlungen mit Antibiotika
- Behandlungen mit niedrigen Dosen systemischer Glukokortikoide oder lokal angewandten glukokortikoidhaltigen Präparaten
- Schwangerschaft der Mutter des zu impfenden Kindes (Windpockenimpfung jedoch nur nach Risikoabwägung)
- Angeborene oder erworbene Immundefekte bei Impfung mit Totimpfstoffen
- Neugeborenenikterus
- Stillende: alle notwendigen Impfungen sind möglich, außer gegen Gelbfieber
- Gestillte Säuglinge: Impfungen nach den Empfehlungen der STIKO bei voll- und teilgestillten Säuglingen genauso wie bei Säuglingen, die Muttermilchersatzprodukte oder andere Babynahrung erhalten

8.10.3 Fehler bei der Impfstoffauswahl, Dosierungsfehler

Vor jeder Impfstoffgabe sollten das Alter der zu impfenden Person, die vorliegende Impfindikation, die empfohlenen Impfabstände und der vorbereitete Impfstoff inklusive seiner Zulassungsdaten und Zubereitungsvorschriften entsprechend der aktuellen Fachinfo abgeglichen werden, um Injektionsfehler zu vermeiden.

Gegen einige impfpräventable Infektionen sind verschiedene Impfstoffe mit unterschiedlicher Zusammensetzung, unterschiedlichen Impftechnologien oder altersabhängigen Dosis-Unterschieden erhältlich, was zur Verwechslung führen kann.

Altersabhängige Dosisunterschiede sind vor allem bei Impfstoffen gegen Diphtherie, Keuchhusten, Hepatitis A, Hepatitis B, FSME und COVID-19 relevant und sollten vor jeder Impfung beachtet werden.

Falls es trotz aller Sorgfalt zu Fehlern bei der Impfstoffauswahl gekommen ist, muss im Einzelfall entschieden werden, ob die korrekte Impfung nachgeholt werden muss oder ob andere Alternativen denkbar sind.

8.10.4 Abweichen vom Impfschema, Abstände, Koadministrationsfehler

Die Impfabstände innerhalb einer Impfserie werden durch die Zulassungsdaten und die STIKO-Empfehlungen vorgegeben. Die Abstände in einem Impfschema werden aufgrund von unterschiedlichen Ereignissen manchmal überschritten. Die unterlassenen Impfungen sollen dann schnellstmöglich nachgeholt werden.

CAVE

- Die empfohlenen Impfabstände dürfen unter keinen Umständen unterschritten werden.
- Bewusstes Abweichen von den in der Fachinformation angegebenen Impfabständen oder Impfalter stellt einen Off-label-use des Impfstoffs dar und unterliegt wegen höherer Risiken von Unwirksamkeit oder Unverträglichkeit besonderen juristischen Vorschriften (zusätzliche Aufklärung und Einwilligung, keine GKV-Leistung).

Die empfohlenen Abstände zwischen Lebendimpfungen (mindestens 4 Wochen) werden oft falsch ausgelegt, wenn es um die Abstände zwischen Lebend- und Totimpfungen geht. In solchen Fällen gilt die Empfehlung eines Abstands von 4 Wochen nicht, die Abstände können individuell vereinbart werden. Es hat sich bewährt, die Abstände so zu wählen, dass die eventuellen Impfreaktionen der vorherigen Impfung abgeklungen sind und die Bewertung von UAW nicht verfälscht wird.

Die meisten Impfstoffe können beim gleichen Impftermin an unterschiedlichen Impforten koadministriert werden. Seit Einführung der Konjugatimpfstoffe kam es erstmals zur Einschränkung von Koadministrationsmöglichkeiten, da die Trägerproteine einzelner Konjugatimpfstoffe mit anderen Impfstoffen interferieren konnten und damit die Immunogenität negativ beeinflussen konnten. Inzwischen hat sich die Studienlage verbessert, sodass es kaum noch Einschränkungen bei der Koadministration gibt. Daher sollte im Sinne der Impflinge und eines raschen Impfschutzes bei bestehender Indikation immer das gleichzeitige Impfen von zwei oder mehr Impfstoffen erwogen werden.

8.10.5 Injektionsfehler, Verdünnungsfehler

Bei der Verabreichung der Impfstoffe geschehen immer wieder vermeidbare Fehler:

- Der **Injektionsort** oder die **Kanülenlänge** können falsch gewählt sein, sodass die sichere Deposition des Impfstoffs im Muskel- oder Subkutangewebe in Frage steht.
- Die **Injektionstechnik** kann wegen unkorrekten Stichkanals zu Verletzungen führen (z. B. Schultergelenk). Wegen unkorrekter **Eindringtiefe** kann die Wirksamkeit der Impfung abgeschwächt werden und gleichzeitig das lokale Komplikationsrisiko erhöht werden (z. B. Granulome).
- Bei der **Zubereitung** von Impfstoffen, die nicht in Fertigspritzen vorliegen, kann es zu **Verdünnungsfehlern** kommen, z. B. versehentliches Weglassen der HIB-Komponente bei 5-fach oder 6-fach-Impfstoff, oder Verwechslung verschiedener Verdünnungslösungen.

MERKE

Wegen all dieser vermeidbaren, aber doch immer wieder vorkommenden Fehler beim Impfen ist es wichtig, die Praxisroutinen und den Wissensstand aller beteiligten Personen immer wieder zu überprüfen und eine angemessene Fehlerkultur zu implementieren.

KAPITEL

9 Impfen von Risikogruppen

Martin Terhardt

Kernaussagen

- Bei Frühgeborenen gelten ein leicht abweichender Impfplan und andere postvakzinale Risiken.
- Bei Schwangeren und Frauen mit Kinderwunsch bestehen zusätzliche Impfindikationen zur Prävention maternaler und neonataler Erkrankungen.
- Bei Menschen mit Immundefizienz oder unter Immunsuppression gibt es zusätzliche Impfindikationen und eventuell eingeschränkte Impfantworten.
- Menschen mit Allergien benötigen häufig eine intensive Beratung, um falsche Kontraindikationen abzuklären.
- Bei Menschen mit Blutungsneigung (durch Erkrankung oder Medikation) sind besondere Impftechniken erforderlich.

9.1 Frühgeborene

Frühgeborene (Geburt vor der 37. Schwangerschaftswoche) haben insgesamt ein höheres Risiko für diverse Infektionen, was mit zunehmender Unreife ansteigt. Besonders unreife Frühgeborene haben eine geringer ausgeprägte maternale Leihimmunität und ein weniger ausgereiftes unspezifisches Immunsystem. Sie sind daher auch auf einen frühen spezifischen Immunschutz durch Impfungen angewiesen.

Für den korrekten Impfzeitpunkt soll auch bei Frühgeborenen das chronologische Alter unabhängig vom aktuellen Gewicht und nicht das Gestationsalter herangezogen werden. Es werden die gleichen Impfungen empfohlen wie bei Reifgeborenen, jedoch mit einer zusätzlichen Dosis: Das „3+1-Schema" bei der 6-fach-Impfung (Diphtherie, Tetanus, Keuchhusten, Poliomyelitis, Hepatitis B, *Haemophilus influenzae* Typ B) und der Pneumokokkenimpfung (➤ Tab. 9.1). Es ist besonders wichtig, die empfohlenen Impftermine und Impfabstände einzuhalten, um einen schnellen Impfschutz zu erreichen.

Das Risiko von **Impfreaktionen** und **Impfkomplikationen** ist bei den meisten Frühgeborenen nicht höher als bei Reifgeborenen. Wegen des Risikos von postvakzinalen Bradykardien oder Apnoen wird lediglich bei extrem unreifen Frühgeborenen (Geburt vor der 28. SSW) empfohlen, die ersten Impfungen unter stationärer Überwachung von Atmung und Herzfrequenz durchzuführen.

Tab. 9.1 Impfplan für Frühgeborene

Alter	6 Wochen	2 Monate	3 Monate	4 Monate	(9–)11 Monate	12 Monate	15 Monate
Rotavirus	✗		✗	(✗[1])			
6-fach-Impfstoff		✗	✗	✗	✗		
Pneumokokken		✗	✗	✗	✗		
MMR					✗		✗[2]
Varizellen					✗		✗[2]
Meningokokken C						✗	

[1] Abhängig vom ausgewählten Rotavirus-Impfstoff
[2] Die Zweitimpfung mit 15 Monaten soll als 4-fach-Impfstoff MMRV gegeben werden.

MERKE

- Der Infektionsschutz von Frühgeborenen kann weiter erhöht werden, indem in der häuslichen Umgebung alle betreuenden Personen ihren Impfschutz perfektionieren.
- Bei früher Aufnahme in eine Kindertageseinrichtung soll außerdem die MMR-Impfung schon ab 9 Monaten gegeben werden, zumal die maternalen, meist impfinduzierten Masernantikörper dann sicher keinen Schutz mehr geben.

9.2 Frauen mit Kinderwunsch, Schwangere

Bestimmte impfpräventable Infektionen vor und während der Schwangerschaft sowie in der Postpartalzeit sind mit erhöhten Risiken für die Gesundheit der Frau, für den Schwangerschaftsverlauf und für die Gesundheit des Kindes verbunden.

9.2.1 Impfungen vor einer Schwangerschaft

Eine zeitgerechte Verabreichung aller empfohlenen Standardimpfungen vom Säuglingsalter an sowie die Vermeidung von Impflücken im gebärfähigen Alter bieten den besten Schutz vor den Auswirkungen, die von der Exposition gegenüber impfpräventablen Erkrankungen auf die Gesundheit jeder Frau und auf die Gesundheit ihrer zukünftigen Kinder ausgeht.

- **Röteln** während der Schwangerschaft können ein kongenitales embryofetales Rötelnsyndrom mit Beteiligung einzelner oder mehrerer Organe zur Folge haben. Ungeimpfte Frauen oder Frauen mit unklarem Impfstatus im gebärfähigen Alter sollten daher präkonzeptionell zweimal gegen Röteln geimpft werden (z. B. mit einem MMR-Impfstoff). Bisher nur einmal geimpfte Frauen im gebärfähigen Alter sollten eine zweite MMR-Impfung erhalten.
- **Varizellen** während der Schwangerschaft können ein fetales kongenitales Varizellensyndrom mit Beteiligung einzelner oder mehrerer Organe zur Folge haben. Eine peripartale Varizellenerkrankung der Mutter kann zudem zu lebensbedrohlichen neonatalen Varizellen führen. Frauen mit Kinderwunsch und seronegativem Varizellen-Status sollen präkonzeptionell eine zweimalige Impfung gegen Varizellen erhalten.
- An **Masern** erkrankte Schwangere haben ein erhöhtes Risiko für die Entwicklung einer Pneumonie. Es wurden auch vermehrt vorzeitige Wehen, Frühgeburten und Spontanaborte beobachtet. Eine Maserninfektion am Ende des dritten Trimenons bzw. perinatal kann beim Kind zu neonatalen Masern führen.
- Fehlende oder unvollständige Impfungen gegen **Tetanus, Diphtherie** und **Polio** sollten ebenfalls entsprechend den allgemeinen Empfehlungen der STIKO nachgeholt werden.
- Bei bestehender Indikation sollte präkonzeptionell außerdem eine Impfung gegen **Hepatitis B** erfolgen. Die vertikale Transmission von der meist chronisch infizierten Mutter auf das Kind ist die Hauptursache der Hepatitis B bei Kindern, die bei perinataler Infektion in rund 90 % der Fälle zu einem chronischen Verlauf führt. Dieses Risiko ist allerdings bei bereits bestehender mütterlicher Infektion nicht durch eine maternale Impfung zu beeinflussen.

CAVE

- Gegen Masern, Mumps, Röteln und Varizellen stehen nur Lebendimpfstoffe zur Verfügung, die in der Schwangerschaft kontraindiziert sind. Daher sollten bei Frauen im gebärfähigen Alter eventuell bestehende Impflücken rechtzeitig erkannt und geschlossen werden.
- Nach einer Impfung mit einem Lebendimpfstoff sollte eine Schwangerschaft für einen Monat vermieden werden.
- Die versehentliche Impfung mit einem Lebendimpfstoff in der Frühschwangerschaft ist jedoch keine Indikation für einen Schwangerschaftsabbruch.
- Im Gegensatz zu Lebendimpfungen ist nach erfolgter Impfung mit einem Totimpfstoff kein Zeitabstand zum möglichen Eintritt einer Schwangerschaft zu berücksichtigen.

9.2.2 Impfungen in der Schwangerschaft

Falls bestehende Impflücken nicht schon vor der Schwangerschaft geschlossen werden konnten, gilt es beim Impfen während der Schwangerschaft einige Einschränkungen zu beachten:

Impfungen mit einem **Lebendimpfstoff,** wie z. B. gegen Masern, Mumps, Röteln oder Varizellen, sind in der Schwangerschaft aus theoretischen Überlegungen grundsätzlich kontraindiziert. Lediglich eine Impfung mit dem Lebendimpfstoff gegen Gelbfieber darf in der Schwangerschaft verabreicht werden, und das auch nur bei eindeutiger Indikation und nur nach sorgfältiger Nutzen- Risiko-Abwägung. **Totimpfstoffe** gelten hingegen als sicher für die Schwangere und den Fetus. Daher stellt die Schwangerschaft keine Kontraindikation für die Gabe von Totimpfstoffen dar (z. B. gegen Influenza, Tetanus, Diphtherie, Pertussis, Hepatitis A und B).

MERKE

Im ersten Trimenon sollten nur dringend indizierte Impfungen durchgeführt werden, um zu vermeiden, dass die in der Frühschwangerschaft häufigen Spontanaborte fälschlicherweise mit der Impfung in Zusammenhang gebracht werden.

Ausdrücklich von der STIKO empfohlen sind in jeder Schwangerschaft Impfungen gegen saisonale Influenza, Pertussis und Covid 19.

Influenza-Impfung

Impfziel Das primäre Impfziel ist das Vermeiden schwerer Krankheitsverläufe inklusive konsekutiver Früh- oder Fehlgeburten, die in der Schwangerschaft bei einer Influenza-Infektion vermehrt vorkommen. Indirekt wird durch die Impfung durch transplazentare Übertragung maternaler IgG-Impfantikörper auch ein postpartaler Influenzaschutz des Kindes in den ersten 6 Monaten erreicht.
Empfehlung Die Impfung mit einem saisonalen quadrivalenten Influenza-Impfstoff wird in jeder Schwangerschaft empfohlen, und zwar ab dem 2. Trimenon, bei zusätzlichen gesundheitlichen Risiken für die Schwangere auch schon im 1. Trimenon.
Besonderheiten Da die Inanspruchnahme der Influenza-Impfung in Deutschland weiterhin nur sehr gering ist, kommt es sehr auf eine proaktive Beratung der Schwangeren durch alle betreuenden Ärzte und Ärztinnen an, um das oft falsch wahrgenommene Risikoverhältnis zwischen Influenza-Impfung und Influenza-Infektion in der Schwangerschaft zu korrigieren.

Pertussis-Impfung

Impfziel Das primäre Impfziel in der Schwangerschaft ist die Reduktion von Keuchhusten-Erkrankungen bei Neugeborenen und jungen Säuglingen. Die Pertussis-Inzidenz und die Inzidenz schwerer Pertussis-Verläufe ist in den ersten Lebensmonaten besonders hoch und der Immunschutz durch die Säuglingsimpfung gegen Pertussis (im Alter von 2–4 Monaten) erzeugt seine beste Wirkung nur mit Verzögerung ab dem Alter von 4–6 Monaten. Es hat sich in vielen sorgfältigen Studien als wirksam und sicher erwiesen, den Pertussis-Immunschutz der Säuglinge vor allem in den ersten 3 Lebensmonaten durch eine mütterliche Impfung während der Schwangerschaft zu optimieren.
Empfehlung Da aktuell kein Pertussis-Mono-Impfstoff zur Verfügung steht, kann die Impfung nur mit Kombinationsimpfstoffen erfolgen (Tdap). Diese Impfung sollte in jeder Schwangerschaft unabhängig vom bisherigen Pertussis-Impfschutz der Schwangeren in der 28. bis 32. SSW stattfinden, bei drohender Frühgeburt ist eine Impfung auch schon im 2. Trimenon möglich.
Besonderheiten Der für den Schutz des Neugeborenen notwendige Antikörperspiegel fällt bei der Mutter rasch ab, sodass er in jeder Schwangerschaft erneuert werden soll. Der Impferfolg der Säuglingsimpfung (ab dem Alter von 2 Monaten) wird durch die maternale Impfung in seiner klinischen Effektivität nicht eingeschränkt.

COVID-19-Impfung

Das primäre Impfziel in der Schwangerschaft ab dem 2. Trimenon war anfangs das Verhindern schwerer COVID-19-Verläufe in der Schwangerschaft, die auch zu gesundheitlichen Folgen für das Ungeborene oder Neugeborene führen können. Inzwischen ist in zahlreichen Studien auch geklärt, dass der maternale Impfschutz auch bei der COVID-19-Impfung zu einer partiellen Leihimmunität beim Neugeborenen in den ersten 6 Monaten führt.

9.3 Immundefizienz und Impfung

Personen mit angeborener, erworbener oder medikamentös induzierter Immundefizienz erleiden in Abhängigkeit vom Schweregrad ihrer Immunsuppression häufig Infektionskrankheiten mit schwereren Verläufen als Immungesunde. Daher sollten Menschen mit Immundefizienz grundsätzlich einen möglichst weitreichenden Schutz durch Impfungen erhalten. Gleichzeitig gibt es je nach Grunderkrankung unterschiedliche spezielle Impfindikationen und auch Kontraindikationen gegen manche Impfstoffe. Auch die klinische Effektivität mancher Impfungen kann je nach Erkrankung eingeschränkt sein. Es ist daher unmöglich, in diesem Zusammenhang allgemein gültige Empfehlungen zu formulieren. An dieser Stelle kann nur kursorisch auf das Thema eingegangen werden.

MERKE
Für Deutschland wurden unter Federführung der STIKO von mehreren Expertengruppen grundsätzliche und spezielle Anwendungshinweise erarbeitet, welche die Ärzteschaft bei den häufigsten Fragen zum Impfen bei Immundefizienz unterstützen soll und Entscheidungshilfen bietet. Diese werden regelmäßig aktualisiert und stehen unter folgendem Link zum Download zur Verfügung: https://www.rki.de/immundefizienz (letzter Zugriff: 28.02.2023)

Erkrankungsgruppen

- Primäre Immundefekterkrankungen, z. B. SCID (schwerer kombinierter Immundefekt), CID (kombinierter Immundefekt), CVID (variables Immundefektsyndrom), DGS (DiGeorge-Syndrom), Neutropenie, Hyper-IgE-Syndrom, septische Granulomatose, Agammaglobulinämie, Komplementdefekte
- Autoinflammatorische Erkrankungen, z. B. familiäres Mittelmeerfieber
- HIV-Infektion
- Hämatologisch und onkologische Erkrankungen mit antineoplastischer Therapie und/oder Stammzelltransplantation
- Organtransplantation, Asplenie
- Autoimmunkrankheiten, z. B. Multiple Sklerose, rheumatoide Arthritis, systemischer Lupus erythematodes, Sjögren-Syndrom, Sklerodermie, Vaskulitiden, M. Behçet

- Chronisch-entzündliche Krankheiten z. B. M. Crohn, Colitis ulcerosa
- Auswirkungen immunmodulatorischer Therapie z. B. diverse Biologicals, Glukokortikoide oder Methotrexat in hoher Dosierung

Besonderheiten

Bei der Planung und Durchführung von Impfungen bei diesem speziellen Personenkreis sind einige Besonderheiten zu beachten, wie:
- Erkennen und Abschätzen der Schwere des Immundefekts.
- Erfassen der Indikationen und Kontraindikationen für spezifische Impfungen oder Impfstofftypen, abhängig von Art und Schwere der Grundkrankheit beziehungsweise der immunsupprimierenden Medikation und der daraus resultierenden Immunkompetenz.
- Bestimmung des besten Zeitpunkts einer Impfung, z. B. rechtzeitig vor geplanter iatrogener Immunsuppression oder zu einem bestimmten Zeitpunkt im Therapie-Intervall.
- Spezielle Aufklärung der Betroffenen, insbesondere wenn eine Off-label-Anwendung notwendig ist.
- Spezielle Aufklärung der Betroffenen über eine eventuell eingeschränkte Impfantwort.

CAVE
Generell gilt, dass es keine Kontraindikationen für Totimpfstoffe gibt, aber sehr wohl viele Einschränkungen bei Lebendimpfstoffen, da es bei bestimmten Immundefekten zu lebensgefährlichen Komplikationen nach Lebendimpfungen kommen kann.

- Zur eventuell notwendigen Kontrolle des Impferfolges ist bei dieser Personengruppe oft eine serologische Kontrolle 4–8 Wochen nach Impfung sinnvoll. Bei ausbleibendem Impferfolg müssen oft eine oder mehrere zusätzliche Impfdosen außerhalb des Standardimpfschemas gegeben werden.

Sonderfall

Eine besondere Situation stellen Säuglinge dar, deren Mutter während der Schwangerschaft immunmodulatorisch oder antineoplastisch behandelt wurde. In diesen Fällen ist durch sorgfältige Anamnese (spätestens bei der U3) die In-utero-Exposition des Säuglings zu klären, da bei diesen Kindern die erste Lebendimpfung gegen Rotaviren eventuell wegen einer zu niedrigen B-Lymphozyten-Zahl kontraindiziert sein kann.
- Totimpfstoffe können in der Regel ohne Einschränkungen gegeben werden, der Impferfolg ist jedoch abhängig von der Höhe der B-Lymphozyten.
- Bei festgestellter In-utero-Exposition gegen B-Zell-depletierende Substanzen ist es zur Impfentscheidung ratsam, in Absprache mit dem behandelnden Zentrum der Mutter die Notwendigkeit und den besten Zeitpunkt für eine Blutbildkontrolle mit Lymphozytendifferenzierung beim Säugling festzulegen.

9.4 Zustand nach Splenektomie, Asplenie

Die Milz spielt eine wichtige Rolle in der angeborenen und erworbenen Immunabwehr, insbesondere von bekapselten Bakterien im Blut wie z. B. Meningokokken, Pneumokokken oder *Haemophilus influenzae* Typ B.

Menschen nach Splenektomie (z. B. nach Trauma oder wegen Malignom) oder mit angeborener bzw. funktioneller Asplenie (z. B. bei Sichelzellkrankheit oder schwerer Zöliakie) haben ein hohes Risiko für fulminante, teilweise septische Infektionen mit den oben genannten Erregern. Alle Personen mit Asplenie sollten unabhängig von Ursache und Ausmaß des Funktionsverlustes zusätzlich zu den Standard-impfungen immer gegen Pneumokokken, *Haemophilus influenzae* Typ b (Hib, altersabhängig) und Meningokokken der Serogruppen A, C, W, Y und B sowie jährlich gegen Influenza geimpft werden (➤ Tab. 9.2).

Tab. 9.2 Indikationsimpfplan Asplenie

Impfung	(Altersabhängiges) Impfschema	Auffrischungen
Haemophilus influenzae Typ B	Gemäß STIKO-Empfehlung bis zum 5. Lebensjahr. Danach nur, wenn bisher nicht erfolgt	Keine
Pneumokokken	Grundimmunisierung mit Konjugat-Impfstoff (PCV 13), 6–12 Monate danach 1× PPSV23 (ab 2 Jahren)	PPSV 23 alle 6 Jahre*
Meningokokken (ACWY)	2× MenACWY-Konjugatimpfstoff im Abstand von 4–8 Wochen	1× mit 12 Monaten, ansonsten alle 5 Jahre
Meningokokken B	Altersgemäße Impfung entsprechend Fachinformation	1× gemäß Fachinformation, danach alle 5 Jahre
Influenza	Jährliche Impfung im Herbst Kinder < 9 Jahre bei erstmaliger Gabe 2× im Abstand von 4 Wochen	

PCV 13 = 13-valenter Pneumokokken-Konjugat-Impfstoff; PPSV 23 = 23-valenter Pneumokokken-Polysaccharid-Impfstoff
* = Änderungen der STIKO-Empfehlungen aufgrund neuer zugelassener Impfstoffe ab Ende 2023 möglich

Bei einer **geplanten Splenektomie** sollte, wenn möglich, spätestens 2 Wochen vor dem Eingriff der Impfstatus für die oben genannten Indikations- und für die Standardimpfungen vervollständigt werden. Lässt die medizinische Situation dies nicht zu, sollten die nötigen Impfungen innerhalb von 4 Wochen nach Splenektomie erfolgen, wenn ein stabiler Gesundheitsstatus erreicht ist.

9.5 Allergie und Impfung

9.5.1 Impfung von Atopikern

Atopiker haben die gleichen Impfindikationen wie Nichtatopiker und sollten nicht generell von Impfungen zurückgestellt werden. Impfungen erhöhen nicht das Risiko von Atopie. Impfungen können bei vorbestehender Atopie (z. B. Neurodermitis) genauso wie Infektionen den Verlauf der Erkrankung vorübergehend triggern. Atopiker profitieren in jedem Fall von allen empfohlenen Impfungen. Es gibt sogar Hinweise, dass komplett geimpfte Kinder weniger spezifische Sensibilisierungen oder Allergien entwickeln als nicht komplett geimpfte Kinder.

CAVE

Menschen mit einer Allergie, die eine Hyposensibilisierungsbehandlung durchlaufen, sollten möglichst in einem Zeitabstand von 1–2 Wochen vor und nach ihrer subkutanen Hyposensibilisierung geimpft werden, am besten in der Mitte eines 4-wöchigen Behandlungszyklus in der Erhaltungsphase.

9.5.2 Bekannte oder vermutete Allergie gegen Impfstoffe

Zahlreiche Impfstoffbestandteile kommen theoretisch als mögliche Auslöser von allergischen Reaktionen in Frage (➤ Tab. 9.3). Teilweise ist die Konzentration der betroffenen Stoffe in den Impfstoffen so gering, dass keinerlei klinische Auswirkungen zu erwarten sind.

Tab. 9.3 Potenzielle Allergene in aktuell verfügbaren Impfstoffen

Impfantigene	Toxoide, Toxine, andere Impfantigene (nativ, rekombinant)
Kontaminationen	Hühnerei, Hühnerembryogewebe, Pferdeserum, Proteine oder Zellbestandteile von Mäusen, Affen, Hunden, Menschen
Antibiotika	Neomycin, Kanamycin, Tetracyclin, Gentamicin, Streptomycin, Polymyxin B, Amphotericin B
Konservierungsmittel	Formaldehyd, 2-Phenoxyethanol, Octoxinol
Stabilisatoren	Polygeline, Laktose, Phenol, Polysorbat 80/20, PEG 2000
Adjuvanzien	Aluminiumsalze
Sonstige Verunreinigungen	Latex

PEG = Polyethylenglykol

Hühnereiweißallergie

Die besonders häufig vermutete oder nachgewiesene IgE-vermittelte Allergie gegen Hühnereiweiß führt regelmäßig zu Verunsicherung, Verzögerung und manchmal zu falschen Impfentscheidungen sowohl auf der Seite der Impflinge als auf der ärztlichen Seite. Für die Impfentscheidung in diesen Fällen ist jedoch das Ausmaß der Hühnereiweißallergie ebenso entscheidend wie die im vorgesehenen Impfstoff enthaltenen Menge an Hühnereiweiß.

Eine **formelle Kontraindikation** besteht für Impfstoffe gegen Influenza und Gelbfieber, bei denen die Hühnereiweißmenge pro Impfdosis bis zu einem Mikrogramm (Influenza) oder darüber (Gelbfieber) betragen kann. Bei Influenza gibt es inzwischen einen hühnereifreien Impfstoff, der auf Zellkulturen gezüchtet wird und mittlerweile ab 2 Jahren zugelassen ist.

Impfstoffe gegen Masern, Mumps, Röteln sowie FSME und Tollwut enthalten allenfalls Spuren von Hühnereiweiß (im Nanogramm-Bereich) und können bei Personen mit Hühnereiweißallergie eingesetzt werden:

- Bei Personen mit ausschließlich kutaner Manifestation einer Hühnereiweißallergie kann unter Standardbedingungen geimpft werden.
- Bei Personen mit Manifestation auch im Atmungs-, Kreislauf- oder Gastrointestinalbereich soll mit verlängerter Nachbeobachtungszeit und unter Reanimationsbereitschaft geimpft werden.

9.6 Personen mit erhöhtem Blutungsrisiko

Auch Personen mit erhöhtem Blutungsrisiko bei Verletzungen oder Injektionen sollen und können lege artis geimpft werden. In diesen Fällen ist besondere Sorgfalt darauf zu verwenden, eine Muskelblutung nach der Impfung zu vermeiden.

9.6.1 Personen unter Antikoagulation

Die größte Personengruppe mit erhöhtem postvakzinalem Hämatomrisiko bilden Personen unter antikoagulativer Behandlung. Die in diesen Fällen verwendeten Medikamente haben unterschiedliche Wirkkraft und werden teilweise kombiniert verwendet (➤ Tab. 9.4). Viele der Betroffenen werden hinsichtlich ihres Gerinnungsstatus überwacht (INR-Wert: je höher, desto größer das Blutungsrisiko). Eine intramuskuläre Impfung ist aber mit speziellen Maßnahmen immer möglich.

- Für eine intramuskuläre Injektion sollten möglichst dünne Kanülen benutzt werden (23–25G).
- Die Injektionsstelle soll nach der Impfung möglichst lange komprimiert werden, ohne zusätzliche Reibung oder Massage. Die Kompressionszeit sollte vom Grad des anamnestisch festgestellten Blutungsrisikos (Anzahl und Dosis der Medikamente, INR-Wert) abhängig gemacht werden und kann 2–10 Minuten betragen.
- Auf eine subkutane Injektion sollte nur ausgewichen werden, wenn diese Administration beim verwendeten Impfstoff zugelassen ist.

Tab. 9.4 Medikamente und das mit ihnen assoziierte Blutungsrisiko bei intramuskulären Impfungen

Wirkweise	Substanzen	Blutungsrisiko
Thrombozytenaggregationshemmer	Acetylsalicylsäure, Clopidogrel, Dipyridamol, Prasugrel, Ticagrelor	Gering
Vitamin-K-Antagonisten	Phenprocoumon, Warfarin	Mäßig
Direkte orale Antikoagulanzien	Apixaban, Dabigatran, Edoxaban, Rivaroxaban	Mäßig

9.6.2 Personen mit Hämophilie

Personen mit Hämophilie A oder anderen Blutungskrankheiten mit Substitution von Gerinnungsfaktoren werden heutzutage sehr stringent geführt und kennen ihr individuelles Risiko für Muskelblutungen sehr gut. Sie können bei guter Compliance auch intramuskulär geimpft werden und sollen möglichst nicht off-label subkutan geimpft werden.

In vielen Fällen werden Substitutionen mit Gerinnungsfaktoren auch anlassbezogen durchgeführt, so zum Beispiel vor zahnärztlichen Eingriffen oder Impfungen. Bei regelmäßiger Dauersubstitution von Gerinnungsfaktoren sollen Impfungen möglichst am Tag der Substitution stattfinden. Die meisten Impflinge werden in Absprache mit oder durch ihre behandelnden Zentren geimpft.

CAVE

Bei Impflingen mit Hämophilie unter Antikörpertherapie (Emicizumab) ist in der Regel vor Impfungen keine prophylaktische Gerinnungsfaktorgabe erforderlich.

- In jedem Fall soll die intramuskuläre Impfung mit einer möglichst dünnen Kanüle (23–25G) durchgeführt werden.
- Die Injektionsstelle soll nach der Impfung für mindestens 10 Minuten komprimiert werden, ohne zu reiben oder zu massieren.
- Eine Revision der Impfstelle durch die impfende Person nach Ende der Kompression und 2–4 Stunden später durch den Impfling ist unerlässlich.
- Bei verspätet auftretenden Muskelhämatomen ist das behandelnde Zentrum zu verständigen zwecks Absprache des weiteren Vorgehens.

MERKE

Lokale Impfreaktionen (ohne Hämatom) kommen bei Menschen mit Hämophilie ebenso vor wie bei Menschen mit normaler Gerinnung und müssen daher gut von echten Hämophilie-bedingten Komplikationen abgegrenzt werden.

KAPITEL

10 Staat und Impfung

Anette Siedler, Ole Wichmann

Kernaussagen

- Ein guter Impfschutz der Bevölkerung liegt im staatlichen Interesse und ihn zu erreichen ist eine gesamtgesellschaftliche Aufgabe.
- Der Staat nimmt seine Verantwortung wahr, indem er die rechtlichen, finanziellen und organisatorischen Rahmenbedingungen für das Impfen schafft.
- Das Infektionsschutzgesetz spielt eine zentrale Rolle bei den rechtlichen Regelungen zum Impfen: Es gibt Meldepflichten von Infektionskrankheiten (darunter impfpräventable Krankheiten), Impfnebenwirkungen, Impfinanspruchnahme und Impfnachweisen vor. Außerdem bestimmt es die Akteure der Impfprävention.

10.1 Einleitung

Der Schutz der Bevölkerung vor Infektionskrankheiten ist ein wichtiges staatliches Anliegen. Schutzimpfungen tragen wesentlich zur Prävention von Infektionskrankheiten bei. Bei hohen Impfquoten profitieren nicht nur geimpfte Individuen von der Impfung. Eine Reduktion der Erregerübertragung in der Bevölkerung hat folgende Effekte:

- Indirekter Schutz ungeimpfter (z. B. nicht impffähiger) Menschen
- Verhindern und Kontrolle von Ausbrüche
- Elimination von Krankheiten (➤ Kap. 7.4)
- Reduktion krankheitsbedingter Arbeitsausfälle
- Kostensenkung im Gesundheitssystem

Ein guter Impfschutz der Bevölkerung liegt daher im staatlichen Interesse und ihn zu erreichen ist eine gesamtgesellschaftliche Aufgabe.

Der Staat bekennt sich zu seiner Aufgabe, indem er mit einer entsprechenden **Gesundheitspolitik** die rechtlichen, finanziellen, und organisatorischen Rahmenbedingungen für das Impfen schafft. Diese Rahmenbedingungen reichen von der Überwachung der Entwicklung, Herstellung und Marktzulassung von Impfstoffen, über die Informations- und Aufklärungspflicht der Bevölkerung, die Bewertung des Impfschutzes und von Impfeffekten in der Bevölkerung bis hin zur Erfassung von eventuellen Impfnebenwirkungen. Hierfür zuständig sind entsprechende Bundesbehörden im Zuständigkeitsbereich des Bundesgesundheitsministeriums (Paul-Ehrlich-Institut, Robert Koch-Institut und Bundeszentrale für gesundheitliche Aufklärung) sowie die vom Ministerium berufene Ständige Impfkommission (STIKO). Darüber hinaus besteht in Deutschland ein System der staatlichen Kompensation von Impfschäden, sofern eine Impfung öffentlich empfohlen ist. Die Prüfung und Anerkennung eines Impfschadens erfolgen durch die Versorgungsämter der Bundesländer.

Eine zentrale Rolle bei den rechtlichen Regelungen zum Impfschutz und zu impfpräventablen Krankheiten und Erregern spielt das **Infektionsschutzgesetz** (IfSG). Das IfSG regelt unter anderem die Meldepflichten von solchen Infektionskrankheiten und -erregern, deren Auftreten mit einer Gefährdung oder mit Einschränkungen des öffentlichen Lebens einhergeht und daher Maßnahmen des Öffentlichen Gesundheitsdienstes (ÖGD) erfordern. Des Weiteren weist das IfSG dem ÖGD sowie weiteren Akteuren der Impfprävention ihre Rollen bei der Durchführung von Schutzimpfungen, bei der Aufklärung über Schutzimpfungen, bei der Überwachung von Impfquoten und Impfeffekten sowie von eventuellen Impfnebenwirkungen zu. Und schließlich regelt das IfSG Nachweispflichten für einzelne Impfungen bei Bevölkerungsgruppen mit einer besonderen Exposition.

Darüber hinaus sieht die Gesetzgebung z. B. im Pandemiefall Ermächtigungsgrundlagen für weitergehende Schutzmaßnahmen vor (➤ Kap. 7.3).

10.2 Organisatorische Rahmenbedingungen

Die besondere Pflicht des Staates, die Bevölkerung vor Infektionskrankheiten zu schützen, spiegelt sich im IfSG in den §§ 1, 3, 16 sowie in § 20 „Schutzimpfungen und andere Maßnahmen der spezifischen Prophylaxe“ wider. Gemäß § 1 IfSG besteht der Zweck des Gesetzes darin, übertragbaren Krankheiten beim Menschen vorzubeugen, Infektionen frühzeitig zu erkennen und ihre Weiterverbreitung zu verhindern. Im § 3 IfSG wird klargestellt, dass die Information und Aufklärung der Allgemeinheit über die Gefahren übertragbarer Krankheiten und über die Möglichkeiten zu deren Verhütung öffentliche Aufgaben sind. Mit den getroffenen Regelungen zur Übermittlung von Impfdaten schafft der Staat die Grundlagen dafür, dass Analysen von Impfstoffwirksamkeit und Impfstoffsicherheit in Institutionen vorgenommen werden können, die frei von kommerziellen Interessen in Bezug auf die analysierten Impfstoffe sind. Das sorgt für Transparenz und Unabhängigkeit bei den Informationen und bei der Aufklärung über Impfungen.

Während im § 16 IfSG die allgemeinen Maßnahmen zur Verhütung übertragbarer Krankheiten aufgeführt sind, regelt der § 20 **Schutzimpfungen und andere Maßnahmen der spezifischen Prophylaxe** wichtige Rahmenbedingungen für die Durchführung von Schutzimpfungen in Deutschland. Dazu gehören die Einrichtung der STIKO beim Robert Koch-Institut und die Benennung ihrer Aufgaben (Absatz 2), das Aussprechen öffentlicher Impfempfehlungen durch die obersten Landesgesundheitsbehörden (Absatz 3) sowie Regelungen dazu, wer Schutzimpfungen durchführen darf (Absatz 4, 5, § 20b).

Die Aufgaben und Arbeitsweise der **STIKO** sind ausführlich im ➤ Kapitel 11.1 beschrieben.

Mit den **Öffentlichen Impfempfehlungen** der Länder soll die Bedeutung von Impfungen als Vorsorgeleistung vonseiten des Staates hervorgehoben und die Impfakzeptanz erhöht werden. Die Öffentliche Empfehlung bilden außerdem gemäß §§ 60–64 IfSG die Grundlage für die „Versorgung bei Impfschaden und bei Gesundheitsschäden durch andere Maßnahmen der spezifischen Prophylaxe“. Diese präventiven Maßnahmen sind derzeit die einzigen im Bereich der medizinischen Versorgung, für die es im Schadensfall eine staatliche Entschädigung gibt (Reiter 2012).

Zur **Durchführung von Schutzimpfungen** ist nach § 20 Abs. 4 IfSG jeder Arzt/jede Ärztin berechtigt. Fachärzte und Fachärztinnen dürfen Schutzimpfungen unabhängig von den Grenzen der Ausübung ihrer fachärztlichen Tätigkeit durchführen. Damit kann der Empfehlung der STIKO sehr gut entsprochen werden, dass jeder Arztbesuch zur Prüfung und Vervollständigung des Impfstatus genutzt werden sollte. Des Weiteren können nach Abs. 5 die obersten Landesgesundheitsbehörden bestimmen, dass die Gesundheitsämter unentgeltlich Schutzimpfungen oder andere Maßnahmen der spezifischen Prophylaxe gegen bestimmte übertragbare Krankheiten durchführen. Impfen durch Gesundheitsämter oder von Ihnen beauftragte Dritte kann insbesondere dort das Impfangebot erweitern, wo aufgrund von Impflücken oder im Rahmen von Ausbrüchen ein zusätzlicher Bedarf an Impfleistungen besteht und möglichst niedrigschwellige Impfangebote zur Erhöhung der Impfbereitschaft beitragen sollen.

Einen ähnlichen Hintergrund haben die Reglungen im § 20b IfSG, die Zahnärztinnen und Zahnärzte, Tierärztinnen und Tierärzte sowie Apothekerinnen und Apotheker zur Durchführung von Schutzimpfungen gegen das Coronavirus SARS-CoV-2 berechtigt, wenn sie über eine entsprechende Schulung und Räumlichkeiten verfügen. Die Apotheken sind darüber hinaus gemäß § 20c auch für die Durchführung von Grippeschutzimpfungen bei Personen ab 18 Jahren berechtigt.

Neben den genannten Regelungen im IfSG gibt es auch in anderen Bereichen gesetzliche Regelungen mit Bezug zu **Impfstoffen** und zu **Impfungen.** Die wesentlichen rechtlichen Bestimmungen für die Entwicklung, Herstellung und Zulassung von Impfstoffen in Deutschland werden durch das Arzneimittelgesetz (AMG) geregelt. Anspruchsvoraussetzungen für Schutzimpfungen und Regelungen von Kostenfragen werden im Sozialgesetzbuch (SGB V) sowie in der Schutzimpfungsrichtlinie des Gemeinsamen Bundesausschusses getroffen. Ergänzend hierzu regelt die Verordnung zur Arbeitsmedizinischen Vorsorge (ArbMedVV), welche Impfungen im betriebsmedizinischen Kontext zum Schutz der Mitarbeitenden angezeigt sind.

Entsprechend des breiten Spektrums der staatlichen Aufgaben beim Impfen sind an der Umsetzung eine Vielzahl von Institutionen und Organisationen in den föderalen, subsidiären Strukturen in Deutschland beteiligt (➤ Abb. 10.1).

10.3 Meldepflichten

10.3.1 Meldepflicht von Krankheiten und Erregern

Epidemiologische Daten zu impfpräventablen Krankheiten und Erregern sind eine Grundlage für die Einschätzung ihrer Verbreitung und Krankheitslast. Sie werden bei der Vorbereitung von Impfempfehlungen bzw. vor der Einführung einer neuen Impfung benötigt

- Sie rechtfertigen die breite Anwendung von Impfungen, die von der Gemeinschaft der Versicherten finanziert werden (Stellt die Erkrankung ein Public Health Problem dar?)
- Sie identifizieren Zielgruppen zum möglichst effizienten Einsatz einer Impfung (Stellt die Erkrankung nur für bestimmte Alters- oder Risikogruppen ein Problem dar?)
- Sie definieren Impfziele (Welcher Effekt oder welches Maß einer Krankheitslast-Reduzierung soll erreicht werden?)
- Sie bilden die Baseline zum Vergleich von Krankheitslast und Epidemiologie vor und nach Einführung der Impfung.

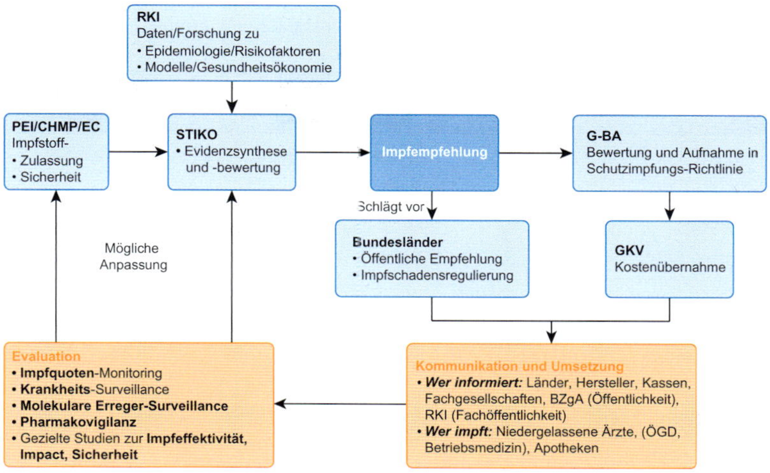

Abb. 10.1 Schematische Darstellung der Rahmenbedingungen des deutschen Impfsystems [L143]

- Nach breiter Anwendung einer Impfung in der Bevölkerung werden sie benötigt, um die Effekte des Impfens auf der Bevölkerungsebene zu bewerten und die Impfstrategie zu evaluieren (Wurde das Impfziel erreicht? Gibt es unerwünschte Effekte auf Bevölkerungsebene wie z. B. eine Verschiebung der Krankheitslast in andere nicht zu impfende Altersgruppen?) (➤ Kap. 6.3.3).

Daher müssen diese Daten systematisch und kontinuierlich erhoben und bewertet werden.

Im **IfSG** ist die namentliche Meldepflicht durch den feststellenden Arzt bei Krankheitsverdacht, Erkrankung sowie Tod (§ 6(1)) sowie durch die Leiter diagnostischer Einrichtungen bei Nachweisen von Infektionserregern, die auf eine akute Infektion hinweisen (§ 7(1)), festgelegt. Die Meldungen sind an das für den Wohnort des Patienten zuständige Gesundheitsamt zu richten. Die Liste der meldepflichtigen Ereignisse umfasst die in ➤ Tab. 10.1 aufgeführten, impfpräventablen Krankheiten bzw. Erreger.

Tab. 10.1 Meldepflichtige impfpräventable Krankheiten und Erreger gemäß §§ 6 und 7 Infektionsschutzgesetz (IfSG; Stand: August 2022)

Krankheit	Erreger	Arztmeldepflicht nach § 6 IfSG	Labormeldepflicht nach § 7 IfSG
Cholera	*Vibrio* spp., humanpathogen; soweit ausschließlich eine Ohrinfektion vorliegt, nur bei *Vibrio cholerae*	Ja	Ja
Diphtherie	*Corynebacterium* spp., toxinbildend	Ja	Ja
Akute Virushepatitis	Hepatitis-A-Virus, Hepatitis-B-Virus	Ja	Ja
Keuchhusten	*Bordetella pertussis, Bordetella parapertussis*	Ja	Ja
Masern	Masernvirus	Ja	Ja
Meningokokkenmeningitis oder -sepsis	*Neisseria meningitidis:* direkter Nachweis aus normalerweise sterilen Substraten	Ja	Ja
Mumps	Mumpsvirus	Ja	Ja
Poliomyelitis	Poliovirus	Ja	Ja
Röteln und Rötelnembryopathie	Rubellavirus	Ja	Ja
Tollwut	Rabiesvirus	Ja	Ja
Typhus abdominalis und Paratyphus	*Salmonella typhi* und *Salmonella paratyphi:* direkter Nachweis	Ja	Ja
Windpocken	Varizella-Zoster-Virus	Ja	Ja
Coronavirus-Krankheit-2019 (COVID-19)	Severe-Acute-Respiratory-Syndrome-Coronavirus-2 (SARS-CoV-2)	Ja	Ja
Frühsommer-Meningoenzephalitis (FSME)	FSME-Virus	Nein	Ja
Gelbfieber	Gelbfiebervi rus	Nein	Ja

Tab. 10.1 Meldepflichtige impfpräventable Krankheiten und Erreger gemäß §§ 6 und 7 Infektionsschutzgesetz (IfSG; Stand: August 2022) (*Forts.*)

Krankheit	Erreger	Arztmeldepflicht nach § 6 IfSG	Labormeldepflicht nach § 7 IfSG
Invasive Erkrankung durch *Haemophilus influenzae* Typ b	*Haemophilus influenzae:* direkter Nachweis aus Blut oder Liquor	Nein	Ja
Influenza	Influenzaviren: direkter Nachweis	Nein	Ja
Gastroenteritis durch Rotavirus	Rotavirus	Nein	Ja
Invasive Pneumokokkenerkrankung	*Streptococcus pneumoniae:* direkter Nachweis aus Liquor, Blut, Gelenkpunktat oder anderen normalerweise sterilen Substraten	Nein	Ja

Die Meldeinhalte sind durch § 9 IfSG geregelt. Die für den Wohnort des Meldefalles zuständigen Gesundheitsämter können hierfür weitere Ermittlungen z. B. zu Infektionsrouten, Infektionsumfeld, Kontaktpersonen und zum Impfstatus betroffener Personen anstellen, und sie führen Arztmeldungen und Labormeldungen zum selben Fall zusammen. Aus den Analysen und Bewertungen der Meldungen wird der Handlungsbedarf im Sinne des Infektionsschutzes abgeleitet. Dazu gehören z. B. Maßnahmen bei Krankheitsausbrüchen in Gemeinschaftseinrichtungen wie zeitlich befristete Schulbetretungsverbote für Ungeimpfte oder ggf. Schließung der Einrichtungen. Auch hierfür bietet das IfSG die Rechtsgrundlage (§§ 28 und 34).

Des Weiteren regelt das IfSG im § 11 die Übermittlung der Daten zu meldepflichtigen Krankheiten und Nachweisen von Krankheitserregern an die zuständige Landesbehörde und an das Robert Koch-Institut (RKI). Hier werden weitere Analysen mit den Meldedaten durchgeführt, wie z. B. Trendanalysen zur Häufigkeit der (impfpräventablen) Krankheit oder des Erregers in Deutschland, zur Relation von ungeimpften und geimpften Fällen, zur Häufigkeit von Impfdurchbrüchen sowie zur Identifizierung von Infektionsketten und überregionalen Ausbruchsgeschehen.

10.3.2 Meldepflicht für Impfnebenwirkungen

Wenn der Verdacht vorliegt, dass nach einer Impfung auftretende Krankheitserscheinungen in einem ursächlichen Zusammenhang mit der Impfung stehen könnten und die gesundheitliche Schädigung das übliche Ausmaß einer Impfreaktion überschreitet, bestehen Meldeverpflichtungen nach IfSG und entsprechend jeweiliger Berufsordnung (➤ Kap. 16).

10.3.3 Meldepflicht für Daten zu Impfquoten und für die Bewertung von Impfeffekten

Um die Umsetzung von Impfungen und mögliche Effekte von Impfungen auf der Bevölkerungsebene bewerten zu können, werden Daten zur Impfinanspruchnahme benötigt. Auch für die Meldung von Daten zum Impfgeschehen gibt das IfSG eine Rechtsgrundlage vor. Details zur Berichterstattung und Verwendung von Impfquoten sowie zu der Entwicklung von Impfquoten in Deutschland vor 2020 sind in ➤ Kap. 6.2 zu finden.

Schuleingangsuntersuchungen

So wird im § 34 Absatz 11 IfSG die Übermittlung aggregierter und anonymisierter Impfdaten aus den Schuleingangsuntersuchungen an das RKI festgelegt. Die Einschulungsuntersuchungen sind in den Bundesländern zwar unterschiedlich geregelt, überall dienen jedoch die vorgelegten Impfpässe als hauptsächliche Datengrundlage für die Ermittlung des Impfstatus. Mit den Schuleingangsuntersuchungen besteht die Möglichkeit, jährlich wiederkehrend und bundesweit bei einer kompletten Kohorte von Kindern den Impfstatus zu einem Zeitpunkt zu erheben, bei dem die Grundimmunisierung abgeschlossen sein sollte. Zugleich ist hier die Möglichkeit der Intervention gegeben, um noch bestehende Impflücken möglichst vor dem Schuleintritt zu schließen und damit impfpräventablen Infektionskrankheiten und ggf. Krankheitsausbrüchen in Schulen vorzubeugen. Die Schuleingangsuntersuchungen bildeten lange Zeit die einzige gesetzlich festgelegte systematische Quelle zur Erhebung bundesweiter Impfdaten.

Impfsurveillance

Seit März 2020 besteht gemäß § 13 Absatz 5 IfSG die rechtliche Grundlage für eine umfangreiche Impfsurveillance durch das RKI. Danach übermitteln alle Kassenärztlichen Vereinigungen festgelegte Angaben aus den ihnen vorliegenden Abrechnungsdaten der Vertragspraxen, mit denen beim RKI die Inanspruchnahme von Schutzimpfungen und Effekte der Impfungen analysiert werden. Diese Regelung ermöglicht, die seit 2004 in einem gemeinsamen Projekt von RKI und KVen etablierten Datenübermittlungen fortzuschreiben.

Vorteile Die übermittelten Daten erlauben:
- Eine Bewertung der Inanspruchnahme der von der STIKO empfohlenen Impfungen in jeder Altersgruppe, bundesweit und regional auf KV- bzw. Bundesland- und Kreisebene.
- Auswertungen sowohl im Querschnitt (z. B. Impfquoten verschiedener Geburtskohorten im jeweils selben Alter) als auch im Längsschnitt (z. B. Impfquotenentwicklung innerhalb einer Geburtskohorte mit zunehmendem Alter)
- Eine Ableitung der Vollständigkeit der erhaltenen Impfungen, das Einhalten der empfohlenen Impfzeitpunkte und bestimmter Impfschemata sowie die Inanspruchnahme von Impfungen unter Personen mit chronischen Grundkrankheiten oder Schwangeren.

Nachteile
- Die Daten spiegeln das Impfgeschehen nur mit einem großen Zeitverzug wider und liegen nur für Gesetzlich Krankenversicherte vor (ca. 85 % der Bevölkerung mit beträchtlicher Variationsbreite je nach Region).
- Impferinnerungen sind mit diesem System nicht durchführbar, da ein Personenbezug bei der datenhaltenden Stelle (dem RKI) ausgeschlossen sein muss.
- Wird eine vollständige und zeitnahe Erfassung von Impfdaten benötigt, wie für das Impfmonitoring in der COVID-19-Pandemie, ist das Meldesystem der KV-Daten zu träge und zu unvollständig.

MERKE

Während der COVID-19-Pandemie wurden zusätzliche Leistungserbringer aufgerufen und Impfstrukturen außerhalb des Regelsystems geschaffen. Daher mussten auch für das Impfmonitoring während der COVID-19-Pandemie neue, temporäre Strukturen geschaffen werden, die in zusätzlichen Rechtsverordnungen gemäß § 13 Abs.5 Satz 3 IfSG geregelt wurden. Zudem wurde eine Meldepflicht von Impfquoten aller in teil- und vollstationären Einrichtungen betreuten und beschäftigten Personen in § 20a Abs. 7 IfSG aufgenommen.

10.4 Nachweispflichten von Impfungen

Gemäß § 20 Abs. 6 ermächtigt das IfSG das Bundesministerium für Gesundheit oder gemäß Abs. 7 die Landesregierungen, durch Rechtsverordnung mit Zustimmung des Bundesrates anzuordnen, dass bedrohte Teile der Bevölkerung an Schutzimpfungen oder anderen Maßnahmen der spezifischen Prophylaxe teilzunehmen haben, wenn eine übertragbare Krankheit mit klinisch schweren Verlaufsformen auftritt und mit ihrer epidemischen Verbreitung zu rechnen ist.

Masern

Nachweispflichten von Impfschutz oder Immunität wurden in Bezug auf die Masern im Jahr 2020 (§ 20 Absätze 8–14) und mit § 20a Abs. 1 in Bezug auf COVID-19 im Jahr 2022 in die Regelungen des IfSG aufgenommen. Eine Nachweispflicht über einen bestehenden Masernschutz haben demnach Personen, die nach dem 31. Dezember 1970 geboren sind und in Gemeinschaftseinrichtungen betreut werden, untergebracht oder tätig sind oder die in medizinischen Einrichtungen tätig sind.

Die Masern gehören zu den ansteckendsten Infektionskrankheiten beim Menschen, die in einigen Fällen zu schweren Komplikationen, zu Spätfolgen und zum Tod führen können. In Deutschland kam es immer wieder zu Krankheitsausbrüchen und vereinzelten Todesfällen.

Die vorangegangenen Maßnahmen zur Steigerung der Impfquoten und Impfakzeptanz hatten nicht dazu geführt, die in allen Altersgruppen bestehenden Impflücken zu schließen. Die Immunität in der Bevölkerung ist noch nicht hoch genug, um eine Weiterverbreitung der Krankheit zu verhindern. Deutschland hatte sich zudem zum von der WHO ausgerufenen Ziel der Maserneliminierung verpflichtet. Hierfür wird eine Bevölkerungsimmunität von 95 % als notwendig angesehen, die mit den vorhandenen Impfquoten nicht erreicht wird. Die Masernimpfpflicht hat außerdem das Ziel, solche Personen zu schützen, die sich nicht selbst gegen Masern impfen lassen können, z. B. weil sie schwanger sind oder ein sehr schwaches Immunsystem haben. Sie sind darauf angewiesen, dass sich andere solidarisch verhalten und sich impfen lassen.

COVID-19

Ein Immunitätsnachweis gegen COVID-19 bestand zwischen dem 15. März und 31. Dezember 2022 für medizinisches und Pflegepersonal sowie für alle Personen, die in voll- oder teilstationären Einrichtungen untergebracht oder tätig sind. Hintergrund für diese Regelung war, dass es insbesondere in Pflegeeinrichtungen mit ihren besonders schutzbedürftigen Personengruppen immer wieder zu COVID-19-Ausbrüchen kam. Die im medizinischen oder Pflegebereich betreuten, kranken oder pflegebedürftigen Personen sind meist nicht in der Lage, sich gut vor einer Infektion zu schützen und haben ein deutlich erhöhtes Risiko für schwere, gegebenenfalls auch tödliche COVID-19-Verläufe. Darum musste im Kontext der Pandemie alles getan werden, um eine Eintragung des Virus in ihr direktes Umfeld zu verhindern.

Nach Beendigung der Pockenimpfpflicht und der Impfpflichten in der DDR wurden mit diesen Regelungen erstmals wieder neue Impfpflichten begründet. Bis dahin war bei Schutzimpfungen in Deutschland vor allem auf Freiwilligkeit und Eigenverantwortung gesetzt worden und die Rahmenbedingungen hierfür auch als ausreichend erachtet worden. Auch im internationalen Vergleich wurde zwischen Impfpflicht und erreichten Impfquoten nicht immer ein kausaler Zusammenhang gefunden, da der Erfolg einer solchen Intervention maßgeblich von ihrer Ausgestaltung, Akzeptanz und Durchsetzung abhängt (Neufeind et al. 2022). Die Evaluation der neuen Impfpflichten in Deutschland wird zeigen, ob durch diese Regelungen das notwendige Maß an Immunität erreicht wird und welche Auswirkungen diese Pflichten evtl. auf die anderen Impfungen haben, die weiterhin auf Freiwilligkeit beruhen.

LITERATUR

Infektionsschutzgesetz vom 20. Juli 2000 (BGBl. I S. 1045), das zuletzt durch Artikel 8b des Gesetzes vom 20. Dezember 2022 (BGBl. I S. 2793) geändert worden ist.

Neufeind J, et al. How a generally well-accepted measles vaccine mandate may lead to inequities and decreased vaccine uptake: a preregistered survey study in Germany. BMC Public Health 2022; 22: 1846.

Reiter S. Staat und Impfungen. In: Spiess H, Heininger U, Jilg W (Hrsg.): Impfkompendium. Stuttgart: Thieme-Verlag; 2012, S. 102–105.

KAPITEL

11 Impfempfehlungen

Judith Koch, Sabine Vygen-Bonnet, Kerstin Kling, Johanna Schlaberg

Kernaussagen

- Das Mandat der Ständigen Impfkommission (STIKO) ist seit 2001 im Infektionsschutzgesetz (IfSG) gesetzlich festgelegt.
- Die STIKO ist ein ehrenamtlich tätiges, unabhängiges Expertengremium.
- Die Kommission gibt Empfehlungen zur Durchführung von Schutzimpfungen und anderen Maßnahmen der spezifischen Prophylaxe.
- Die STIKO entwickelt Impfempfehlungen für die in Deutschland lebende Bevölkerung unter Berücksichtigung individualmedizinischer und bevölkerungsmedizinischer Aspekte.
- STIKO-Empfehlungen werden unter Anwendung von Methoden der evidenzbasierten Medizin nach einer etablierten Standardvorgehensweise entwickelt.
- Die STIKO-Empfehlungen werden jedes Jahr im Januar aktualisiert und im Epidemiologischen Bulletin veröffentlicht. Sie sind dort auch online verfügbar (siehe Kasten „Informationsquellen" am Ende des Kapitels).

11.1 Rolle und Arbeitsweise der STIKO

11.1.1 Struktur

Die Ständige Impfkommission (STIKO) ist beim Robert Koch-Institut (RKI) angesiedelt, wo sich auch ihre Geschäftsstelle befindet. Sie konstituierte sich 1972 und blickte demnach im Jahr 2022 auf ein 50-jähriges Bestehen zurück. Damit gehört sie zu den ältesten Impfkommissionen in Europa. Sie hat bis zu 18 ehrenamtlich tätige Mitglieder, die sich regulär dreimal im Jahr in einer Präsenzsitzung treffen, um über neue oder anzupassende Impfempfehlungen zu beraten. Die ExpertInnen kommen aus verschiedenen Fachdisziplinen (z. B. Pädiatrie, Allgemeinmedizin, Öffentlicher Gesundheitsdienst, Virologie, Immunologie, Arbeitsmedizin, Epidemiologie) und werden alle 3 Jahre vom Bundesministerium für Gesundheit (BMG) im Benehmen mit den obersten Landesgesundheitsbehörden neu berufen. Da die Ressourcen in der Geschäftsstelle sowie in der STIKO begrenzt sind, werden zu Beginn der Berufungsperiode die Themen des Arbeitsplans durch die Kommission nach ihrer Wichtigkeit und Dringlichkeit priorisiert und das zeitliche Vorgehen abgestimmt. Um das Zustandekommen von Entscheidungen der Kommission im Hinblick auf potenzielle Interessenkonflikte transparent zu machen, werden die Mitglieder aufgefordert, vor ihrer Berufung und vor jeder regulären STIKO-Sitzung mögliche Interessenkonflikte in einem standardisierten Fragebogen offen zu legen. Mitglieder, bei denen zu einzelnen Beratungsgegenständen ein Anschein von Befangenheit besteht, z. B. weil sie an einer Impfstoffstudie zu dem betreffenden Erreger aktiv oder beratend beteiligt sind oder waren, werden bei der STIKO-Beratung und Beschlussfassung ausgeschlossen.

11.1.2 Aufgaben

Die STIKO entwickelt für die in Deutschland lebende Bevölkerung Empfehlungen zu den in der Europäischen Union zugelassenen Impfstoffen und zu anderen Maßnahmen der spezifischen Prophylaxe von Infektionskrankheiten. Sie erarbeitet ihre Empfehlung unter Anwendung von Methoden der evidenzbasierten Medizin und prüft dabei nicht nur den Nutzen der Impfung für das geimpfte Individuum, sondern berücksichtigt auch die potenziellen Effekte der Impfung für die gesamte Bevölkerung und bezieht weitere Aspekte wie die Umsetzbarkeit der Impfempfehlung und die Akzeptanz der Impfung in der Bevölkerung in ihre Bewertung mit ein. Neben Empfehlungen zu Standard-, Indikations- und Reiseimpfungen sowie Impfungen aufgrund eines erhöhten beruflichen bzw. arbeitsbedingten Risikos (s. u.) gibt die STIKO

Empfehlungen für Impfungen im Rahmen von Ausbruchsgeschehen bzw. Pandemien. Hier kommt dem Impfen eine besondere Bedeutung für den Schutz vor Erkrankung der bisher nicht infizierten Bevölkerung und für die Eindämmung der Weiterverbreitung des Erregers zu.

Die Aufgaben der Kommission sind seit 2001 im Infektionsschutzgesetz (IfSG) gesetzlich festgelegt. Nach § 20 Abs.2 gibt die Kommission Empfehlungen zur Durchführung von Schutzimpfungen und anderen Maßnahmen der spezifischen Prophylaxe, auf deren Grundlage die obersten Landesgesundheitsbehörden der Bundesländer ihre Empfehlungen aussprechen. Die Impfempfehlungen der STIKO werden seit 2011 nach einer Standardvorgehensweise (SOP) erarbeitet. Diese beinhaltet die systematische Aufarbeitung aller relevanten Inhalte für die Impfempfehlung anhand eines vorgegebenen Fragenkatalogs. Dazu wird aus Mitgliedern der STIKO und ggf. weiteren externen Experten und Expertinnen eine Arbeitsgruppe zu der entsprechenden Impfung bzw. der impfpräventablen Erkrankung gebildet. Die Wissenschaftler und Wissenschaftlerinnen der STIKO-Geschäftsstelle führen üblicherweise die Evidenzsynthese durch und arbeiten dabei eng mit den Mitgliedern der jeweiligen STIKO-Arbeitsgruppe zusammen. Häufig werden auch mittels mathematischer Modellierungen, die durch Mitarbeitende des RKI oder externer Auftragsnehmer durchgeführt werden, direkte und indirekte Effekte einer neuen oder geänderten Impfempfehlung für unterschiedliche Szenarien abgeschätzt. Die Ergebnisse dieser Berechnungen sind ein wichtiger Baustein im Entscheidungsprozess und der abschließenden Nutzen-Risiko-Abwägung der STIKO.

Bevor der Beschluss zu einer Impfempfehlung final verabschiedet wird, geht der Entwurf dieser Empfehlung zusammen mit der wissenschaftlichen Begründung, in der die Ergebnisse der systematischen Evidenzaufarbeitung sowie der anderen, in die Entscheidung miteinbezogenen Faktoren ausführlich dargelegt werden, üblicherweise in ein 6-wöchiges Stellungnahmeverfahren. Daran sind neben den Bundesländern, dem BMG und dem Gemeinsamen Bundesausschuss (G-BA) auch betroffene Fachkreise beteiligt. Ihre Rückmeldungen werden der STIKO vorgestellt und finden nach Beratung ggf. Eingang in die Impfempfehlung.

MERKE

Eine neue Empfehlung wird durch die Veröffentlichung im Epidemiologischen Bulletin zusammen mit der wissenschaftlichen Begründung gültig. Die Publikation einer STIKO-Impfempfehlung wird kommunikativ begleitet, z. B. durch Faktenblätter, Antworten auf häufig gestellte Fragen, Impfnews in der STIKO-App.

Da diese Vorgehensweise auch während einer Pandemie weiterbesteht, hat die STIKO im Rahmen der COVID-19-Pandemie die gesetzliche Aufgabe, auf Basis der verfügbaren Daten zur Epidemiologie der Erkrankung und zu den verfügbaren Impfstoffen evidenzbasierte Impfempfehlungen für die Bevölkerung in Deutschland zu entwickeln und diese stets dem aktuellen Wissensstand anzupassen. Bei limitierten Impfstoffressourcen können Risikogruppen-spezifische Empfehlungen der STIKO die Grundlage für die Impfstoffverteilung bilden.

11.2 Impfkalender, Standard- und Indikationsimpfungen

11.2.1 Rechtliche Grundlagen zur Kostenübernahme

Nach dem fünften Sozialgesetzbuch (SGB V) haben Versicherte Anspruch auf Leistungen für Schutzimpfungen. Der Gemeinsame Bundesausschuss (G-BA) entscheidet seit 2007 auf Basis der STIKO-Empfehlungen, ob eine Impfung in die Schutzimpfungsrichtlinie aufgenommen und damit zur Pflichtleistung der Gesetzlichen Krankenversicherungen wird. Für Schutzimpfungen, die aufgrund eines Auslandsaufenthaltes indiziert sind (Reiseimpfungen), gilt der Anspruch auf Leistungen nur dann, wenn der Auslandsaufenthalt beruflich oder durch eine Ausbildung bedingt ist oder wenn durch die Impfung der Einschleppung einer übertragbaren Krankheit nach Deutschland vorgebeugt wird. Zusätzlich übernehmen aktuell viele Krankenkassen freiwillig die Kosten für einige Reiseimpfungen, auch wenn diese beschriebenen Voraussetzungen nicht erfüllt sind.

11.2.2 Standardimpfungen und Impfkalender

Jährlich werden im Epidemiologischen Bulletin die aktualisierten Empfehlungen zu Standardimpfungen (S) in tabellarischer Form als Impfkalender veröffentlicht (➤ Abb. 11.1). Die Publikation erfolgt zurzeit jeweils im Januar. Standardimpfungen sind für die gesamte in Deutschland lebende Bevölkerung empfohlen.

Der Impfkalender umfasst derzeit Impfungen zum Schutz vor Tetanus (T), Diphtherie (D/d), Pertussis (aP/ap), *Haemophilus influenzae* Typ b (Hib), Poliomyelitis (IPV), Hepatitis B (HB), Herpes zoster (HZ), Pneumokokken, Rotaviren (RV), Meningokokken C (MenC), Masern, Mumps, Röteln (MMR), Varizellen (V) sowie gegen humane Papillomviren (HPV) und Influenza. Aufgeführt sind das jeweils empfohlene Impfalter, die Anzahl der Impfstoffdosen und der Mindestabstand zwischen den einzelnen Impfstoffgaben.

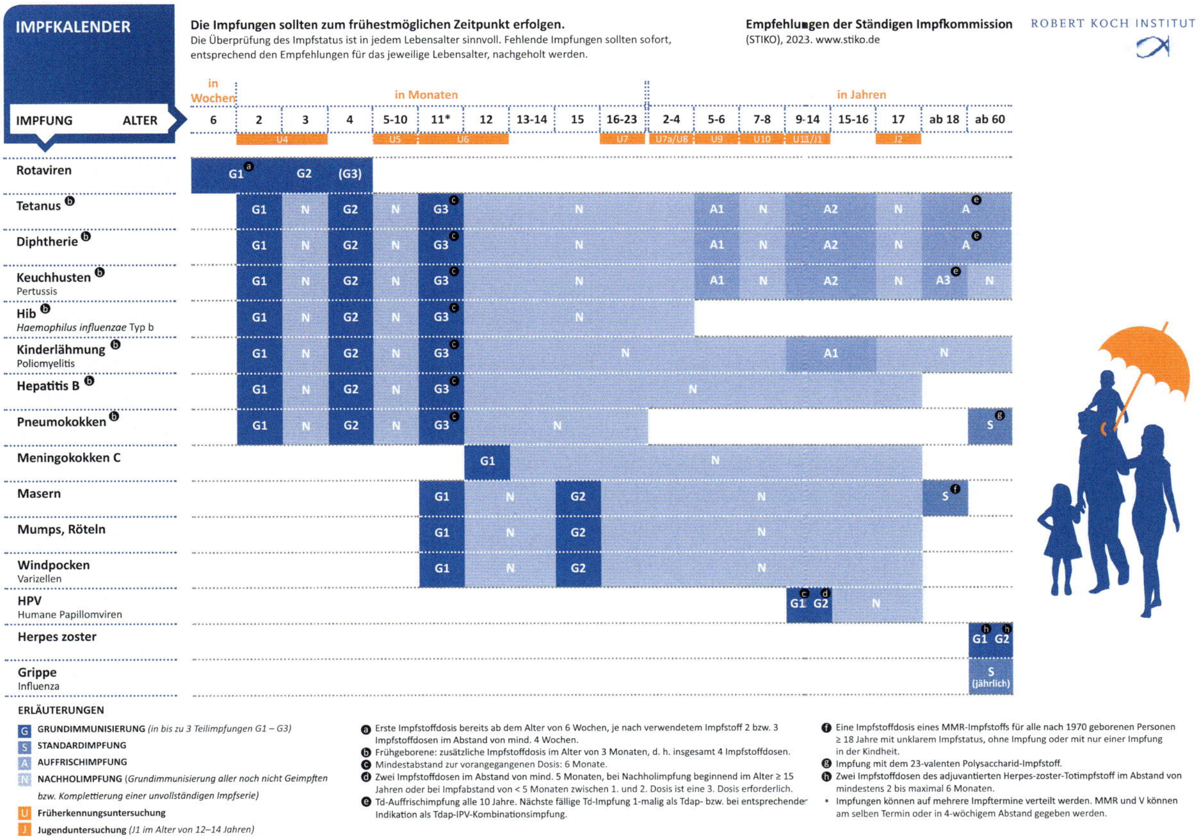

Abb. 11.1 Impfkalender [X221-042]

> **MERKE**
> Für einen lang dauernden Impfschutz ist es von besonderer Bedeutung, dass bei der Grundimmunisierung der empfohlene Mindestabstand zwischen vorletzter und letzter Impfung (in der Regel 6 Monate) nicht unterschritten wird.

Für die Säuglings- und Kleinkindimpfungen wird das Alter in Wochen bzw. Monaten angegeben, für das ältere Kindes-, Jugend- und Erwachsenenalter in Jahren. Im Impfkalender sind die Termine der Früherkennungsuntersuchungen für Säuglinge und Kinder (U4–U11) und der Jugendgesundheitsuntersuchungen (J1 und J2) aufgeführt. Diese Termine stellen Kontakte der Kinder und Jugendlichen mit dem Gesundheitssystem dar, die für die Impfungen genutzt werden sollten. Auch Vorsorgeuntersuchungen im Erwachsenenalter sowie die Routineuntersuchungen von Schwangeren bzw. Müttern vor und nach der Entbindung sind gute Gelegenheiten den Impfstatuts aufzufrischen oder zu vervollständigen. Die Impfungen sollten zum frühestmöglichen Zeitpunkt erfolgen. Dies ist besonders bei den Säuglings- und Kleinkindimpfungen von großer Wichtigkeit, da diese Gruppen eine besonders hohe Vulnerabilität gegenüber Infektionskrankheiten aufweisen.

Soweit **Kombinationsimpfstoffe** verfügbar sind und Empfehlungen der STIKO dem nicht entgegenstehen, sollten Kombinationsimpfstoffe verwendet werden, um die Zahl der Injektionen möglichst gering zu halten. Die Überprüfung und ggf. Vervollständigung des Impfstatus ist in jedem Alter sinnvoll. Fehlende Impfungen sollten sofort nachgeholt werden, entsprechend den Empfehlungen für das jeweilige Lebensalter. Dabei gilt auch hier der Grundsatz, dass es keine unzulässig großen Abstände zwischen den Impfungen gibt: **Jede Impfung zählt!**

> **MERKE**
> Auch eine für viele Jahre unterbrochene Grundimmunisierung oder nicht zeitgerecht durchgeführte Auffrischimpfung, z. B. gegen Diphtherie, Tetanus, Poliomyelitis, Hepatitis B oder FSME, muss nicht neu begonnen werden, sondern wird mit den fehlenden Impfstoffdosen komplettiert. Dies gilt auch im Säuglings- und Kleinkindalter.

Da bestimmte Impfungen ab einem bestimmten Lebensalter nicht mehr empfohlen werden, wie z. B. die Hib-Impfung nach dem 5. Geburtstag, kann sich das **Schließen von Impflücken** als Herausforderung darstellen. Dies gilt insbesondere bei unklarem Impfstatus oder wenn von den STIKO-Empfehlungen im Säuglings- und Kindesalter abweichende Impfschemata verwendet wurden. Für diese Situationen hat die STIKO Empfehlungen zu Nachholimpfungen veröffentlicht.

In Tabellenform ist – nach Altersgruppen eingeteilt – abgebildet, wie viele Impfstoffdosen zum jeweiligen Alterszeitpunkt (noch) empfohlen sind und mit welchem Mindestabstand zwischen den einzelnen Impfstoffdosen diese verabreicht werden sollen (➤ Abb. 8.5). Damit ist es für die impfende Ärzteschaft möglich, ggf. fehlende Impfungen rasch ausfindig zu machen und Impflücken nach STIKO-Empfehlungen zu schließen.

11.2.3 Indikationsimpfungen

Indikationsimpfungen werden im Gegensatz zu Standardimpfungen nur für Risikogruppen bei individuell erhöhtem Expositions-, Erkrankungs- oder Komplikationsrisiko sowie zum Schutz Dritter empfohlen. Es wird zwischen Impfungen aufgrund eines erhöhten beruflichen bzw. arbeitsbedingten Risikos (B), Impfungen aufgrund von Reisen (R) und Impfungen aufgrund anderer Indikationen (I) unterschieden.

Die nachfolgend aufgeführten Empfehlungen zu Standard-, Indikations-, Berufs-, Reise-, und Auffrischimpfungen gegen impfpräventable Erkrankungen sind eine gekürzte Version der Tabelle 2 der jährlichen STIKO-Impfempfehlung aus dem Januar 2023. Die hier aufgeführten Standardimpfungen beziehen sich ausschließlich auf Personen ≥ 18 Jahre. Die anderen Empfehlungen können auf alle Altersgruppen angewendet werden. Ausführliche Hinweise zu Impfabständen und Verabreichung sowie Dosierung des jeweiligen Impfstoffs siehe jährlich aktualisierte STIKO-Impfempfehlung (4. Kalenderwoche des jeweiligen Jahres) sowie STIKO-Reiseimpfempfehlungen. Für Hinweise zu Anwendungen und Aktualisierungen wird auf die jeweils aktuellen Empfehlungen der STIKO verwiesen.

Affenpocken

Indikationsimpfung Männer ≥ 18 Jahre, die Sex mit Männern haben (MSM) und dabei häufig die Partner wechseln.
Impfung bei beruflichem Risiko Personal in Speziallaboratorien, das gezielte Tätigkeiten mit infektiösen Laborproben ausübt, die Orthopockenmaterial enthalten, und nach individueller Risikobewertung durch den Sicherheitsbeauftragten als infektionsgefährdet eingestuft wird.

Cholera

Reiseimpfung
- Bei Reisen in Cholera-Epidemiegebiete mit voraussichtlich ungesichertem Zugang zu Trinkwasser
- Bei längerfristiger Tätigkeit in Cholera-Epidemiegebieten
- Bei Einsatz als Katastrophenhelfer oder -helferin

Weitere Informationen s. Reiseimpfempfehlungen der STIKO

COVID-19

Indikationsimpfung Während der COVID-19-Pandemie wird auf die STIKO-Empfehlung zur COVID-19-Impfung verwiesen, die laufend aktualisiert wird. Implementierung der COVID-19-Impfempfehlung in die allgemeine STIKO-Impfempfehlung 2023, Details: STIKO-Empfehlung zur COVID-19-Impfung, veröffentlicht im EpidBull 21/2023.

Diphtherie

Standard-/Auffrischimpfung Alle Personen bei fehlender oder unvollständiger Grundimmunisierung oder wenn die letzte Impfung der Grundimmunisierung oder die letzte Auffrischimpfung länger als 10 Jahre zurückliegt.

Frühsommer-Meningoenzephalitis (FSME)

Und andere Haupt- und Subtypen der Tick-borne-Enzephalitis
Indikationsimpfung Personen, die in FSME-Risikogebieten zeckenexponiert sind. (FSME-Risikogebieten in Deutschland → jährlich aktualisierte Impfempfehlung der STIKO)
Impfung bei beruflichem Risiko Personen, die arbeitsbedingt durch FSME gefährdet sind, wie exponiertes Laborpersonal sowie Personen in Risikogebieten, z. B. Forstbeschäftigte und Exponierte in der Landwirtschaft.
Reiseimpfung Personen, die in TBE-Risikogebieten außerhalb Deutschlands zeckenexponiert sind. Weitere Informationen s. Reiseimpfempfehlungen der STIKO

Gelbfieber

Impfung bei beruflichem Risiko Bei gezielten Tätigkeiten mit Exposition zum Gelbfieber-Virus (z. B. in Forschungseinrichtungen oder Laboratorien).
Reiseimpfung Impfung in einer von den Gesundheitsbehörden zugelassenen Gelbfieber-Impfstelle vor Aufenthalt in Ländern mit der Gefahr einer Gelbfieber-Übertragung und Ländern, die bei Einreise den Nachweis einer Gelbfieber-Impfung fordern. Weitere Informationen s. Reiseimpfempfehlungen der STIKO und der DTG
- Vor erneuter oder bei fortgesetzter Exposition sollte einmalig eine Auffrischimpfung erfolgen, sofern seit der Erstimpfung ≥ 10 Jahre vergangen sind. Nach erfolgter 2. Impfstoffdosis sind keine weiteren Auffrischimpfungen notwendig.
- Ausnahmen und Besonderheiten bei Erstimpfung in der Schwangerschaft, bei Kindern und bei Personen mit Immundefizienz sind zu beachten (Details: STIKO-Empfehlung zur Gelbfieber-Auffrischimpfung, veröffentlicht im Epid Bull 32/2022).

Haemophilus influenzae Typ b (Hib)

Indikationsimpfung Einmalige Impfung bei Personen mit anatomischer oder funktioneller Asplenie (z. B. Sichelzellanämie).

Hepatitis A (HA)

Indikationsimpfung
- Personen mit einem Sexualverhalten mit erhöhtem Expositionsrisiko; z. B. Männer, die Sex mit Männern haben (MSM)
- Personen mit häufiger Übertragung von Blutbestandteilen, z. B. i. v. Drogenkonsumierende, Hämophilie oder mit Krankheiten der Leber/mit Leberbeteiligung
- Bewohner und Bewohnerinnen von psychiatrischen Einrichtungen oder vergleichbaren Fürsorgeeinrichtungen für Menschen mit Verhaltensstörung oder Zerebralschädigung

Impfung bei beruflichem Risiko Personen mit erhöhtem arbeitsbedingtem Expositionsrisiko, einschließlich Auszubildender, Praktikanten und Praktikantinnen, Studierender und ehrenamtlich Tätiger mit vergleichbarem Expositionsrisiko in folgenden Bereichen:
- Gesundheitsdienst inkl. Sanitäts- und Rettungsdienst, Küche, Labor, technischer und Reinigungsdienst, psychiatrische und Fürsorgeeinrichtungen
- Personen mit Abwasserkontakt
- Tätigkeit (inkl. Küche und Reinigung) in Kindertagesstätten, Kinderheimen, Behindertenwerkstätten, Asylbewerberheimen u. a.

Reiseimpfung Bei Reisen in Endemiegebiete (Übersicht der Endemiegebiete und weitere Informationen s. Reiseimpfempfehlungen der STIKO)

Hepatitis B (HB)

Indikationsimpfung
- Personen, bei denen wegen einer vorbestehenden oder zu erwartenden Immundefizienz (z. B. durch eine geplante Immunsuppression) ein schwerer Verlauf einer Hepatitis-B-Erkrankung zu erwarten ist, z. B. bei HIV-Infektion, Hepatitis C, Dialysepflicht
- Personen mit einem erhöhten nicht arbeitsbedingten Expositionsrisiko, z. B. bei Kontakt zu HBsAg-Trägern in Familie/Wohngemeinschaft, Sexualverhalten mit hohem Infektionsrisiko, i. v. Drogenkonsumierende, Untersuchungshäftlinge und Strafgefangene, ggf. Bewohner und Bewohnerinnen psychiatrischer Einrichtungen

Impfung bei beruflichem Risiko Personen mit erhöhtem arbeitsbedingten Expositionsrisiko, einschließlich Auszubildende, Praktikanten und Praktikantinnen, Studierende und ehrenamtlich Tätige mit vergleichbarem Expositionsrisiko, z. B. Personal in medizinischen Einrichtungen (einschließlich Labor- und Reinigungspersonal), Sanitäts- und Rettungsdienst, betriebliche Ersthelfende, Polizisten und Polizistinnen, Personal von Einrichtungen, in denen eine erhöhte Prävalenz von Hepatitis-B-Infizierten zu erwarten ist (z. B. Gefängnisse, Asylbewerberheime oder Einrichtungen für Menschen mit Behinderungen). Im Bereich der Arbeitsmedizin Empfehlungen der ArbMedVV beachten

Reiseimpfung Individuelle Gefährdungsbeurteilung erforderlich. Weitere Informationen s. Reiseimpfempfehlungen der STIKO

Herpes zoster (HZ)

Standardimpfung Personen ≥ 60 Jahre, Impfung mit dem adjuvantierten Herpes-zoster-Totimpfstoff. **Cave:** Die Impfung mit dem Herpes-zoster-Lebendimpfstoff wird nicht als Standardimpfung empfohlen.

Indikationsimpfung Bei Personen ≥ 50 Jahre Impfung mit dem adjuvantierten Herpes-zoster-Totimpfstoff bei erhöhter gesundheitlicher Gefährdung infolge einer Grunderkrankung, z. B. durch
- Angeborene oder erworbene Immundefizienz, HIV-Infektion
- Rheumatoide Arthritis, Systemischer Lupus erythematodes, chronisch-entzündliche Darmerkrankungen
- Chronisch-obstruktive Lungenerkrankung oder Asthma bronchiale, chronische Niereninsuffizienz
- Diabetes mellitus

Influenza

Standardimpfung Personen ≥ 60 Jahre, jährliche Impfung im Herbst

Indikationsimpfung
- Alle Schwangeren ab 2. Trimenon, bei erhöhter gesundheitlicher Gefährdung infolge einer Grunderkrankung ab 1. Trimenon
- Personen ≥ 6 Monate mit erhöhter gesundheitlicher Gefährdung infolge einer Grunderkrankung, z. B.:
  - Chronischen Erkrankungen der Atmungsorgane (inkl. Asthma bronchiale und COPD)
  - Chronischer Herz-Kreislauf-, Leber- und Nierenerkrankung
  - Diabetes mellitus und anderen Stoffwechselerkrankung
  - Chronischen neurologischen Erkrankungen (z. B. Multiple Sklerose mit durch Infektionen getriggerten Schüben)
  - Angeborener oder erworbener Immundefizienz (z. B. HIV-Infektion)
- Bewohner und Bewohnerinnen von Alters- oder Pflegeheimen.
- Personen, die als mögliche Infektionsquelle im selben Haushalt lebende oder von ihnen betreute Risikopersonen gefährden können. Als Risikopersonen gelten hierbei

Personen mit den oben beispielhaft genannten Grunderkrankungen. Jährliche Impfung im Herbst.
- Wenn eine schwere Epidemie aufgrund von Erfahrungen in anderen Ländern oder nach deutlichem Antigendrift bzw. einem Antigenshift zu erwarten ist und der Impfstoff die neue Variante enthält. Impfungen entsprechend den Empfehlungen der Gesundheitsbehörden.

Impfung bei beruflichem Risiko Personen mit erhöhter Gefährdung, z. B. medizinisches Personal, Personen in Einrichtungen mit umfangreichem Publikumsverkehr sowie Personen, die als mögliche Infektionsquelle für von ihnen betreute Risikopersonen fungieren können. Personen mit erhöhter Gefährdung durch direkten Kontakt zu Geflügel und Wildvögeln (Vermeidung von Doppelinfektionen human/aviar). Jährliche Impfung im Herbst

Reiseimpfung Für Reisende ≥60 Jahren und die unter Indikationsimpfung genannten Personengruppen, die nicht über einen aktuellen Impfschutz verfügen, ist die Impfung generell empfehlenswert. Weitere Informationen s. Reiseimpfempfehlungen der STIKO

Japanische Enzephalitis

Impfung bei beruflichem Risiko Laborpersonal, das gezielt mit vermehrungsfähigen Japanische Enzephalitis Virus-Wildtypstämmen arbeitet.

Reiseimpfung Aufenthalte in Endemiegebieten (z. B. Südostasien, weite Teile von Indien, Korea, Japan, China, West-Pazifik, Nordaustralien) während der Übertragungszeit, insbesondere bei
- Reisen in aktuelle Ausbruchsgebiete
- Langzeitaufenthalt (> 4 Wochen)
- Wiederholten Kurzzeitaufenthalten
- Voraussehbarem Aufenthalt in der Nähe von Reisfeldern und Schweinezucht (nicht auf ländliche Gebiete begrenzt)

Weitere Informationen s. Reiseimpfempfehlungen der STIKO

Masern

Standardimpfung Nach 1970 geborene Personen ≥ 18 Jahre mit unklarem Impfstatus, ohne Impfung oder mit nur 1 Impfstoffdosis in der Kindheit.

Indikationsimpfung
- Bei bevorstehender Aufnahme bzw. bei Besuch einer Gemeinschaftseinrichtung (z. B. Kita) Säuglinge ab dem Alter ≥ 9 Monaten
- Im Rahmen eines Ausbruchs:
  - Nach 1970 Geborene ab dem Alter ≥ 9 Monate mit unklarem Impfstatus, ohne Impfung oder mit nur 1 Impfstoffdosis in der Kindheit
  - Ausnahmsweise Säuglinge im Alter von 6–8 Monaten nach individueller Risiko-Nutzen-Abwägung (Off-label-use)

Masern, Mumps, Röteln (MMR)

Impfung bei beruflichem Risiko Nach 1970 geborene Personen (einschließlich Auszubildende, Praktikanten und Praktikantinnen, Studierende und ehrenamtlich Tätige) in folgenden Tätigkeitsbereichen:
- Medizinische Einrichtungen (gemäß § 23 (3) Satz 1 IfSG) inkl. Einrichtungen sonstiger humanmedizinischer Heilberufe
- Tätigkeiten mit Kontakt zu potenziell infektiösem Material
- Einrichtungen der Pflege (gemäß § 71 SGB XI)
- Gemeinschaftseinrichtungen (gemäß § 33 IfSG)
- Einrichtungen zur gemeinschaftlichen Unterbringung von z. B. aus dem Ausland zugewanderte Personen und Ausreisepflichtige
- Fach-, Berufs- und Hochschulen

Meningokokken

Indikationsimpfung
- Gesundheitlich gefährdete Personen mit angeborener oder erworbener Immundefizienz (Impfung mit Meningokokken-ACWY-Konjugat-Impfstoff und Meningokokken-B-Impfstoff), insbesondere:
  - Komplement-/Properdindefizienz
  - Therapie mit C5-Komplement-Inhibitoren (z. B. Eculizumab oder Ravulizumab)
  - Hypogammaglobulinämie
  - Anatomischer oder funktioneller Asplenie (z. B. Sichelzellanämie)
- Bei gehäuftem Auftreten oder Ausbrüchen auf Empfehlung der Gesundheitsbehörden.

Impfung bei beruflichem Risiko Gefährdetes Laborpersonal (bei Exposition gegenüber N. meningitidis-haltigen Aerosolen). Impfung mit Meningokokken-ACWY-Konjugat-Impfstoff und Meningokokken-B-Impfstoff

Reiseimpfung
- Reisende in Länder mit epidemischem Vorkommen, besonders bei engem Kontakt zur einheimischen Bevölkerung (z. B. Entwicklungshelfer und -helferinnen, Katastrophenhelfer und -helferinnen, medizinisches Personal, bei Langzeitaufenthalt). Dies gilt auch für Aufenthalte in Regionen mit Krankheitsausbrüchen und Impfempfehlung für die einheimische Bevölkerung (WHO- und Länderhinweise beachten). Impfung mit Meningokokken-ACWY-Konjugat-Impfstoff, ggf. zusätzlich Meningokokken-B-Impfstoff
- Vor Pilgerreise nach Mekka (Hadj, Umrah). Impfung mit Meningokokken-ACWY-Konjugat-Impfstoff (Einreisebestimmungen beachten)
- Vor Langzeitaufenthalten, besonders Kinder und Jugendliche sowie Personen in Studium oder Ausbildung

Weitere Informationen s. Reiseimpfempfehlungen der STIKO

Pertussis

Standard-/Auffrischimpfung Erwachsene sollen die nächste fällige Td-Impfung einmalig als Tdap-Kombinationsimpfung erhalten. (Tdap-Kombinationsimpfstoff, bei entsprechender Indikation Tdap-IPV-Kombinationsimpfstoff)
Indikationsimpfung

- Schwangere zu Beginn des 3. Trimenons (ab der 28. Schwangerschaftswoche). Bei erhöhter Wahrscheinlichkeit für eine Frühgeburt sollte die Impfung ins 2. Trimenon vorgezogen werden. Ist die in der Schwangerschaft empfohlene Impfung nicht erfolgt, sollte die Mutter bevorzugt in den ersten Tagen nach der Geburt geimpft werden.
- Folgende Personen sollen alle 10 Jahre 1 Dosis Pertussis-Impfstoff erhalten: enge Haushaltskontaktpersonen (z. B. Eltern, Geschwister, Freunde) und Betreuende (z. B. Tagesmütter, Babysitter, ggf. Großeltern) eines Neugeborenen nach Möglichkeit spätestens 4 Wochen vor dem voraussichtlichen Entbindungstermin

Impfung bei beruflichem Risiko Personal im Gesundheitsdienst sowie in Gemeinschaftseinrichtungen

Pneumokokken

Standardimpfung Personen $\geq$ 60 Jahre
Indikationsimpfung Kinder, Jugendliche und Erwachsene mit erhöhter gesundheitlicher Gefährdung infolge einer Grundkrankheit:

- **Angeborene oder erworbene Immundefekte,** z. B.:
  - Defizienzen oder Funktionsstörungen des Immunsystems
  - Funktionelle Hyposplenie (z. B. bei Sichelzellanämie), anatomische Asplenie, Z. n. Splenektomie
  - Neoplastische Krankheiten
  - HIV-Infektion
  - Nach Knochenmarktransplantation
  - Immunsuppressive Therapie (z. B. wegen Organtransplantation oder Autoimmunerkrankung)
  - Chronisches Nierenversagen, nephrotisches Syndrom oder chronische Leberinsuffizienz
- **Sonstige chronische Krankheiten,** z. B.:
  - Herz-Kreislauf-Erkrankungen oder Erkrankungen der Atmungsorgane, z. B. Asthma bronchiale, Lungenemphysem, COPD
  - Stoffwechselkrankheiten, z. B. mit oralen Medikamenten oder Insulin behandelter Diabetes mellitus
  - Neurologische Krankheiten, z. B. Zerebralparesen oder Epilepsie
- **Anatomische und fremdkörperassoziierte Risiken für Pneumokokken-Meningitis** z. B.:
  - Liquorfistel
  - Cochlea-Implantat, Impfung möglichst vor der Intervention

Impfung bei beruflichem Risiko Berufliche Tätigkeiten wie Schweißen und Trennen von Metallen, die zu einer Exposition gegenüber Metallrauchen einschließlich metalloxidischen Schweißrauchen führen.

Poliomyelitis

Standard-/Auffrischimpfung

- Alle Personen bei fehlender oder unvollständiger Grundimmunisierung
- Alle Personen ohne einmalige Auffrischimpfung

Indikationsimpfung

- Aus dem Ausland zugewanderten Menschen, die in Gemeinschaftsunterkünften leben, bei der Einreise aus Gebieten mit Infektionsrisiko
- Reisende in Regionen mit Infektionsrisiko durch Wild-Poliomyelitis-Virusstämme (WPV) oder durch einen mutierten Impfvirusstamm (*Circulating Vaccine-Derived poliomyelitis-virus* [cVDPV]). (Die aktuelle epidemische Situation ist zu beachten, insbesondere die Meldungen der WHO.) Weitere Informationen s. Reiseimpfempfehlungen der STIKO

Impfung bei beruflichem Risiko

- Personal der oben genannten Einrichtungen
- Medizinisches Personal, das engen Kontakt zu Erkrankten haben kann
- Personal in Laboren mit Infektionsrisiko

Röteln

Indikationsimpfung Einmal geimpfte, ungeimpfte Frauen oder Frauen mit unklarem Impfstatus im gebärfähigen Alter.
Impfung bei beruflichem Risiko Siehe Masern, Mumps, Röteln

Tetanus

Standard-/Auffrischimpfung Alle Personen bei fehlender oder unvollständiger Grundimmunisierung, wenn die letzte Impfstoffdosis der Grundimmunisierung oder die letzte Auffrischimpfung > 10 Jahre zurückliegt.

Tollwut

Impfung bei beruflichem Risiko

- Tierärzte und -ärztinnen, Jäger und Jägerinnen, Forstpersonal u. a. Personen mit Umgang mit Tieren in Gebieten mit neu aufgetretener Wildtiertollwut
- Personen mit arbeitsbedingtem oder sonstigem engem Kontakt zu Fledermäusen
- Laborpersonal mit Expositionsrisiko gegenüber Tollwutviren

Reiseimpfung Reisende in Regionen mit Tollwutgefahr und einer erhöhten Wahrscheinlichkeit einer Tollwutexposition (z. B. durch Kontakt mit streunenden Hunden oder

Fledermäusen). Weitere Informationen s. Reiseimpfempfehlungen der STIKO

Tuberkulose

Die Impfung mit einem BCG-Impfstoff wird nicht empfohlen.

Typhus

Reiseimpfung Bei Reisen in Endemiegebiete mit Aufenthalt unter schlechten hygienischen Bedingungen. Weitere Informationen s. Reiseimpfempfehlungen der STIKO

Varizellen

Indikationsimpfung

- Seronegative Frauen mit Kinderwunsch
- Seronegative Patienten und Patientinnen vor geplanter immunsuppressiver Therapie oder Organtransplantation
- Varizellen-naive Personen mit schwerer Neurodermitis
- Varizellen-naive Personen mit engem Kontakt zu den beiden zuvor Genannte

Impfung bei beruflichem Risiko Seronegative Personen (einschließlich Auszubildende, Praktikanten und Praktikantinnen, Studierende und ehrenamtlich Tätige) in folgenden Tätigkeitsbereichen:

- Medizinische Einrichtungen (gemäß § 23 (3) Satz 1 IfSG) inklusive Einrichtungen sonstiger human-medizinischer Heilberufe
- Tätigkeiten mit Kontakt zu potenziell infektiösem Material
- Einrichtungen der Pflege (gemäß § 71 SGB XI)
- Gemeinschaftseinrichtungen (gemäß § 33 IfSG)
- Einrichtungen zur gemeinschaftlichen Unterbringung z. B. von aus dem Ausland zugewanderten Menschen und Ausreisepflichtigen

11.2.4 Off-label-use

Unter Off-label-use wird die ärztliche Verordnung eines zugelassenen Arzneimittels außerhalb des in der Zulassung beantragten und von den nationalen oder europäischen Zulassungsbehörden (in Deutschland das Paul-Ehrlich-Institut) genehmigten Gebrauchs verstanden. Off-label-use ist beispielsweise die Anwendung außerhalb der Anwendungsgebiete (z. B. Vorerkrankte, Schwangere), des Anwendungsalters, der Dosierung oder der Behandlungsdauer, die in der Zulassung beschrieben sind. Bei Off-label-use bezieht sich die ärztliche Haftung sowohl auf die medizinische Richtigkeit der Behandlung als auch auf eventuelle unerwünschte Arzneimittelwirkungen (UAW). Unabdingbar ist im Rahmen eines Off-label-Gebrauchs die vorherige umfassende Aufklärung und Beratung der Impflinge bzw. Sorgeberechtigten über Nutzen und Risiken der jeweiligen Impfung und darüber, dass der Impfstoff im Off-label-use angewandt wird.

Keinen Off-label-use stellen Impfungen dar, die von einem Arzt oder einer Ärztin außerhalb der STIKO-Empfehlung verordnet und durchgeführt werden, die aber von der Zulassung gedeckt sind. Neben den von der STIKO empfohlenen Impfungen sind auf Basis der existierenden Impfstoffzulassungen weitere „Impfindikationen“ möglich, die für einzelne Personen, ihrer individuellen (gesundheitlichen) Situation entsprechend, sinnvoll sein können.

MERKE
Eine fehlende STIKO-Empfehlung ist **kein** Hindernis für eine begründete Impfung.

11.2.5 Vorgehen bei vorübergehend nicht verfügbaren Impfstoffen

Kommt es zu einem Lieferengpass von Impfstoffen (definiert als eine Unterbrechung der Lieferkette für die Auslieferung eines Impfstoffes von mindestens 2 Wochen) informieren die pharmazeutischen Unternehmen das PEI. Das PEI informiert daraufhin über den zu erwartenden Lieferengpass sowie über die voraussichtliche Dauer der Nichtverfügbarkeit auf seinen Internetseiten (siehe Kasten „Informationsquellen“).

Sollten statt des vom Lieferengpass betroffenen Impfstoffes ein oder mehrere Impfstoffe mit vergleichbarer Zusammensetzung verfügbar sein, werden diese vom PEI entsprechend auf der Internetseite gelistet.

Ist kein für die jeweilige Indikation und das Alter zugelassener Impfstoff mit vergleichbarer Antigenzusammensetzung verfügbar, gibt die STIKO Empfehlungen, wie alternativ – unter Verwendung anderer verfügbarer Impfstoffe – ein Impfschutz sichergestellt werden kann. Dafür hat die STIKO für die häufigsten bzw. relevantesten Lieferengpässe in Tabellenform Empfehlungen entwickelt, die auf der STIKO-Seite zum Thema Lieferengpässe zu finden sind (➤ Kap. 11.5). Ergänzend finden sich dort ggf. auch alternative Empfehlungen zu aktuellen Lieferengpässen, die nicht durch die Tabelle der häufigsten und relevantesten Lieferengpässe abgedeckt sind.

Muss bei Lieferengpässen eine Priorisierung bestimmter Personengruppen oder Impfungen vorgenommen werden, so haben aus Sicht der STIKO Grundimmunisierungen besonders im Säuglingsalter generell eine höhere Priorität als Auffrischimpfungen.

11.2.6 Postexpositionelle Präventionsmaßnahmen

Es kommt regelmäßig vor, dass indizierte Impfungen gar nicht bzw. unvollständig gegeben wurden oder Auffrischimpfungen versäumt wurden. Neben den Standard- und Indikationsimpfempfehlungen gibt die STIKO daher auch Empfehlungen zu postexpositionellen Impfungen und zu anderen Maßnahmen der spezifischen Prophylaxe. Eine Übersicht zu den von der STIKO empfohlenen postexpositionellen Impfungen und anderen Maßnahmen der spezifischen Prophylaxe findet sich in den STIKO-Impfempfehlungen und in den jeweiligen erregerspezifischen „RKI-Ratgebern".

MERKE

Wenn gegen Tollwut nach den derzeitigen Empfehlungen mit drei Impfstoffdosen grundimmunisiert wird, besteht vermutlich eine lebenslange Boosterfähigkeit. Trotz präexpositioneller Impfung muss bei jeder Exposition gegenüber Speichel eines potenziell tollwütigen Tieres eine Postexpositionsprophylaxe erfolgen. Wer wie viele Impfstoffdosen oder in Einzelfällen auch Immunglobuline erhalten sollte, hängt vom Expositionsgrad, der Anzahl der im Vorfeld verabreichten Impfstoffdosen und dem Immunstatus ab (s. hierzu auch RKI Ratgeber Tollwut: https://www.rki.de/DE/Content/Infekt/EpidBull/Merkblaetter/Ratgeber_Tollwut.html letzter Zugriff: 01.03.2023)

Ziel Ungeschützte Personen nach Kontakt mit bestimmten impfpräventablen Infektionserregern im privaten und beruflichen Umfeld schützen, um selber nicht zu erkranken bzw. andere nicht durch eine Weiterverbreitung zu gefährden.

Maßnahmen Abhängig vom Erreger

- Postexpositionelle Impfung (z. B. Hepatits A)
- Passive Immunisierung durch die Gabe von Immunglobulinen (z. B. Varizellen)
- Antibiotische Chemoprophylaxe (z. B. Meningokokken)
- Parallel zur postexpositionellen Immunglobulingabe Gabe der fehlenden Impfstoffdosis (z. B. Tetanus) oder Beginn mit der notwendigen Impfserie.

Erfolg Der Erfolg hängt entscheidend von dem Zeitraum ab, der zwischen der Exposition und der Immunprophylaxe vergeht und ist umso sicherer präventiv wirksam, je früher damit begonnen wird.

MERKE

Wird im Rahmen eines Ausbruchsgeschehens eine Massenimpfung durchgeführt, um beispielsweise einen Hepatitis-A-Ausbruch in einer Kindertagesstätte zu beenden, spricht man von Riegelungsimpfungen.

11.3 Impfungen bei zugewanderten Menschen

Nach Deutschland eingewanderte bzw. geflüchtete Menschen sind von denselben Infektionskrankheiten bedroht wie die deutsche Bevölkerung und sollten daher wie alle anderen in Deutschland lebenden Personen ein Impfangebot nach den Empfehlungen der STIKO erhalten.

Zugewanderte Menschen haben aufgrund der Unterbringungssituation in oft überfüllten Aufnahmezentren oder Gemeinschaftsunterkünften mit häufigen Personenkontakten jedoch ein höheres Risiko sich zu infizieren. Durch beengte Unterbringung kommt es in Aufnahmezentren oder Gemeinschaftsunterkünften häufiger zu Ausbrüchen von impfpräventablen Erkrankungen.

Eine besondere Rolle spielen in **Gemeinschaftsunterkünften** in Deutschland Varizellenausbrüche. Im Rahmen von Ausbrüchen können Riegelungsimpfungen durch das zuständige Gesundheitsamt durchgeführt werden. Zusätzlich zu den Standard- und Indikationsimpfungen für die allgemeine Bevölkerung kann allen Personen, die in Gemeinschaftsunterkünften untergebracht sind, durch die lokalen Gesundheitsbehörden in den Herbst- und Wintermonaten eine Influenzaimpfung angeboten werden. Diese erweiterten Impfempfehlungen sind nicht dem Migrationsstatus, sondern der Unterbringungssituation geschuldet.

Im Ausland begonnene Impfserien können auch dann fortgesetzt werden, wenn die erste Impfstoffdosis oder die ersten Impfstoffdosen lange zurückliegen. Es gilt auch hier der Grundsatz: **„Jede Impfung zählt".** Jede Impfung sollte in einem internationalen Impfausweis dokumentiert werden.

Ein häufiges Problem bei geflüchteten Menschen sind **fehlende Impfdokumente.** Informationen über das Herkunftsland lassen weder sichere Rückschlüsse auf den wahrscheinlichen Impfstatus noch auf die durchzuführenden Impfungen zu. Sie sind daher nicht für die individuelle Impfberatung verwertbar. Gemäß den STIKO-Empfehlungen gelten Impfungen, die nicht dokumentiert sind, als nicht gegeben und sollten den STIKO-Empfehlungen entsprechend nachgeholt werden. Nur in Ausnahmefällen sollten glaubwürdige mündliche Angaben zu früher erfolgten Impfungen berücksichtigt werden. Serologische Untersuchungen zur Bestimmung der Antikörperwerte sind auch unabhängig vom Migrationsstatus in der Regel nicht empfohlen.

Auch bei zugewanderten Menschen ist ein umfassender Impfschutz für **Schwangere, Kleinkinder, ältere Menschen** und **Personen mit Grunderkrankungen** besonders wichtig. Es ist anzunehmen, dass nach Deutschland zugewanderte Kinder durch die routinemäßigen Vorsorgeuntersuchungen häufiger und damit eher vollständig geimpft werden als zugewanderte Erwachsene. Auch in der deutschen autochthonen Bevölkerung sind Senioren und Seniorinnen eine vulnerable und insuffizient geimpfte Gruppe, die zudem aufgrund der Immunoseneszenz häufiger schwer an Infektionen erkranken, die teilweise durch Impfungen präventabel sind, als jüngere Erwachsene. Die STIKO empfiehlt für alle Personen ab dem Alter von 60 Jahren in den Herbst- und Wintermonaten jährlich eine Influenzaimpfung, einmalig eine Pneumokokkenimpfung und eine aus zwei Impfstoffdosen bestehende Herpes-zoster-Impfung.

Im Rahmen des **Masernschutzgesetzes** ist der Nachweis eines ausreichenden Impfschutzes gegen Masern oder der ärztliche Nachweis der Immunität oder einer medizinischen Kontraindikation gegen die Masernimpfung verpflichtend für alle Personen, die in Einrichtungen zur gemeinschaftlichen Unterbringung von Asylsuchenden, vollziehbar Ausreisepflichtigen und Geflüchteten untergebracht oder tätig sind, sofern sie nach 1970 geboren wurden. Für asylsuchende und geflüchtete Menschen muss 4 Wochen nach Aufnahme in eine Gemeinschaftsunterkunft dieser Verpflichtung entsprochen worden sein. Als ausreichender Impfschutz gilt für Kleinkinder im Alter zwischen 12 und 23 Monaten eine Impfstoffdosis. Personen, die nach 1970 geboren und mindestens 24 Monate alt sind, müssen zwei erhaltene Impfstoffdosen nachweisen.

Die **Kostenübernahme** für öffentlich empfohlene Schutzimpfungen ist bei Asylsuchenden durch das Asylbewerberleistungsgesetz geregelt. In den Erstaufnahmeeinrichtungen von Geflüchteten werden Impfungen vom Staat kostenlos zur Verfügung gestellt, womit allen Asylsuchenden ein Recht auf alle von der STIKO empfohlenen Impfungen garantiert ist. Bei allen anderen eingewanderten Menschen werden Kosten für Impfungen in der Regel von der jeweiligen Krankenversicherung übernommen.

Die Kostenübernahme von Impfungen für Personen ohne legalen Aufenthaltsstatus ist in den Bundesländern unterschiedlich geregelt.

11.4 Reiseimpfempfehlungen

Durch die Globalisierung nimmt die Reiseaktivität auch bei Fernreisen weltweit zu, wodurch die Bedeutung der Reise- und Tropenmedizin steigt. Zur **Reisemedizin** gehört sowohl die Beratung zu Präventivmaßnahmen vor der Reise (Pre-Travel-Advice) als auch die medizinische Versorgung von erkrankten Reisenden oder Reiserückkehrenden. Vor einer Reise sind je nach Reiseziel verschiedene Präventivmaßnahmen zu bedenken, z. B. die Expositionsprophylaxe vor Stechmücken oder je nach Reiseziel auch eine medikamentöse Malariaprophylaxe.

Reiseimpfungen zählen zu den wichtigsten Präventionsmaßnahmen vor der Reise und können das Auftreten einiger impfpräventabler Erkrankungen verhindern. Einerseits bieten sie den Reisenden einen individuellen Schutz vor schweren Erkrankungen oder Tod durch bestimmte Infektionen, die im Ausland erworben werden können. Auf der anderen Seite trägt ein vollständiger Impfstatus hinsichtlich der Standardimpfungen dazu bei zu verhindern, dass Reisende Infektionserreger ins Reiseland exportieren (z. B. Masern). Spezifisch für die Reise indizierte Impfungen verhindern den Import von Erregern nach Deutschland bei der Rückkehr; auf diese Weise wird die Entstehung von Infektionsketten verhindert (z. B. Hepatitis A).

PATIENTENBERATUNG

Beispiel für den Ablauf einer Impfsprechstunde

- Impfausweis prüfen
- Impflücken bei Standard- und Indikationsimpfungen schließen
- Je nach Bedarf Impfungen aufgrund eines erhöhten beruflichen bzw. arbeitsbedingten Risikos prüfen (ggf. Rücksprache Arbeitgeber für Kostenübernahme)
- Informationen zur geplanten Reise erfragen (wohin genau, wie lange, welche Aktivitäten usw.)
- Epidemiologische bzw. endemische Lage in den Zielregionen prüfen
- Impfindikation(en) unter Berücksichtigung der Vorimpfungen und möglicher Nebenwirkungen stellen; Kontraindikationen beachten
- Empfohlene Impfungen mit dem Reisenden besprechen, dabei auch den Unterschied zwischen Impfungen für die Nachweispflicht und Impfungen zum individuellen Schutz erläutern

Bedeutung der individuellen Risiko-Nutzen-Bewertung

Das theoretische Risiko einer Impfung muss dem Erkrankungsrisiko gegenübergestellt werden. Im Vergleich zu anderen Disziplinen ist die Einschätzung des Erkrankungsrisikos von Reisenden erschwert. Dies liegt unter anderem daran, dass Kohortenstudien zur Ermittlung des Verhältnisses von Inzidenz der Erkrankung am Zielort (Inzidenzrate [Zahl der Krankheitsfälle pro Zeiteinheit bezogen auf eine bestimmte Anzahl Reisender] und Inzidenzdichte [Zahl der neuen Krankheitsfälle pro Personenzeit unter Risiko] zur Anzahl der Reisenden oft fehlen.

Die einzelnen impfpräventablen Erkrankungen sind in Bezug auf die **Eintrittswahrscheinlichkeit** und das Schadensausmaß unterschiedlich zu bewerten. Zum Beispiel ist bei der Tollwut die Eintrittswahrscheinlichkeit eher gering, aber das Schadensausmaß sehr hoch (tödlicher Verlauf bei Erkrankung, ➤ Abb. 11.2). Im Gegensatz dazu ist die Eintrittswahrscheinlichkeit für eine Influenza eher hoch, aber das Schadensausmaß in den meisten Fällen eher gering. Bei

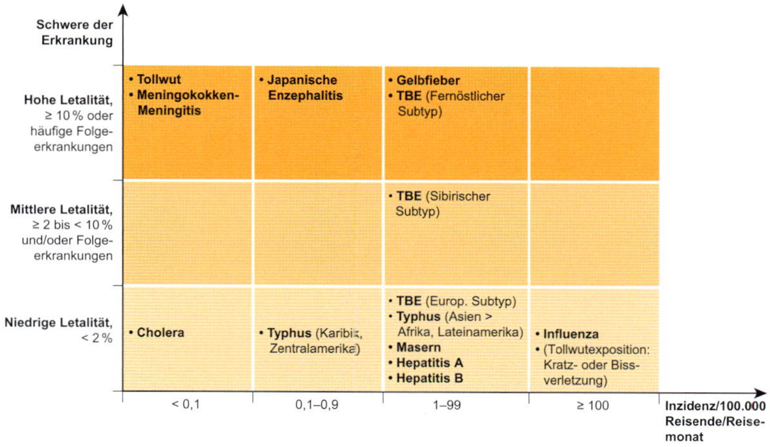

Abb. 11.2 Geschätzte Eintrittswahrscheinlichkeit und Schadensausmaß ausgewählter impfpräventabler Erkrankungen in Ländern mit niedrigerem Einkommen bei nicht-immunen Reisenden (modifiziert nach R. Steffen, 2018). TBE: *tick-borne encephalitis* [P1335]

zusätzlichen Risikofaktoren, wie höherem Alter oder Vorliegen einer Schwangerschaft, kann sich das Risiko für einen schweren Verlauf jedoch wieder erhöhen.

Auch bei gleichem Reiseland und Aufenthaltsdauer können die Risiken für eine Infektion zwischen Reisenden stark differieren und daraus unterschiedliche Indikationsstellungen für eine Impfung resultieren. Deshalb ist es wichtig, die Anamnese und Reisevorerfahrung sowie das Risikoverhalten der Reisenden zu kennen. Dies muss dann mit den bereits vor der Reise bekannten Details des Aufenthalts und der Epidemiologie der Erkrankung am Zielort ins Verhältnis gesetzt werden. All diese Prozesse müssen sorgfältig durchgeführt werden, um eine Indikation für eine Impfung stellen und mit den Reisenden diskutieren zu können.

Empfohlene Reiseimpfungen

Zu den von der STIKO und der Deutschen Gesellschaft für Tropenmedizin, Reisemedizin und Globale Gesundheit e. V. (DTG) empfohlenen Reiseimpfungen gehören aktuell die Impfungen gegen Cholera, COVID-19, Dengue, Gelbfieber, Hepatitis A und B, Influenza, Japanische Enzephalitis, Meningokokken der Serogruppen ACWY, Poliomyelitis, TBE (Tick-Borne Encephalitis, z. B. FSME), Tollwut und Typhus.

Die STIKO hat im April 2022 erstmals zusammen mit der DTG Reiseimpfempfehlungen herausgegeben, die regelmäßig aktualisiert werden (➤ Kap. 11.5).

Bei einigen Impfungen besteht bei Einreise eine **Nachweispflicht.** Sollte die Impfung nicht mit den erforderlichen Zeitabständen zum Eintritt in das Gastland nachgewiesen werden können, kann die Einreise verwehrt werden. Eine Nachweispflicht besteht zum Beispiel für die Gelbfieber-Impfung, aber auch für die Impfung gegen Polio oder Meningokokken der Serogruppen ACWY (z. B. bei der Einreise in Saudi-Arabien zur Hadj oder zur Umrah).

CAVE

Wenn eine Indikation für eine Impfung gegen **Hepatitis A und B** besteht und zu wenig Zeit vor Abreise für ein vollständiges Impfschema bleibt, sollte nicht der Kombinationsimpfstoff verwendet werden. Dieser enthält nur die halbe Antigenmenge für Hepatitis A. → Verabreichung einer monovalenten Impfstoffdosis gegen Hepatitis A. Dies ist aufgrund der langen Inkubationszeit auch noch kurz vor Abreise möglich.

11.5 Informationsquellen zu STIKO-Themen

Empfehlungen der STIKO beim RKI 2023	https://www.rki.de/DE/Content/Infekt/EpidBull/Archiv/2023/Ausgaben/04_23.pdf?__blob=publicationFile
Impfhotline des Fachgebiets Impfprävention am RKI	Telefonische Auskunft bei Fragen zur Umsetzung der STIKO-Empfehlungen (nur für impfende Ärzte und Ärztinnen). Es wird keine individuelle reisemedizinische Impfberatung angeboten. Telefon: 030 18754–35/–39, Montag von 9.30–11.30 Uhr und Donnerstag von 12.00–14.00 Uhr
STIKO-App Download	https://www.rki.de/DE/Content/Kommissionen/STIKO/App/STIKO-App_node.html
Aufklärungsbögen in unterschiedlichen Sprachen	https://www.rki.de/DE/Content/Infekt/Impfen/Materialien/materialien_fremdsprachig_inhalt.html
RKI-Ratgeber für die Ärzteschaft	https://www.rki.de/DE/Content/Infekt/EpidBull/Merkblaetter/merkblaetter_node.html
FAQs – Impfungen A–Z	https://www.rki.de/DE/Content/Infekt/Impfen/ImpfungenAZ/ImpfungenAZ_node.html
Lieferengpässe	https://www.pei.de/DE/arzneimittel/impfstoffe/lieferengpaesse/lieferengpaesse-node.html https://www.rki.de/DE/Content/Kommissionen/STIKO/Lieferengpaesse/Lieferengpaesse_node.html
Reiseimpfungen	
Empfehlungen der Ständigen Impfkommission (STIKO) und der Deutschen Gesellschaft für Tropenmedizin, Reisemedizin und Globale Gesundheit e.V. (DTG) zu Reiseimpfungen	https://www.rki.de/DE/Content/Infekt/EpidBull/Archiv/2022/Ausgaben/14_22.pdf?__blob=publicationFile
Empfehlungen aus den USA: Traveler's Health von den Centers for Disease Control and Prevention	https://wwwnc.cdc.gov/travel
Empfehlungen des National Travel and Health Network and Centre (United Kingdom)	www.travelhealthpro.org.uk
Gelbfieber-Länderliste der WHO (Aktualisierung einmal jährlich)	www.who.int/health-topics/yellow-fever
Empfehlungen für Polio vom Poliovirus IHR Emergency Committee der WHO (Aktualisierung alle 3 Monate)	https://www.who.int/groups/poliovirus-ihr-emergency-committee
Reise- und Sicherheitshinweise des Auswärtigen Amtes	https://www.auswaertiges-amt.de/de/ReiseUndSicherheit/reise-gesundheit

KAPITEL 12

Isabelle Bekeredjian-Ding, Karen Huber, Bernhard Kerscher, Linda Marchioro

Impfen gegen endogene Infektionen mit antibiotikaresistenten Bakterien

Kernaussagen

- Bakterielle Erreger der ESK/CAPE-Gruppe sind häufig antibiotikaresistent, können asymptomatisch kolonisieren und verursachen vor allem nosokomiale Infektionen.
- Die Schutzwirkung der Immunantwort gegen kolonisierende Erreger ist eingeschränkt.
- An der Entwicklung von Impfstoffen gegen ESK/CAPE-Erreger wird intensiv geforscht.
- Trotz multipler Impfstoffentwicklungsstrategien gegen nosokomiale Infektionserreger der ESK/CAPE-Gruppe gibt es bislang keine zugelassenen Impfstoffprodukte.
- Die wesentlichen Hürden bestehen in fehlenden immunologischen Schutzkorrelaten, der Heterogenität der Stämme innerhalb einer Spezies, dem unzureichenden Vorhersagewert präklinischer Tiermodelle und der Komplexität der Durchführung aussagekräftiger klinischer Prüfungen.

12.1 Problematik

Die zunehmende Antibiotikaresistenz bakterieller Erreger ist ein globales Problem. Die Bekämpfung dieser Erreger mit Impfstoffen ist ein wichtiger Lösungsansatz. Vor allem Krankenhausinfektionen mit antibiotikaresistenten Bakterien sind eine große Herausforderung. Nosokomiale Infektionen treten im Zusammenhang mit medizinischen Maßnahmen auf, z. B. in Krankenhäusern oder Pflegeeinrichtungen. Die Erreger der sognannten ESK/CAPE-Gruppe sind häufig antibiotikaresistent und für den Großteil der nosokomialen Infektionen verantwortlich.

Bisher stehen noch keine Impfstoffprodukte gegen Infektionen mit ESK/CAPE-Erregern zur Verfügung. Aufgrund multipler Erregerreservoire (Mensch, Umwelt, Tier) ist eine Eradikation der Erreger durch Impfung des Menschen nicht möglich. In vielen Fällen gibt es eine große Vielfalt an Serotypen und bestehen regionale Unterschiede in deren Verteilung.

Alle ESK/CAPE-Erreger können den menschlichen Körper asymptomatisch kolonisieren und persistieren. Die Besiedlung erfolgt oft lange vor dem Krankheitsausbruch. Da die kontinuierliche Exposition eine Adaptation der Immunantwort bewirkt, muss die vorhandene Immunantwort durch die Impfung wahrscheinlich nicht nur verstärkt, sondern auch in ihrer Qualität verändert werden. Da nosokomiale Infektionen vor allem ältere und/oder vorerkrankte Menschen betreffen, ist zudem von einer beeinträchtigten Immunantwort in der Impfzielgruppe auszugehen.

DEFINITION

ESK/CAPE-Erreger

- Enterokokken
- *Staphylococcus aureus*
- *Clostridioides difficile/Klebsiella pneumoniae*
- *Acinetobacter baumannii*
- *Pseudomonas aeruginosa*
- *Enterobacteriaceae (Escherichia coli)*

12.2 Virulenz von ESK/CAPE-Erregern und Impfstrategien

Manche von ESK/CAPE-Erregern hervorgerufene Infektionskrankheiten werden häufig durch den Einsatz von Antibiotika und der anschließenden Störung des Mikrobioms begünstigt. Resistente ESK/CAPE-Erreger widerstehen der Behandlung und besetzen rasch die frei gewordenen Nischen. Dadurch können sie Schwachstellen oder Verletzungen auszunutzen, und entweder eine Infektion am Ort der Besiedlung oder in anderen Körperregionen auslösen.

Abgesehen von *C. difficile,* das nur den Darm schädigt, verursachen die ESK/CAPE-Erreger Infektionen in unterschiedlichen Organen, darunter Pneumonien, Bakteriämien, Haut- und Weichgewebeinfektionen sowie Harnwegsinfektionen. Der Krankheitsverlauf hängt auch vom Immunstatus der Betroffenen ab. Obwohl *S. aureus* und *C. difficile* auch bei gesunden Personen eine Infektion verursachen können, sind

ESK/CAPE-Erreger opportunistisch und verursachen häufig eine Erkrankung im Kontext einer kurzzeitig oder chronisch auftretenden Immunschwäche. Diese kann die Folge einer anderen Krankheit, einer medizinischen Behandlung, einer Verschlechterung des Gesundheitszustands oder fortschreitenden Alters sein.

12.2.1 *Staphylococcus aureus*

Die Exposition gegenüber *S. aureus* kann zu einer asymptomatischen Besiedlung oder zu einer klinischen Erkrankung führen. Aufgrund der komplexen Pathogenese kann die Krankheit in ihrem Schweregrad und ihrer Lokalisation variieren und akut oder chronisch verlaufen. An der Krankheitsmanifestation sind multiple Toxine und andere Virulenzfaktoren beteiligt. Zudem nutzt das Bakterium vielfältige Strategien zur Invasion des Wirtsgewebes und zur Immunevasion, die stammabhängig variieren.

Impfstoffziele

Eine große Schwierigkeit bei der Entwicklung eines Impfstoffs gegen *S. aureus* ist daher die Auswahl geeigneter Impfstoffzielmoleküle. Eine Vielzahl von bakteriellen Komponenten können als Antigene im Tierversuch schützen, erwies sich aber in klinischen Studien am Menschen als unwirksam:

- Zwei Impfstoffkandidaten (GSK2392103A, StaphVAX) zielten auf die Kapseltypen CP5 und CP8 ab, die in 80 % der klinischen Infektionen mit MRSA nachweisbar sind, schützten jedoch in der klinischen Prüfung nicht vor Infektionen mit Methicillin-resistenten *Staphylococcus aureus* (MRSA).
- Impstoffformulierungen, die mehrere bakterielle Komponenten als Antigene enthalten, haben in Tier- und Humanstudien eine gute Wirksamkeit und einen besseren Schutz gezeigt (StaphVax, SA4Ag). Keiner dieser Impfstoffkandidaten hat jedoch eine ausreichende Wirksamkeit beim Menschen gezeigt, die eine Zulassung erlaubt hätte.

Es ist somit weiterhin ungeklärt, wie viele und welche bakteriellen Bestandteile als Antigene für die Impfung verwendet werden sollten.

Schutzmerkmale der Immunantwort

Die relevanten Merkmale einer schützenden Immunantwort gegen diese Erreger sind unbekannt. Die meisten Impfstoffkandidaten haben zwar die Bildung von Antikörpern gegen Toxine und Oberflächen- oder Zellwandantigene stimuliert, um die Neutralisierung von Toxin oder die Opsonisierung zur Förderung der Phagozytose und der Abtötung durch Immuneffektorzellen zu erreichen. Keiner dieser Impfstoffe erwies sich jedoch als dauerhaft wirksam oder schützte vor einer Erkrankung. Ein Impfstoffkandidat (V710) führte sogar zu einer verstärkten Erkrankung. Zudem sind passive Immuntherapeutika in klinischen Versuchen gescheitert. Demnach ist die Opsonophagozytose allein wahrscheinlich für den Schutz nicht ausreichend.

Da die Kolonisierung den Schweregrad der Erkrankung zu verringern scheint, bietet die auf die Exposition zurückgehende Immunantwort gegenüber *S. aureus* vermutlich einen immunologischen Schutz. Dazu gehört möglicherweise auch die Stimulierung einer T-Zell-Antwort in der Schleimhaut und/oder die Förderung einer effizienteren Abtötung der Bakterien. Tier- und humangenetische Studien zeigten, dass ein Mangel an diesen Immunkomponenten zu einer wiederkehrenden oder schwereren Infektion mit *S. aureus* führt, und mukosale T-Zell-Antworten bei Tieren Schutz bieten können.

MERKE
Für einen wirksamen Impfstoff ist ein besseres Verständnis der Pathogenese von *S. aureus* als auch der an der Beseitigung der Infektion beim Menschen beteiligten Immunkomponenten erforderlich.

12.2.2 *Clostridioides difficile*

Die Sporenbildung ist der wichtigste Faktor für Übertragung, Infektion mit und Persistenz von *C. difficile.* Eine vorrübergehende Besiedlung im Säuglingsalter ist weit verbreitet, aber nur 3–5 % der Erwachsenen sind Überträger. Die Sporen persistieren bei gesunden Personen, ohne Krankheitssymptome hervorzurufen, weil die physiologischen Darmmikrobiota die Keimung der Sporen verhindert. Erst durch eine Störung des Mikrobioms, z. B. durch die Behandlung mit Antibiotika, keimen die Sporen aus, und *C. difficile* vermehrt sich in der Folge rasch. Die Toxine von *C. difficile* schädigen das Epithel und verursachen dadurch die Erkrankung, die von leichtem Durchfall bis zur fulminanten Kolitis mit der Gefahr der Darmperforation reichen. Nach der Erstinfektion kommt es in 10–25 % der Fälle zu einem Rückfall. In Einzelfällen sind auch wiederkehrende Episoden möglich.

Impfstrategie

Die Pathogenese hängt von zwei Toxinen ab, TcdA und TcdB. Diese bauen das Zytoskelett der Epithelzellen um und verursachen Entzündungsreaktionen und Gewebeschäden. Wie im Tierversuch verhindert die Behandlung mit einem Toxin-neutralisierenden Antikörper (Bezlotoxumab) das Wiederauftreten der Erkrankung. Folglich ist die Neutralisierung des Toxins auch im Menschen ein Schutzkorrelat für das Verhindern einer Erkrankung. Daher haben sich Impfstrategien auf die Herstellung von neutralisierenden Antikörpern mit hoher Bindungsaffinität zu den Toxinen konzentriert.

Dabei ist es wichtig zu beachten, dass die Neutralisierung des Toxins keine Auswirkungen auf die Lebensfähigkeit der Bakterien und die Besiedlung des Wirts hat.

MERKE
Bislang wurden in klinischen Prüfungen drei verschiedene Impfstoffformulierungen auf Toxinbasis (ACAM-CDIFF, VLA84 und PF-06425090) getestet. Diese Studien haben aber bisher zu keiner Zulassung geführt.

12.2.3 Enterokokken

Enterococcus spp., einschließlich *E. faecalis* und *E. faecium*, besiedeln schon kurz nach der Geburt Mundhöhle und Darm. Durch ihre Fähigkeit, Biofilme zu bilden, haften sie zudem an Kathetern und Implantaten und führen durch Streuung zu systemischen Infektionen. Obwohl alle Spezies eine hohe intrinsische Resistenz gegen viele Antibiotika aufweisen, sind die problematischen Vancomycin- und Linezolid-resistenten Enterokokken beim Menschen primär in Gesundheitseinrichtungen anzutreffen. Diese Stämme verursachen zwar keine schwereren Erkrankungen als empfindliche Stämme, in der Regel sind aber für die Behandlung Reserveantibiotika erforderlich.

Impfstoffzielmoleküle

Die Pathogenese von Enterokokken ist unzureichend untersucht, was die Auswahl von Zielantigenen erschwert. Virulente Stämme produzieren Kapseln, aber weniger als die Hälfte der Stämme von *E. faecalis* hat einen bekannten Serotyp. Ebenso besitzen *E. faecalis* und *E. faecium* viele Gene, die mit klinisch relevanten Kapseln oder Exopolysacchariden anderer Krankheitserreger verwandt sind, deren Expression und pathogenetische Rolle bei der Enterokokkeninfektion jedoch unbekannt ist. Trotzdem ist die Kapsel das häufigste Ziel von Impfstoffentwicklungen, gefolgt von anderen konservierten Zellwandstrukturen.

Da Opsonisierungsversuche die Wirksamkeit von Impfstoffen in Tierversuchen vorhersagen, haben die meisten Impfstrategien darauf ausgezielt, diese Funktion hervorzurufen. Die erzielte Schutzwirkung basiert auf der kombinierten Bindung von Komplement und Antikörpern auf der bakteriellen Zelle und anschließender Phagozytose und intrazellulären Zerstörung der Bakterien.

MERKE
Bis heute wurden keine Enterococcus-spezifischen Impfstoffe bis zur Zulassungsreife entwickelt.

12.2.4 *Pseudomonas aeruginosa*

P. aeruginosa ist eine ubiquitär vorkommende Bakterienart, die menschliche Schleimhäute besiedeln kann, das Immunsystem umgeht und schnell Resistenzen gegen fast alle Antibiotika akkumuliert. Es handelt sich um einen streng opportunistischen Erreger. Sobald die Kolonisation jedoch etabliert ist, kann sie lebenslang bestehen bleiben. Obwohl jeder Mensch mit einer geschwächten Epithelbarriere oder Immunschwäche gefährdet ist, verursacht *P. aeruginosa* vorzugsweise Infektionen bei Menschen mit Verbrennungen, Mukoviszidose oder unter maschineller Beatmung.

Bei der Entwicklung eines Impfstoffs gegen *P. aeruginosa* gibt es drei große Schwierigkeiten:

Erstens unterscheidet sich die Krankheitsmanifestation je nach Art der Infektion erheblich. Menschen mit Verbrennungen entwickeln im Verlauf häufig eine systemische Infektion und benötigen nur einen kurzfristigen systemischen Schutz. Bei Mukoviszidose hingegen bildet *P. aeruginosa* einen mukoiden Biofilm in den Atemwegen aus, der für Antibiotika schlecht penetrierbar ist, was die Behandlung erschwert. Da eine Beseitigung des Biofilms kein realistisches Ziel ist, müsste ein präventiver Ansatz eine lokale Immunität hervorrufen, die in der Lage ist, bereits die Kolonisierung zu verhindern.

Zweitens ist es unklar, welche Immunmerkmale schützend wirken könnten. Da bei Menschen mit Mukoviszidose und hohen Antikörperspiegeln gegen Oberflächenantigene ein weniger schwerer Krankheitsverlauf zu beobachten ist, scheinen Opsonisierung und Phagozytose für die Kontrolle der Infektion relevant zu sein. Auch die zellvermittelte Immunität scheint wichtig zu sein. Studien an Mäusen zeigten, dass schon die Produktion von IL-17 durch mukosale T-Zellen Schutz vor Lungeninfektionen bietet. Menschen mit Mukoviszidose produzieren jedoch hohe Mengen an IL-17, ohne dass die Persistenz der Pseudomonaden beeinträchtigt wird.

Die dritte Herausforderung besteht in der **Wahl des Impfstoffantigens** angesichts der Vielfalt der Stämme und ihrer Oberflächenstrukturen. Ein Lipopolysaccharid-basierter O-Antigen-Konjugatimpfstoff (PEV-01) erzeugte bei Mukoviszidose in mehreren klinischen Prüfungen hohe Schleimhautantikörpertiter. Außerdem wurden zwei Geißel-Antigene in einem Impfstoffkandidaten kombiniert, der hohe Antikörperreaktionen hervorrief und eine Infektion mit den Zielstruktur-tragenden Stämmen verhinderte. Die Entwicklung wurde in beiden Fällen eingestellt, weil die Abdeckung der hochvariablen Stämme unzureichend war und die Impfstoffe die Kolonisierung von Menschen mit Mukoviszidose durch vom Impfstoff abweichende Oberflächenmerkmale weder verzögern noch verringern konnte.

Erfolgreicher war eine Impfstoffentwicklung, in der die konservierten Außenmembranproteine (OMPs) OprF und OprI (IC43) kombiniert wurden. Sie senkte die Sterblichkeit von beatmeten Intensivpatienten. Weitere Studien zeigten einen Anstieg von systemischem IgG und mukosalem IgA bei Verbrennungspatienten und einen Rückgang der Bakteriämie. Eine Zulassung für ein Impfstoffprodukt auf OMP-Basis wurde bisher nicht beantragt. Zudem liegen keine Daten darüber vor, ob OMP-Impfantigene Mukoviszidose-Patienten schützen würden.

12.2.5 *Escherichia coli*

E. coli ist als opportunistischer Krankheitserreger die häufigste Ursache für Bakteriämien und Harnwegsinfektionen, kann jedoch auch ein breites Spektrum weiterer Erkrankungen verursachen. Toxintragende Stämme von *E. coli* sind obligat pathogene Erreger mit klar umrissenen Krankheitsbildern, wie Gastroenteritiden und hämolytisch-urämischem Syndrom. *E. coli* ist weltweit für etwa die Hälfte der Infektionen durch antibiotikaresistente Erreger verantwortlich.

Der Mensch wird schon früh im Leben mit *E. coli* kolonisiert und entwickelt in der Kindheit Antikörper gegen die Oberflächenantigene. Es ist jedoch unklar, in welchem Ausmaß diese Antikörper schützende Wirkung aufweisen. Während einer Bakteriämie steigen die Antikörpertiter gegen das O-Antigen und diese Antikörper (sowie Antikörper gegen die in manchen Stämmen vorhandene Kapsel) können in Tiermodellen Schutz bieten. Beim Menschen reicht das Vorhandensein von O-antigenspezifischen Antikörpern jedoch nicht aus, um eine Infektion zu verhindern. Bislang wurde noch kein Schutzkorrelat für *E. coli*-Infektionen definiert, und es ist zudem zu erwarten, dass dieses je nach Manifestation der Krankheit variiert.

Impfstoffzielstrukturen

Die wichtigsten Virulenzfaktoren von *E. coli* sind das Lipopolysaccharid (O-Antigen) und die Kapselpolysaccharide. Beide vermitteln eine Resistenz gegen Komplement und hemmen die Phagozytose. Aufgrund von Bedenken über Kreuzreaktionen des Impfstoffs mit Nervengewebe wurde der bei virulenten Stämmen vorherrschende Kapselserotyp (K1) nicht untersucht. Stattdessen dient das O-Antigen prävalenter antibiotikaresistenter Stämme als primäres, Stamm-spezifisches Zielantigen von aktuellen Impfstoffentwicklungen.

Die Variabilität des O-Antigens ist demnach auch bei *E. coli* eine große Herausforderung für die Impfstoffentwicklung. Kürzlich wurde ein Konjugatimpfstoff entwickelt, der die 12 häufigsten Serotypen pathogener Stämme enthielt. Das O-Antigen ist zudem immunogen, allerdings gilt dies nicht für alle Lipopolysaccharidvarianten gleichermaßen. In vielen Fällen hängt die Reaktion auf die Impfung von der bereits vorhandenen Immunantwort ab, die durch Impfung oder Exposition verstärkt wird. Auch ein Biokonjugat-Impfstoff, der gegen vier pathogene Stämme gerichtet war (ExPEC4V), war immunogen, erhöhte die Opsonisierung von *E. coli* und bot Schutz vor Harnwegsinfektionen. Eine Entwicklung bis zur Zulassungsreife ist jedoch noch nicht erfolgt.

12.2.6 *Klebsiella pneumoniae*

K. pneumoniae ist Teil der physiologischen Darm-Mikrobiota von gesunden Erwachsenen. Die Daten weisen darauf hin, dass sich *K. pneumoniae* ausbreiten kann, sobald das Immunsystem aufgrund des Alters oder einer Verschlechterung des Gesundheitszustands die Fähigkeit verliert, die Besiedlung zu kontrollieren. Klebsiellen sind empfänglich für horizontalen Gentransfer und akkumulieren daher schnell mehrere Resistenzmerkmale.

Die Infektiogenese von *K. pneumoniae* ist vielschichtig. Die Kapsel vermittelt Resistenz gegen Phagozytose und intrazelluläre Abtötung, wobei die Kapseltypen K1 und K2 mit hoher Virulenz vergesellschaftet sind. Weitere Pathogenitätsfaktoren sind Siderophore und der Rezeptor für die Aufnahme von Siderophoren, TonB. TonB ist für die Aufnahme von Eisen verantwortlich und modifiziert die Entzündungsreaktion.

Impfstoffziele

Antikörper gegen die Kapsel können eine schützende Immunität vermitteln, aber auch hier ist die Serotypenvielfalt die größte Schwierigkeit bei der Bekämpfung der Kapsel. Bei *K. pneumoniae* gibt es mindestens 77 Kapselserotypen, die weltweit sehr unterschiedlich verteilt sind.

Eine erste Impfstoffformulierung (Klebvax) enthielt 24 Kapselserotypen und wurde zusammen mit einem *P. aeruginosa*-Impfstoff verabreicht, der 8 Lipopolysaccharid-Serotypen (O-Antigen-Serotypen) enthielt (Aerugen). Dieser Impfstoff förderte die bakterielle Opsonisierung und schien die Inzidenz und den Schweregrad von Infektionen mit *K. pneumoniae* beim Menschen zu verringern. Aufgrund von Bedenken hinsichtlich einer unzureichenden Stammabdeckung geriet die Entwicklung jedoch ins Stocken.

In neueren Studien wurde versucht, die Stammabdeckung des Impfstoffs durch Einbeziehung von nichtkapsulären Antigenen wie TonB oder Lipopolysaccharid zu erweitern. Diese Impfstoffkandidaten waren im Tierversuch erfolgreich, wurden aber nicht am Menschen getestet.

Neue Ansätze konzentrierten sich auf Serotyp-spezifische Impfungen als Mittel zur Verhinderung von Infektionen durch Carbapenem-resistente Stämme, da diese die Morbidität und Mortalität der Krankheit erheblich erhöhen. Auch diese Studien erbrachten erste vielversprechende Ergebnisse.

12.2.7 *Acinetobacter baumannii*

A. baumannii ist ein ausschließlich nosokomialer Erreger, der hauptsächlich mit beatmungsassoziierter Pneumonie und Bakteriämien bzw. Septitiden bei Intensivpatienten in Verbindung gebracht wird. Für *A. baumannii* wurden in Mäusen zahlreiche Impfstoffzielmoleküle und Impfstrategien evaluiert. Das Schutzkorrelat ist allerdings nicht bekannt.

Studien zur aktiven und passiven Immunisierung deuten darauf hin, dass Opsonisierung und Phagozytose, insbesondere durch Neutrophile, der Schlüssel zur Beseitigung der Infektion sind. Inaktivierte ganze Bakterienzellen oder Zellbestandteile (insbesondere Vesikel der äußeren Membran) schützen Mäuse wirksam vor einer Infektion, geben aber keinen Aufschluss über die für den Schutz verantwortlichen bakteriellen Zielstrukturen. Die Rolle von T-Zellen wird kontrovers diskutiert.

Impfstoffzielmoleküle

Als Impfstoffziele wurden Kapsel- und andere Exopolysaccharide untersucht, aber meistens nicht weiterverfolgt. Vielversprechender sind OMP-Proteine. OmpA ist ein Oberflächenantigen, das für die Auslösung der Apoptose von Wirtszellen und die Adhärenz von Bakterien sowie die Bildung von Biofilmen verantwortlich ist. Es ist hoch konserviert, sehr immunogen und wirkt nach Immunisierung schützend in Mäusen. Andere OMPs, einige Oberflächenproteine und Proteine, die an der Biofilmbildung beteiligt sind, bieten ebenfalls einen teilweisen Schutz.

MERKE

A. baumannii ist der einzige ESK/CAPE-Erreger, für den noch kein Impfstoffkandidat in Phase-I-Studien getestet wurde. Daher liegen keine Daten vor, anhand derer sich beurteilen ließe, welche Immunisierungsstrategien im Menschen erfolgreich sein könnten.

12.3 Hürden bei der Entwicklung von Impfstoffen gegen ESK/CAPE-Erreger

Trotz des hohen Bedarfs stehen bisher keine Impfstoffe gegen Infektionen mit antibiotikaresistenten ESK/CAPE-Erregern zur Verfügung. Im Folgenden werden die Hürden in der Impfstoffentwicklung im Bereich präklinischer und klinischer Entwicklung zusammengefasst.

12.3.1 Präklinische Impfstoffentwicklung

Tiermodelle bilden eine solide Basis für die klinische Entwicklung von bakteriellen Impfstoffen gegen Kapselpolysaccharide und sezernierte Toxine. Die Schutzwirkung dieser bakteriellen Impfstoffkandidaten beruht überwiegend auf der Induktion ausreichend hoher Titer funktioneller Antikörper mit opsonophagozytierender oder neutralisierender Wirkung. Diese funktionellen Antikörperantworten, z. B. im Fall von Meningokokken, Pneumokokken sowie Diphtherie- und Tetanustoxinen, dienen meist als **Schutzkorrelat** (d. h. Biomarker, der direkt für die protektive Wirkung verantwortlich ist), weshalb tierexperimentelle Daten in diesen Fällen eine solide Basis für die nachfolgende klinische Entwicklung bilden.

Anders verhält es sich bei vielen ESK/CAPE-Erregern. Schutzkorrelate oder **Schutzsurrogate** (Biomarker, die mit einer protektiven Immunantwort korrelieren, aber nicht die Primärwirkung beschreiben) konnten noch nicht sicher identifiziert werden. Dies erschwert die Interpretation von Immunogenitäts- und Wirksamkeitsdaten im Tiermodell.

Belastungsinfektionen mit genetisch diversen, epidemiologisch relevanten Pathogenisolaten könnten zu einem besseren Verständnis der Wirkbreite führen. Da jedoch vor allem klinische Isolate von opportunistischen Krankheitserregern aus den Familien der *Staphylococcaceae, Streptococcaceae* und *Enterobacteriaceae* selten in Versuchstieren das Vollbild natürlicher Infektionen hervorrufen, muss auf akute, artifizielle Tiermodelle oder gar ausschließlich auf Immunogenitätsdaten zurückgegriffen werden.

Eine weitere Hürde für eine erfolgreiche Impfstoffentwicklung sind Lücken in unserem Verständnis der molekularen Infektionsmechanismen, der Pathogenese und der Interaktion der Pathogene mit dem Patientenimmunsystem in den relevanten Körperregionen, wie den Schleimhäuten. Das Versuchstier ist in der Regel sowohl immunkompetent als auch pathogenfrei (naives Immunsystem, keine Kolonisierung) und damit für die Physiologie von Risikopatienten nicht repräsentativ.

Ein tiefgründiges Verständnis der angeborenen und zellulären Immunantwort, neben der humoralen Immunantwort, wäre wünschenswert. Beispielsweise schlug die weitere klinische Prüfung einer Vielzahl von investigativen *S. aureus*-Vakzinen trotz der Induktion funktioneller Antikörper und positiver präklinischer Wirksamkeitsstudien in einer großen Auswahl von Infektionsmodellen fehl.

Derzeitig genutzte Kleintiermodelle bilden die Pathogenese, vor allem von opportunistischen bakteriellen Infektionskrankheiten oft nur unzureichend ab. Ein wichtiger Schritt hin zu prädiktiven präklinischen Daten wäre die Entwicklung von physiologisch relevanten Modellen, welche die Humansituation besser imitieren. Beispielsweise könnte die Nutzung von Mukoviszidose-Modellen in Frettchen oder Schweinen für die Untersuchung von *P. aeruginosa*-Impfstoffkandidaten sinnvoll sein. Diese Modelle sind jedoch kostenintensiv und stehen nicht flächendeckend zur Verfügung.

Fehlende Wirksamkeitsnachweise in Infektionsmodellen, beispielsweise aufgrund mangelnder Infektiosität der Erreger im Tier, können durch eine Evaluierung der Immunogenität und den Nachweis der Induktion von funktionellen Antikörpern zum Teil kompensiert werden. In der Abwesenheit von Schutzkorrelaten geht dies jedoch mit einem erhöhten Risiko des Scheiterns der klinischen Entwicklung einher und der Schutz vor Erkrankung als klinischer Endpunkt ist zwingend erforderlich.

Für eine erfolgreiche Impfstoffentwicklung sind belastbare präklinische Studien erforderlich, welche mit erhöhter Sicherheit eine klinische Wirksamkeit vorhersagen können.

MERKE

Zum Abbau von Hürden in der bakteriellen Impfstoffentwicklung müssen in der präklinischen Forschung die folgenden vier Aspekte adressiert werden:

- Ein besseres Verständnis der grundlegenden Pathogenese
- Die Entwicklung und der Einsatz von physiologisch relevanten Modellen, welche die Erkrankung und Zielpopulation (Immun- und Carrier-Status) widerspiegeln
- Wirksamkeitsnachweise gegen epidemiologisch bedeutsame und genetisch diverse Isolate
- Die Identifizierung von Wirkmechanismen und die Etablierung von Schutzkorrelaten.

12.3.2 Design klinischer Studien

Da aktuell keine Impfstoffe gegen ESK/CAPE-Erreger zugelassen sind, wird die Wirksamkeit von neuartigen Impfstoffkandidaten in Menschen in randomisierten, kontrollierten klinischen Prüfungen im Vergleich zu Placebo ermittelt. Nennenswerte **Wirksamkeitsstudien** in diesem Bereich wurden von Pfizer (STRIVE), Merck und Nabi Pharmaceuticals für Impfstoffkandidaten gegen *S. aureus* sowie von Sanofi Pasteur (Cdiffense) und Pfizer (CLOVER) gegen *C. difficile* durchgeführt. Aktuelle Herausforderungen in der Planung und Durchführung dieser Studien sind mit den mangelhaften Kenntnissen über die Pathogenese, messbare Risikofaktoren und die Unvorhersagbarkeit des Zeitpunktes der Infektion, Unsicherheiten in der Aussagekraft der Labordiagnostik für den Probanden-Einschluss in die jeweilige klinische Studie und mit wechselnder lokaler Epidemiologie verbunden.

Die Wirksamkeit von Impfstoffkandidaten wird üblicherweise in **randomisierten kontrollierten klinischen Studien** anhand der Anzahl der an der Ziel-Infektionskrankheit nach Impfung erkrankten Probanden im Vergleich zu der Anzahl ungeimpfter Probanden in der Vergleichsgruppe untersucht. Da jedoch die von ESK/CAPE-Erregern hervorgerufenen Infektionskrankheiten im Vergleich zu der Kolonisierung relativ selten sind, besteht selbst bei großen Studien in Risikopopulationen das Risiko, nicht genügend Erkrankungen zu beobachten. Das gilt besonders für gramnegative Bakterien, für die es noch keine Wirksamkeitsstudie der Phase III gegeben hat.

Eine Herausforderung bei der Kumulierung der Fälle ist, dass das Auftreten der spezifischen Infektionen in Studienzentren stark variieren kann. Zudem erschwert die Probandenrekrutierung, dass die bisher bekannten Risikofaktoren nicht prädiktiv sind für das Eintreten der jeweiligen Infektionskrankheiten. Das gilt erst recht für den Beobachtungszeitraum einer klinischen Prüfung.

Durch klinische Prüfungen mit adaptiven Studiendesigns kann versucht werden, dass Risiko des Scheiterns von solchen Impfstoff-Wirksamkeitsstudien zu reduzieren. **Adaptive Prüfungsdesigns** ermöglichen es zum Beispiel, die Fallzahl zu erhöhen oder eine bestimmte Subpopulation, die sich im Laufe der Studie als besonders responsiv herausstellt, bevorzugt einzuschließen. Die Cdiffense-Studie der Firma Sanofi-Pasteur wurde als Group-Sequential-Design mit vier Interimanalysen geplant, wurde aber bereits nach der ersten Interimanalyse wegen fehlender Aussicht auf einen Wirksamkeitsnachweis gestoppt.

Darüber hinaus ist die genaue Definition der die Infektionskrankheit definierenden Symptomatik ebenfalls kritisch, da diese klinisch messbar sein muss. Dieses Problem könnte durch die Etablierung eines immunologischen Schutzsurrogats umgangen werden.

LITERATUR

Bekeredjian-Ding I. Challenges for Clinical Development of Vaccines for Prevention of Hospital-Acquired Bacterial Infections. Front Immunol 2020; 11: 1755.

Boston Consulting Group, Wellcome Trust. Vaccines for AMR 2022. https://vaccinesforamr.org/

Jansen KU, Anderson AS. The role of vaccines in fighting antimicrobial resistance (AMR). Hum Vaccin Immunother 2018; 14(9): 2142–2149.

Micoli FB, et al. The role of vaccines in combatting antimicrobial resistance. Nat Rev Microbiol 2021; 19(5): 287–302.

Vekemans J, et al. Leveraging vaccines to reduce antibiotic use and prevent antimicrobial resistance: A World Health Organization Action Framework. Clin Infect Dis 2021; 73(4): e1011–e1017.

KAPITEL

13 Plattformtechnologien zur Impfstoffentwicklung

Eberhard Hildt

Kernaussagen

- Impfstoff-Plattformtechnologien erlauben eine rasche Anpassung an einen neuen Ziel-Erreger.
- Bei den derzeit in der EU zugelassenen Impfstoffen finden neben den lange etablierten auch bereits virale Vektoren, rekombinante DNA- und mRNA-Impfstofftechnologien Verwendung.
- Als virale Vektoren dienen rekombinante Adenovektoren, das Vesikuläre Stomatitis Virus (VSV) oder das Modifizierte Vakzinia-Ankara-Virus (MVA).
- Bei mRNA-basierten Impfstoffen liegt die mRNA mit dem Bauplan des Antigens verpackt in Lipidnanopartikeln (LNPs) vor, welche die mRNA vor Abbau schützen, die Aufnahme in Zellen fördern und eine Adjuvanswirkung ausüben können.

13.1 Einleitung

Eine wesentliche Rolle bei der Entwicklung von Impfstoffen zum Schutz vor Infektionskrankheiten, die durch neuartige oder neu auftretende epidemische und pandemische Erreger ausgelöst werden, kommt sogenannten Impfstoff-Plattformtechnologien zu. Idealerweise sollte eine erste, auch die Sicherheit bei der Anwendung am Menschen betreffende Charakterisierung einer Plattformtechnologie bereits durch die Entwicklung mindestens eines auf dieser Plattform beruhenden Human-Impfstoffs bis zur Zulassung und der Erhebung valider Sicherheitsdaten im Rahmen der umfangreichen Anwendung nach der Zulassung erfolgt sein. Dies würde eine rasche Anpassung des zugelassenen Impfstoffs an ein neu auftretendes Pathogen erlauben. Die Kenntnis von und der Verweis auf Datensätze zu Qualität und Sicherheit des Erstimpfstoffs auf Basis derselben Impfstoff-Plattformtechnologie könnte die Entwicklung und Zulassung beschleunigen. Manche der neuen Impfstoff-Plattformtechnologien erlauben die Produktion von Millionen Impfdosen in kurzer Zeit und zu vergleichsweise geringen Kosten.

Die Ebola- und ZIKA-Epidemien und insbesondere die SARS-CoV-2-Pandemie wurden genutzt, um die Entwicklung neuer Impfstoff-Plattformtechnologien stark voranzutreiben.

Vektor-Impfstoffplattformen, die bereits bei zugelassenen präventiven Impfstoffen gegen virale Infektionskrankheiten Anwendung gefunden haben, sind rekombinante Adenovektoren-, Vesikuläres Stomatitis Virus- (VSV) und MVA- (Modifiziertes Vakzinia Ankara Virus)-basierte Technologien sowie Nukleinsäure- (mRNA und DNA)-basierte Technologien.

Aspekte therapeutischer Impfstoffe unterscheiden sich von denen präventiver Impfstoffe, weshalb darauf in diesem Zusammenhang nicht eingegangen wird.

13.2 Virale Vektoren

13.2.1 Rekombinante Adenoviren

Adenovirus (Wildtyp)

Adenoviren besitzen ein lineares doppelsträngiges DNA-Genom mit einer Größe von ca. 26–45 kbp. An beiden Enden des Genoms befinden sich hochrepetitive Sequenzen, die sog. Inverted Terminal Repeats (ITRs). Die Viren sind nicht umhüllt und weisen einen Durchmesser von ca. 80–100 nm auf. Adenoviren weisen eine charakteristische Struktur auf. Das Kapsid ist aus sog. Kapsomeren aufgebaut, wobei es zwei Typen gibt, Pentone und Hexone. Prominentes Strukturmerkmal von Adenoviren sind die sog. Fiberproteine, die je nach Serotyp eine Länge von 9–77 nm aufweisen. Sie spielen eine wesentliche Rolle bei der Bindung an die Zielzelle und sind eine Zielstruktur neutralisierender Antikörper. CAR (Coxsackievirus and Adenovirus Receptor) stellt, insbesondere für Ad5, einen wesentlichen Rezeptor dar, daneben sind Integrine, insbesondere αvβ3, αvβ5 und α5β1, relevante Moleküle für die Zelloberflächenbindung von Adenoviren.

In weiten Teilen der Bevölkerung liegt eine hohe Prävalenz einzelner humaner Serotypen vor, was sich auch im Spiegel schützender Antikörper gegen diese Serotypen widerspiegelt.

Adenovektoren

Um der Neutralisationswirkung durch Adenovirus-spezifische Antikörper auszuweichen, werden für die Herstellung rekombinanter Adenovektoren, welche als Impfstoffplattform dienen sollen, häufig Adenovirus-Serotypen, die eine sehr geringe Prävalenz in der menschlichen Bevölkerung aufweisen, oder nicht-humane Adenoviren, wie bspw. ChadOx1 (auf Basis eines von Schimpansen isolierten Adenovirus), verwendet.

Die als Impfstoffplattform dienenden Adenovektoren sind nicht replikationskompetent. Dies wird durch die Deletion des adenoviralen Gens E1 erzielt. Mittels homologer Rekombination werden E1/E3-defiziente Genome erstellt, in denen das E1-Gen durch die kodierende Region des gewünschten Impfantigens ersetzt wird. Für die Replikation der defekten Genome und deren Verpackung werden E1-positive Zelllinien wie HEK293 oder PER.C6 verwendet, die E1 als Transgen exprimieren und die Produktion von ansonsten vermehrungsunfähigen Adenovektoren erlauben (➤ Abb. 13.1).

Adenovektoren lösen am Injektionsort unter Beteiligung von TLR9 und cGAS eine angeborene Immunantwort aus, die mit einer Freisetzung von Interferonen einhergeht. Durch diese inflammatorischen Signale kommt es zu einer Rekrutierung von Immunzellen. Makrophagen und dendritische Zellen nehmen die rekombinanten Adenovektoren auf, sodass es zur Bildung und Präsentation des Antigens gegenüber Immunzellen und nachfolgenden Wanderung der Immunzellen zu benachbarten Lymphknoten kommt, wo dann die Induktion einer B- und T-Zellantwort erfolgt.

Adenovektorimpfstoffe

Als erster Adenovektorimpfstoff erhielt ein Adenovirus-Serotyp 26 (Ad26)-basierter Ebola-Impfstoff (Zabdeno) als Teil des Ad26.ZEBOV- (prime) und MVA-BN-Filo- (boost) basierten Impfregimens am 01.07.2020 die EU-Zulassung gegen Ebola.

Im Zuge der SARS-CoV-2-Pandemie wurden weitere Adenovektor-Impfstoffe entwickelt. Beispiele dafür sind der auf einem Schimpansenadenovirus basierende COVID-19-Impfstoff ChAdOx1 (AZD122, Vaxzevria®) sowie der auf dem humanen Serotyp Ad26 basierende COVID-19-Impfstoff Ad26CoV2S (JNJ-78436735, Jcovden®), die beide eine zunächst bedingte Zulassung in der EU erhielten. Der auf Ad5 basierende Impfstoff Ad5-nCoV® von CanSino sowie SputnikV® (Gam-COVID-Vac), der auf Ad26 (prime) und Ad5 (boost) basiert, erhielten bis Dezember 2021 keine EU-Zulassung.

Neben diesen bereits zugelassenen Impfstoffen befinden sich derzeit mehrere Adenovektor-Impfstoffe z. B. gegen RSV, Malaria oder HIV in klinischer Entwicklung.

13.2.2 Vesikuläres Stomatitis Virus

Wildtyp

Das Vesikuläre Stomatitis Virus (VSV) gehört zur Gruppe Vesikulovirus. Dabei handelt es sich um Viren mit einem nicht segmentierten RNA-Genom negativer Polarität. Das VSV-Genom umfasst fünf kodierende Regionen für die Bildung der Strukturproteine: Nukleoprotein (N), Phosphorprotein (P), Matrixprotein (M) und Glykoprotein (G) sowie für die Bildung der RNA-abhängigen RNA-Polymerase (L). Das virale Genom ist am 3`und 5`Ende flankiert von der sog. Leader- bzw. Trailer-Sequenz, die regulatorische Elemente enthält sowie als Verpackungssignal für die Verpackung des Adenovektor-Genoms durch die Adenovektorpartikel

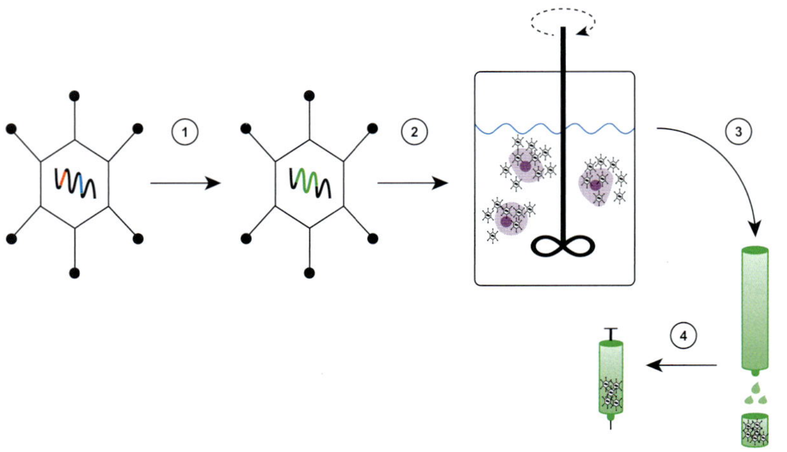

Abb. 13.1 Herstellung adenoviraler Vektoren. ① Austausch der E1/E3-Region gegen die Antigen-kodierende Region. ② Produktion der rekombinanten Vektorpartikel mittels einer Zelllinie, welche die Replikation des durch die E1/E3-Deletion replikationsinkompetenten Adenovektors erlaubt. ③ Reinigung des rekombinanten Adenovektors. ④ Abfüllung für die Applikation [L143]

fungiert. Durch Interaktion untereinander bauen die Strukturproteine das projektilförmige Viruspartikel auf. Dabei bedeckt das N-Protein das Vektor-Genom. Das P-Protein verknüpft die virale Polymerase L mit dem N-Protein und baut so das Nukleokapsid auf. Das M-Protein spielt eine wesentliche Rolle bei der helikalen Verpackung der RNA, also des Adenovektor-Genoms, in die Vektorpartikel. VSV ist ein umhülltes Virus, das virale Glykoprotein G liegt als Trimer vor. G vermittelt die Bindung an den LDL-Rezeptor, der für die Infektion von Zellen notwendig ist und in Zellen ubiquitär exprimiert und auf deren Oberfläche lokalisiert wird, was auch die geringe Gewebsspezifität des VSV erklärt. Der komplette Replikationszyklus des VSV bedingt eine sehr effiziente De-novo-Synthese von VSV, geht aber mit der Zerstörung der infizierten Zelle einher.

Die durch VSV ausgelöste vesikuläre Stomatitis ist eine Erkrankung von Nutztieren, in erster Linie Huftieren. Obgleich die Erkrankung in der Regel innerhalb von 2–3 Wochen ausheilt, gibt es häufig Verläufe, bei denen es zu länger anhaltenden Verletzungen im Bereich der Hufe kommen kann. Beim Menschen verläuft die Infektion häufig inapparent oder mild.

VSV-Vektor

Ein wesentlicher Meilenstein hinsichtlich der Verwendung von VSV als viralem Vektor war die Herstellung eines Plasmid-basierten reversen Genetik-Systems, das ganz wesentlich dazu beitrug, dass gentechnische Veränderungen des VSV-Genoms möglich wurden. Die vergleichsweise geringe Größe des VSV-Genoms von ca. 11 kB erleichtert dies weiter. Insertionen kodierender Regionen, die für die zelluläre Synthese der entsprechenden Antigene notwendig sind, sind bis zu einer Größe von ca. 5 kB möglich. Dazu kommt weiterhin, dass VSV sich in Zellkultur leicht in großen Mengen vermehren lässt. Sowohl replikationsinkompetente als auch replikationskompetente VSV können als Impfstoffplattform Verwendung finden. Bei den replikationsinkompetenten Viren ist die für G kodierende Sequenz inaktiviert. Die Expression eines Glykoproteins eines anderen Virus in *trans,* ermöglicht die Herstellung pseudotypisierter Viren, die anstelle des VSV-G das in *trans* kodierte Oberflächenprotein eines anderen Virus auf ihrer Oberfläche tragen.

Im Fall der replikationskompetenten VSV ist die für G kodierende Sequenz direkt im viralen Genom durch die Sequenz eines heterologen Glykoproteins ersetzt, so dass das Virus replikationskompetent ist.

Die leichte genetische Modifizierbarkeit und Darstellbarkeit auch höherer Titer machen VSV zu einem geeigneten Vektorsystem. Hinzu kommt, dass die Seroprävalenz VSV-spezifischer Antikörper in der Bevölkerung gering ist. Bei Personen mit vorherigem VSV-Kontakt käme es aufgrund einer Immunreaktion nach Gabe eines VSV-basierten Impfstoffs zur Eliminierung des VSV-Vektors und dem Ausbleiben einer Immunreaktion gegen das vom Vektor kodierte Antigen des Zielerregers, gegen dessen Infektionskrankheit der VSV-basierte Impfstoff gerichtet ist. Zu bedenken ist bei VSV-Vektorimpfstoffen, dass durch ausgeschiedenes Vektorvirus Nutztierbestände infiziert werden könnten.

VSV-Vektorimpfstoff

Die Verwendung von VSV als Impfvektor ist eng mit der Entwicklung, Erprobung und Zulassung eines Impfstoffs gegen die vom Ebola-Virus (EBOV) induzierte gleichnamige Infektionskrankheit verbunden. Nach jahrelangen Entwicklungen, die zwar das Proof of Principle zeigten, aber noch nicht in Phase II/III-Studien eine Wirksamkeit belegen konnten, kam es durch die epidemischen Ebola-Ausbrüche 2013–2016 in Westafrika endlich zur Durchführung von klinischen Phase-III-Prüfungen eines auf VSV-Vektor-basierenden Ebola-Impfstoffkandidaten.

2019 erfolgte als Ergebnis umfangreicher präklinischer und klinischer Studien die bedingte Zulassung von VSV-EBOV (Ervebo) in der EU im November 2019, im Dezember 2019 erfolgte die Zulassung durch die FDA in den USA. Die EU-Zulassung erfolgte auf der Basis des sog. PRIME-Verfahrens, das die Entwicklung dringend benötigter Arzneimittel (Unmet Medical Need) beispielsweise dadurch beschleunigt, dass einzelne Informationen auch wenige Monate nach der bedingten Zulassung eingereicht werden können.

13.2.3 Modified Vaccinia Virus Ankara (MVA)

Merkmale des Virus

Das Modified Vaccinia Virus Ankara (MVA) leitet sich von dem auf Hühnerembryofibroblasten (CEF; Chicken Embryo Fibroblast)-Zellen seriell passagierten Chorioallantois-Vaccinia-Virus Ankara (CVA) ab. Nach Passage 371 zeigte sich eine verminderte Virulenz, nach Passage 516 wurde das attenuierte Virus als MVA bezeichnet. In klinischen Prüfungen mit mehr als 120.000 Teilnehmenden zeigte sich neben sehr guter Immunogenität das Fehlen schwerer Nebenwirkungen und das Ausbleiben einer Impfpockennarbe.

MVA vermehrt sich in avianen Zellen, ist jedoch in den allermeisten Säugerzellen nicht mehr replikationsfähig, kann diese aber dennoch infizieren. Dies erlaubt die einmalige Infektion von Zellen und nachfolgende Expression des MVA-Genoms. Allerdings ist die danach bei Vaccinia-Viren stattfindende Virusmorphogenese und -freisetzung gehemmt, was MVA aufgrund dieser Hemmung seiner Vermehrung zu einem geeigneten replikations-inkompetenten viralen Vektor macht, der auch bei immunsupprimierten

Menschen Anwendung finden kann. Das MVA-Genom weist eine Reihe von Deletionen auf, die eine Verminderung der Genomgröße von 204,5 kb auf 178 kb bedingen. Diese Deletionen betreffen Gene, die bei Vorhandensein die Immunevasion ermöglichen würden, sowie einzelne Strukturproteine.

MVA-Vektor

Bei der Verwendung von MVA als Vektorimpfstoff erfolgt die Expression des Antigen-Gens eines Fremderregers (Transgen) unter der Kontrolle viraler Promotoren, die durch MVA-kodierte Proteine aktiviert werden. Aufgrund der fehlenden Replikationsfähigkeit von MVA in Säugerzellen kommt es nur zu einer transienten Expression des Transgens. Da die MVA-Infektion letztlich die infizierte Zelle in die Apoptose treibt, kommt es zum Verschwinden der infizierten Zellen und der viralen DNA innerhalb weniger Tage nach der Infektion. Trotz der zeitlich begrenzten Expression des MVA-Genoms kommt es zu einer robusten Induktion einer humoralen wie auch einer zellulären Immunantwort. Dies ist wesentlich durch das weitgehende Fehlen von Immunevasionsstrategien auf Grund der Genomdeletionen bedingt. So bildet MVA bspw. keine Proteine, die als Inhibitoren von Typ I- und Typ II-Interferonen oder von TNF-α wirken. Somit kann es zu einer Aktivierung zellulärer Immunmechanismen kommen, die eine durchaus gewünschte Adjuvanswirkung ausüben.

Die Herstellung rekombinanter MVA-Vektorpartikel basierte lange Zeit auf homologer Rekombination in infizierten Zellen zwischen einem transfizierten Transfervektor, der die für das Antigen kodierende Region unter der Kontrolle eines MVA-Promotors enthält, und dem MVA-Genom. Dabei ist die Transgen-Expressionskassette mit einem Selektionsmarker auf beiden Seiten von MVA-Sequenzen flankiert, welche die Rekombination in nicht essenzielle Bereiche des MVA-Genoms erlauben. Dies sind in der Regel Bereiche, in denen bereits Deletionen erfolgt sind, z. B. Deletion Site III, die sehr häufig als Insertionsort genutzt wird. Alternativ zur homologen Rekombination in MVA-infizierten Zellen kann dieser Prozess auch auf der Basis von klonierten MVA-Genomen in Form von Bacterial Artificial Chromosomes (BACs) in *E. coli* durchgeführt werden. Mit den dann modifizierten BACs können reine rekombinante Vektorpartikel mit Hilfe eines Helfervirus in Säugerzellen produziert werden, ohne die Notwendigkeit einer nachfolgenden weiteren Plaque-Reinigung zur Gewinnung monoklonaler Vektoren.

MVA-Vektorimpfstoff

MVA als Impfstoffplattform findet Anwendung als Impfstoffkomponente gegen Ebola-Virus. Im Rahmen eines heterologen Prime-Boost-Impfregimes erfolgt zunächst eine Erstimpfung mit Ad26.ZEBOV (Zabdenmo), gefolgt von einer Impfung mit MVA-BN-Filo (MVAbea). Die Zulassung der Ebola-Impfstoffprodukte seitens der Europäischen Kommission erfolgte 2020.

13.3 Nukleinsäurebasierte Plattformtechnologien

13.3.1 mRNA-basierte Impfstoffe

mRNA-basierte Impfstoffe erwiesen sich insbesondere im Zusammenhang mit der SARS-CoV-2-Pandemie ab 2019 als eine Alternative zu etablierten Impfstoff-Plattformtechnologien. So wurden Ende 2020/Anfang 2021 die beiden mRNA-Impfstoffe bnt162b2 (BioNTech-Pfizer) und mRNA-1273 (Moderna) im Rahmen einer Notfallzulassung (EUA, emergency use authorization) der US-amerikanischen Arzneimittelbehörde US-FDA (US Food and Drug Administration) und in der EU auf der Basis einer bedingten Zulassung (conditional approval) von der Europäischen Kommission zugelassen.

Zu diesem Zeitpunkt baute die Entwicklung mRNA-basierter Impfstoffe auf Entwicklungen präventiver mRNA-basierter Impfstoffe z. B. gegen Zika (ZIK; von Zikavirus (ZIKV) hervorgerufene Infektionskrankheit), Rabies oder Influenza auf, die teilweise bereits in Phase-II-Studien untersucht wurden. Weiterhin waren eine Reihe therapeutischer mRNA-Impftoffe als Immuntherapeutika gegen verschiedene Tumoren entwickelt und teilweise auch bereits in klinischen Prüfungen der Phase I und II erprobt worden.

Komponenten

mRNA-basierte Impfstoffe bestehen in der Regel aus zwei Hauptkomponenten: der für ein Erregerantigen kodierenden Region auf der mRNA und einem lipidbasierten Verpackungssystem.

mRNA und saRNA

Die **Herstellung** der mRNA erfolgt ausgehend von einem DNA-Template mittels *In-vitro*-Transkription (IVT) durch die T7-RNA-Polymerase. Die mRNA weist dabei eine Modifikation des 5`Cap, der 5`untranslatierten Region (UTR), ein Poly-A-Ende (Poly A Tail) und ggf. Nukleotid-Modifizierungen auf. Eine wesentliche Bedeutung kommt der Reinigung der mRNA zu, um einen hohen Anteil von Volllängen-mRNA-Strängen sicherzustellen und um durch Hybridisierung von zwei oder mehreren mRNA-Strängen entstehende Doppelstrang-RNA (dsRNA) zu entfernen und somit ein mRNA-Produkt hoher Qualität, geeignet für die Anwendung am Menschen, zu erhalten.

Grundsätzlich werden zwei Arten mRNA-basierter Impfstofftypen unterschieden: nicht replizierende mRNA und selbstreplizierende RNAs (self amplifying RNA; saRNA). Bei beiden wird die mRNA ausgehend von einem DNA-Template durch In-vitro-Transkription hergestellt.

Bei der **nicht replizierenden mRNA** umfasst die mRNA die als offener Leserahmen (orf) vorhandene kodierende Region, die das Antigen kodiert, sowie nicht-translatierte Regionen (untranslated region; UTR) an beiden Enden und ein 3`-poly-A-Ende.

saRNA basiert häufig auf Alphavirus-Genomen. Alphaviren besitzen ein Plus-Strang RNA-Genom. Im Falle der saRNA sind die für die Alphavirus-Strukturproteine kodierenden Sequenzen deletiert und durch die für das Antigen kodierende Sequenz ersetzt. Die noch erhalten gebliebenen Alphavirusgenom-Sequenzen, die für Nichtstrukturproteine kodieren, erlauben die Replikation der subgenomischen RNA, sodass die Expression des Antigens über einen längeren Zeitraum erfolgen kann. Derzeit ist noch kein saRNA-basierter Ansatz eines Human-Impfstoffs in der Phase II/III der klinischen Prüfung.

MERKE

Nach Applikation von mRNA bei einer Impfung ist eine Integration davon umgeschriebener DNA in das Genom somatischer Zellen bisher nicht beobachtet.

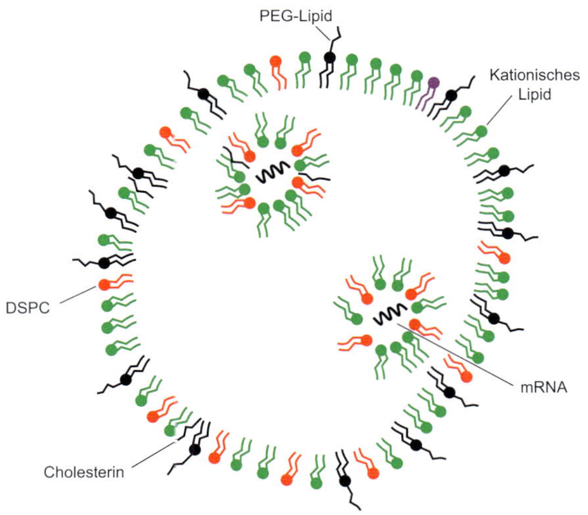

Abb. 13.2 Struktur eines kationischen Lipidnanopartikels (LNPs). Lipidnanopartikel (LNP) bestehen aus kationischen Lipiden, Distearoyphosphatidylcholin (DSPC), Lipid-gekoppeltes Polyethylenglykol (PEG), Cholesterol und der mRNA als Cargo. Die kationischen Lipide interagieren dabei mit der polyanionischen RNA. DSPC und PEG erhöhen die Stabilität der Partikel und insbesondere die PEG-Lipide beeinflussen die Größe der Partikel. Cholesterin beeinflusst die Fluidität der artifiziellen Nanopartikel-Membran. [L143]

Lipidnanopartikel

Aufbau LNP bestehen aus einer Kombination kationischer Lipide, Cholesterin und PEG-konjugierter Lipide (➤ Abb. 13.2).

Funktionen

Verpackung und Erleichterung des Transfers der RNA in Zellen über Fusion der artifiziellen LNP-Membran mit der Zellmembran der Zielzelle. RNAs sind vergleichsweise instabile Moleküle, die leicht durch verschiedene Hydrolasen in Blut, Zell- und Gewebeflüssigkeit abgebaut werden können. Die Größe der RNA und ihre hohe negative Gesamtladung stehen einem Transfer über zelluläre Membranen entgegen. Daher kommt einer Verpackung der RNA in partikelartige Strukturen eine wesentliche Funktion hinsichtlich des Schutzes vor Abbau zu. Weiterhin fungieren die LNP als „Transfektionsreagens", indem sie eine effiziente Aufnahme der verpackten LNP-mRNA in das Zytosol verschiedener Zelltypen, darunter auch spezialisierter (professionell) Antigenpräsentierender Zellen (APCs), ermöglichen.

Die Lipide der LNP haben eine **Adjuvanswirkung,** indem neutrophile Infiltrationen und die Produktion verschiedener inflammatorischer Zytokine und Chemokine wie IL-1β, was aufgrund theoretischer Überlegungen eine geringe Wahrscheinlichkeit haben dürfte, IL-6, CCL3 und CCL4 angeregt werden.

Die derzeit zugelassenen und in der Entwicklung befindlichen mRNA-basierten Impfstoffe kommen ohne ein zusätzliches Adjuvans (Wirkverstärker) aus. Ursächlich ist teilweise die **RNA-immanente Adjuvanswirkung,** die jedoch auch eine Stimulation der angeborenen Immunität sein kann. Hierbei kann mRNA durch verschiedene PRRs (Pattern Recognition Receptors) erkannt werden. So erkennen TLR3, TLR7 und TLR9 sowohl dsRNA als auch Einzelstrang-RNA (ssRNA, single-strand RNA), während TLR8 ausschließlich ssRNA erkennt. Als weitere RNA-Sensoren fungieren in der Zelle Proteine der RIG-I Familie RIG-I, MDA-5 und LGP2. Verschiedene Strategien werden verwendet, um die angeborene Immunantwort zu vermindern und eine daraus folgende erhöhte Impfstoffreaktogenität zu mindern. Dazu zählen das 5`-Capping, Nukleosid-Modifizierungen und Reinigung der biotechnisch synthetisierten RNA, um homogene RNA zu erhalten und um dsRNAs abzutrennen. Ein weiterer wesentlicher Aspekt ist die Verwendung von modifizierten Uridin-Derivaten wie beispielsweise N1-Methly-pseudo-Uridin bei der biotechnologischen Synthese. Allerdings gibt es auch Ansätze, die auf unmodifizierter mRNA basieren, wobei in diesem Fall in der Regel kleinere RNA-Mengen appliziert werden als im Falle der Verwendung Uridin-modifizierter RNA, um erhöhte Reaktogenität entsprechender mRNA-Impfstoffe zu vermeiden.

Vorteile

- mRNA-basierter Impfstoffe induzieren nicht nur eine robuste Antiköperantwort, sondern stimulieren auch eine T-Zellantwort basierend auf der Induktion von CD8+ T-Zellen, da das auf der Impfstoff-mRNA kodierte Antigen

auch in APCs gebildet und weiteren Immunzellen präsentiert wird.
- Grundsätzlich ermöglicht die mRNA-basierte Plattform beim Auftreten neuer Erregervarianten mit geänderter Antigenizität eine leichtere Anpassung eines Impfstoffprodukts an den veränderten Erreger.
- Wie oben beschrieben erlaubt der immanente Adjuvanseffekt der RNA und der LNP-Komponenten den Verzicht auf zusätzliche Adjuvanzien.
- Die RNA kann in einer Zelle direkt in Protein umgesetzt (translatiert) werden. Im Unterschied zu DNA-basierten Vakzinen sind keine Transkription im Nukleus der Zelle und ggf. weitere posttranskriptionelle Prozessierungschritte erforderlich, sodass beispielsweise Splicing-Prozesse im Zellkern, bei denen Intron-Sequenzen der mRNA entfernt, und Exon-Sequenzen fusioniert werden, keine Rolle spielen.
- Bislang wurde im Zusammenhang mit einer mRNA-basierten Impfung noch nie eine Integration in das Wirtsgenom beobachtet, während bei einer DNA-Impfung geringste DNA-Mengen in das Zellgenom integriert gefunden werden können.
- Die Antigenbildung erfolgt in einem zeitlich klar begrenzten Zeitraum, der durch den Abbau der RNA bedingt ist.

Nachteile

Ein Aspekt, der bei der Anwendung von mRNA- und saRNA-basierten Vakzinen zu bedenken ist, ist ihre vergleichsweise geringe Stabilität. Eine längerfristige Lagerung hat derzeit bei -80 °C (bnt162b) oder -20 °C (mRNA1273) zu erfolgen, was in erster Linie durch die LNP-Komponente bedingt zu sein scheint.

13.3.2 DNA-Impfstoffe

Die Entwicklung von DNA-Impfstoffen basiert auf der Beobachtung, dass es nach der intramuskulären Injektion von „nackter DNA", also von DNA, die nicht mit einem Transfektionsreagens formuliert ist, zur transienten Expression des Transgens in Muskelzellen kommt.

Im Unterschied zu RNA-Vakzinen ist bei DNA-Vakzinen nach der Aufnahme der DNA in das Zytosol einiger weniger Körperzellen ein Transport der DNA in den Zellkern erforderlich, wo die Transkription in Boten-RNA (mRNA) erfolgt. Der effiziente Transport der DNA in die Zelle und in den Zellkern stellt insbesondere bei ruhenden Zellen eine Barriere dar, deren Überwindung relevant für die Stärke der Expression ist. Im Kern erfolgt die Expression des für das Antigen kodierenden Gens unter der Kontrolle eines CMV-Promotors, einem starken Promotor ohne ausgeprägte Gewebsspezifität. Im Falle von Impfstoffen zur Immuntherapie von Krebs, auch als Tumorimpfstoffe bezeichnet, können auch gewebsspezifische Promotoren verwendet werden.

Komponenten

DNA

Bei DNA-Impfstoffen wird die DNA in Form von Plasmiden oder als sog. Minicircle-DNA verwendet. Plasmid-DNA kann ausgehend von Bakterienkulturen einfach und in großen Mengen gewonnen werden. Um eine hohe Reinheit und die Abwesenheit von LPS, bakterieller genomischer DNA und RNA sicherzustellen, erfolgt die abschließende Reinigung der Plasmid- oder Minicircle-DNA über Ionentauscherchromatographie und hydrophobe Interaktionschromatographie gefolgt von einer Sterilfiltration.

Die Bildung von Minicircle-DNA basiert zunächst auch auf der Amplifizierung von Plasmid-DNA in *E.coli*-Sicherheitsbakterien. Durch die Koexpression einer Rekombinase und eines Restriktionsenzyms können für die Plasmidreplikation erforderliche Sequenzen eliminiert werden, die durch rekombinationsfähige Sequenzen flankiert sind. Die koexprimierte Rekombinase vermittelt dabei die ortsspezifische Rekombination, so dass zwei zirkuläre Moleküle entstehen, die Minicircle-DNA und ein Miniplasmid, das die für die bakterielle Replikation erforderlichen Sequenzen enthält. Durch das Einfügen einer entsprechenden Restriktionsschnittstelle für das koexprimierte Restriktionsenzym kann das Miniplasmid linearisiert und dann effizient abgetrennt werden.

Adjuvanzien

Grundsätzlich können DNA-Vakzinen genauso wie Protein-basierte Impfstoffe mit Adjuvanzien kombiniert werden, was z. B. bei manchen Veterinär-DNA-Impfstoffen geschieht. Dies führt allerdings zu einer Komplexierung der DNA und einer damit einhergehenden verminderten Freisetzung nach dem Transfer in Zellen. Allerdings kann durch den Einbau CpG-reicher Sequenzen in Plasmid-DNA ein deutlicher Adjuvanseffekt erzielt werden, indem TLR9 stimuliert wird. Weiterhin wirkt DNA auf den TBK1-STING-Signalweg, was letztlich die Bildung von Typ 1-Interferonen fördert.

Applikationsart

Wie bei mRNA-Impfstoffen kommt auch bei DNA-Impfstoffen der Applikationsart eine entscheidende Bedeutung für die Immunogenität zu. Gegenüber der ursprünglich angewandten direkten intramuskulären Injektion nackter DNA wurden verschiedene Applikationswege erprobt. Insbesondere die subkutane Applikation erlaubt, dass auch Langerhans-Zellen und dendritische Zellen die DNA aufnehmen, zu lokalen

Lymphknoten wandern und dort das exprimierte Antigen präsentieren. Dadurch kann somit neben der humoralen auch eine zelluläre Immunantwort (CD8+-T-Zellen) ausgelöst werden.

Die Applikation eines DNA-Impfstoffs kann mittels Hochdruck (biojector) oder mittels einer sog. Gene Gun, das auf der Verwendung Impfstoff-DNA-beschichteter Mikropartikel basiert, erfolgen. Beide Systeme erlauben den Transfer der DNA in tiefere Hautschichten. Weitere technische Applikationsansätze stellen die Verwendung von Mikronadeln oder In-vivo-Elektroporation dar.

DNA-basierte Impfstoffe

DNA-basierte Veterinär-Impfstoffe sind zugelassen und finden bereits Anwendung. Beispiele sind ein DNA-basierter Impfstoff für Fische gegen das Infektiöse hämatopoetische Nekrose-Virus (IHNV) und ein DNA-Impfstoff für Pferde gegen West-Nil-Virus (WNV)-Infektion, wobei letzterer nicht mehr angewandt wird.

Im Zusammenhang mit der SARS-CoV-2-Pandemie wurden unterschiedliche DNA-basierte Impfstoffe gegen COVID-19 (SARS-CoV-2) entwickelt, die in verschiedenen Phasen klinischer Prüfungen erprobt werden. ZyCoV-D ist z. B. ein Plasmid-basierter DNA-Impfstoff, der für das Spike-Protein SARS-CoV-2 kodiert. Im Rahmen von klinischen Prüfungen der Phase III wurde eine Wirksamkeit von 67 % hinsichtlich der Verhinderung von COVID-19 beobachtet. ZyCoV-D erhielt 2021 in Indien eine Zulassung.

Vorteile

- DNA-Impfstoffe sind grundsätzlich relativ einfach zu entwickeln und herzustellen.
- Die Expression des kodierten Antigens erfolgt in der nativen Konformation und authentischer posttranslationaler Modifizierung.
- DNA-Impfstoffe induzieren neben der humoralen Immunantwort auch eine robuste CD8+-T-Zellantwort.
- DNA ist vergleichsweise stabil und erfordert keine aufwändige Lagerungslogistik.
- DNA weist auch einen immanenten Adjuvanseffekt auf, der durch das Einbeziehen von CpG-Sequenzen weiter moduliert werden kann.

Nachteile

Als theoretisches Risiko DNA-basierter Impfstoffen wird die Auslösung von Autoimmunerkrankungen erwähnt. Es wird damit begründet, dass ein Charakteristikum vieler Autoimmunerkrankungen das Vorhandensein gegen DNA gerichteter, spezifischer Antikörper ist. Im Rahmen klinischer Prüfungen konnten bisher jedoch keine Hinweise auf die Auslösung oder Exazerbation von Autoimmunerkrankungen durch DNA-Impfstoffe erhalten werden.

Als weiteres theoretisches Risiko wird angeführt, dass es zu einer Integration der Impfstoff-DNA in das Wirtsgenom von Zellen kommen kann. Nichtklinische Daten, erhoben zur Vorbereitung klinischer Prüfungen, und Daten aus der Verwendung der Veterinärimpfstoffe deuten darauf hin, dass Integrationen in das Chromosom von Zellen nach DNA-Gabe seltener vorkommen als natürlicherweise in Zellen vorkommende Genmutationen.

13.4 Fazit

Insbesondere die SARS-CoV-2-Pandemie hat zu wesentlichen Fortschritten in der Entwicklung von mRNA- und DNA-Plattformtechnologien zur Herstellung von Impfstoffen geführt. Beide Technologien erlauben die Herstellung sehr großer Mengen an Impfstoffdosen in relativ kurzer Zeit. Da es bei Nukleinsäure-basierten Impfstoffen ebenso wie bei Vektorimpfstoffen sowohl zur Induktion von spezifischen Antikörpern (humorale Immunantwort) als auch von CD8+-T-Zellen (zelluläre Immunantwort) kommt, sind diese Ansätze insbesondere auch für Erreger mit einer hohen genetischen Variabilität, die häufig mit stärker konservierten T-Zellepitopen einhergeht, interessant. Es ist daher abzusehen, dass auf der Basis dieser Technologien in Zukunft auch Impfstoffe gegen saisonale und pandemische Influenza und gegen weitere potenziell pandemische und epidemische Erreger entwickelt werden.

LITERATUR

Altenburg AF, et al. Viruses. Modified vaccinia virus ankara (MVA) as production platform for vaccines against influenza and other viral respiratory diseases. 2014; 6(7): 2735–61.

Gary EN, Weiner DB. DNA vaccines: prime time is now. Curr Opin Immunol 2020; 65: 21–27.

Hogan MJ, Pardi N. mRNA Vaccines in the COVID-19 Pandemic and beyond. Annu Rev Med. 2022; 73: 17–39.

Jacob-Dolan C, Barouch DH. COVID-19 Vaccines: Adenoviral Vectors. Annu Rev Med 2022; 73: 41–54.

Liu MA A Comparison of Plasmid DNA and mRNA as Vaccine TechnologiesVaccines (Basel). 2019; 7(2): 37.

Lundstrom, K. Self-Replicating RNA Viruses for Vaccine Development against Infectious Diseases and Cancer.Vaccines 2021; 9: 1187.

Wong G, et al. From bench to almost bedside: the long road to a licensed Ebola virus vaccine. Expert Opin Biol Ther 2018; 18(2): 159–173.

KAPITEL

Klaus Cichutek, Ralf Wagner

14 Lessons Learned: die Zulassungsanforderungen für COVID-19-Impfstoffe

Kernaussagen

- Die Beschleunigung der Entwicklung der pandemischen COVID-19-Impfstoffe in der EU bis zur Zulassung wurde nicht durch das Absenken der inhaltlichen Zulassungsanforderungen erreicht. Vielmehr galten auch für die COVID-19-Impfstoffe die grundsätzlichen regulatorischen Anforderungen und es musste bereits zum Zulassungszeitpunkt zweifelsfrei ein günstiges Nutzen-Risiko-Verhältnis vorliegen.
- Die drastische Verfahrensbeschleunigung bei der regulatorischen Evaluation, sowohl bei der Genehmigung klinischer Prüfungen in Deutschland durch das Paul-Ehrlich-Institut als auch bei der der Zulassung vorausgehenden Datenprüfung durch den Ausschuss für Human-Arzneimittel CHMP bei der Europäischen Arzneimittelagentur EMA unter aktiver Beteiligung des Paul-Ehrlich-Instituts, wurde im Wesentlichen durch einen Rolling Review und die enorm verkürzten Evaluationszeiten (Accelerated Assessment) erreicht.
- Die Zulassung mit Auflagen (Conditional Approval) ermöglichte es, dass der Zulassungsinhaber bestimmte noch erforderliche Informationen zum Impfstoffprodukt unter Befolgung eines festgelegten Zeitplans nach der Zulassung zur regulatorischen Begutachtung vorlegen konnte, um so das Impfstoffprodukt-spezifische Datenpaket zu komplettieren.
- Die Verwendung von sog. Plattform-Technologien zur Herstellung der COVID-19-Impfstoffe erlaubte es, bereits bekannte Charakteristika der Herstellung und wichtige Qualitätsparameter von ähnlichen Impfstoffen derselben Plattform in wohlüberlegter und wissenschaftlich fundierter Weise auf die COVID-19-Impfstoffe zu übertragen.
- Die sehr engmaschige und intensive wissenschaftlich-regulatorische Beratung der Impfstoffentwickler bei der Planung und Durchführung klinischer Prüfungen durch das Paul-Ehrlich-Institut beschleunigte die Entwicklung der COVID-19-Impfstoffe enorm. Auch die flexible Zusammenlegung bestimmter klinischer Prüfungsphasen (Phase I/IIa und IIb/III) und die Prioritätensetzung bei den nichtklinischen Untersuchungen führte zur signifikanten Verkürzung der Entwicklungszeit.

14.1 Einleitung

Seit seinem ersten Auftreten in Wuhan/China im Dezember 2019 hat sich ausgehend von ersten lokalen Infektionen von Menschen mit dem neuen SARS-Coronavirus-2 (SARS-CoV-2: Severe Acute Respiratory Syndrome Coronavirus-2) in rasanter Geschwindigkeit eine globale Pandemie entwickelt. Die offizielle Ausrufung der Pandemie durch die WHO erfolgte am 11.03.2020.

Die SARS-CoV-2-Infektion des Menschen kann asymptomatisch verlaufen, aber auch zu einer systemischen Erkrankung, sog. COVID-19 (Coronavirus disease 2019), mit teilweise schwerem oder gar tödlichem Verlauf führen (➤ Kap. 2.2).

Den Angaben des European Centre for Prevention and Disease Control (ECDC) zufolge wurden seit dem 31. Dezember 2019 bis zum 19.12.2021 weltweit annähernd 275 Millionen Erkrankungsfälle und über 5,3 Millionen Todesfälle verzeichnet (https://www.ecdc.europa.eu/en/geographical-distribution-2019-ncov-cases). Eine jüngst veröffentlichte Studie kommt zu dem Schluss, dass infolge der Verfügbarkeit und weltweiten Anwendung von COVID-19-Impfstoffen im Zeitraum vom 08. Dezember 2020 bis zum 08. Dezember 2021 fast 20 Millionen Menschenleben gerettet werden konnten (Watson et al. 2022).

Bereits unmittelbar nach den Berichten über exponentiell zunehmende Mensch-zu-Mensch Übertragungen von SARS-CoV-2, daraus resultierende schwere Erkrankungsfälle sowie COVID-19-bedingte Todesfälle wurden weltweit erste intensive Bemühungen unternommen, wirksame pharmazeutische Gegenmaßnahmen und -mittel zu entwickeln. Essenzielle Grundlage einer zielgerichteten Entwicklung von Impfstoffen und Therapeutika gegen Infektionserkrankungen sind aktuelle wissenschaftliche Erkenntnisse zur Pathogenität und Epidemiologie des Erregers sowie seinen strukturellen und funktionellen Eigenschaften. Schnell gelang es Wissenschaftlern und Wissenschaftlerinnen weltweit, viele der infektionsbestimmenden Eigenschaften des SARS-CoV-2 zu entschlüsseln und damit potenzielle Angriffspunkte für therapeutische Arzneimittel zu identifizieren. Für die Impfstoffentwicklung war es enorm wichtig, dass jahrelange Forschung und erste Entwicklungen von Impfstoffkandidaten gegen verwandte Coronaviren wie das SARS-Coronavirus von 2003/2004 und das MERS-Coronavirus (MERS-CoV) von 2012 wissenschaftliche Hinweise darauf erbracht hatten, dass das virale Spikeprotein sich als Antigen zur Erzeugung einer schützenden Immunantwort eignet. Gegen MERS-CoV und auch das Ebolavirus wurden erste Vektorimpfstoffe für die Anwendung am Menschen entwickelt. Vektorimpfstoffe gegen das Ebolavirus waren bereits zugelassen (➤ Kap. 13.2.2). In der Onkologie wurden Immuntherapeutika gegen tumorspezifische Antigene auf Basis von mRNA (Boten-RNA, messenger RNA) klinisch erprobt. Diese Vorerfahrungen und die Tatsache, dass zudem neueste SARS-CoV-2-bezogene Forschungsergebnisse unmittelbar veröffentlicht und damit geteilt wurden, trugen erheblich zur beschleunigten Entwicklung von geeigneten Impfstoffen und Therapeutika bei.

Impfstoffe bilden nach den persönlichen Schutz- und Hygienemaßnahmen die erste und wirkungsvollste pharmazeutische Abwehrlinie zur Bekämpfung und Eindämmung von Pandemien, die von neuartigen Infektionserregern ausgelöst werden. Wirksame präventive Impfstoffe können weite Teile der Bevölkerung vor einer Infektionskrankheit, insbesondere vor schweren Verläufen schützen und waren damit auch das Mittel der Wahl zur Bekämpfung der SARS-CoV-2-Pandemie. So ist es nicht verwunderlich, dass weltweit direkt im Anschluss an das Auftreten des SARS-CoV-2 beim Menschen eine große Anzahl von Impfstoffentwicklungsprojekten in Angriff genommen wurden. Den Angaben der WHO zufolge befanden sich sehr schnell nach Pandemiebeginn mehr als einhundert COVID-19-Impfstoffkandiaten in unterschiedlichen Stadien der klinischen Entwicklung oder in der präklinischen Untersuchungsphase. In der EU hatten bis Anfang 2023 sieben COVID-19-Impfstoffprodukte im Rahmen des zentralisierten Zulassungsverfahrens die Evaluation des Ausschusses für Humanarzneimittel CHMP bei der Europäischen Arzneimittelagentur EMA erfolgreich durchlaufen und eine Marktzulassung mit Auflagen (Conditional Approval) durch die Europäische Kommission erhalten (➤ Tab. 14.1, Stand 30.08.2022).

Tab. 14.1 In der EU für die Grundimmunisierung zugelassene COVID-19-Impfstoffprodukte (Stand 21.03.2023)

Präparat	Zulassungsinhaber/Antragsteller	Plattform	Zulassungsdatum
Zugelassen innerhalb der EU			
Comirnaty®	BioNTech Manufacturing GmbH/Pfizer	mRNA	21.12.2020
Spikevax®	Moderna Biotech Spain, S. L.	mRNA	06.01.2021
Vaxzevria®	AstraZeneca AB, Sweden	Adenoviraler Vektor	29.01.2021
Jcovden®	Janssen-Cilag International CV	Adenoviraler Vektor	11.03.2021
Nuvaxovid®	Novavax CZ AS	Rekombinantes Protein + Adjuvans	22.12.2021
Covid-19 Impfstoff Valneva®	Valneva Austria GmbH	Inaktiviertes Ganzvirus, adjuvantiert	24.06.2022

Beim Conditional Approval handelt es sich nicht um eine „Zulassung zweiter Klasse". Sie bietet im Bedarfsfall eine beschleunigte Zulassung und Verfügbarkeit bei hohem medizinischen Bedarf, die jährlich überprüft werden muss und verlängert werden kann. Zudem kann beauflagt werden, bestimmte zulassungsrelevante Datenpakete noch zu vervollständigen bzw. zu aktualisieren, was nach einem klar festgelegten, schriftlich fixierten Zeitplan im Anschluss an die Zulassung durch den Zulassungsinhaber zu erfolgen hat.

Insbesondere die weitere Erhebung von Daten zur Impfstoffsicherheit und -wirksamkeit im Rahmen der Weiterführung pivotaler klinischer Prüfungen bietet den Vorteil eines weiteren Erkenntnisgewinns höchster Evidenz. Voraussetzung der Erteilung eines Conditional Approval ist ebenso wie bei der regulären Zulassung der Nachweis der positiven Nutzen-Risiko-Bilanz des jeweiligen Impfstoffprodukts. Führt man sich vor Augen, dass der konventionelle Zeitrahmen zur Entwicklung und Zulassung eines neuen Impfstoffprodukts durchaus 10 Jahre oder gar länger betragen kann, so ist die Verfügbarkeit von zugelassenen COVID-19-Impfstoffen nur ein Jahr nach dem erstmaligen Auftreten des SARS-CoV-2 beim Menschen sehr außergewöhnlich. Im Folgenden wird erläutert, durch welche Maßnahmen diese immense Beschleunigung der Entwicklung und Zulassung erreicht wurde, ohne dabei Einbußen in Bezug auf die Erfüllung grundlegender Anforderungen an die pharmazeutische Qualität, die qualitätsgesicherte Herstellung, die Sicherheit und Wirksamkeit der Impfstoffprodukte in Kauf zu nehmen.

14.2 Beschleunigung des Verfahrensablaufs

Das von der Geschäftsstelle der Europäischen Arzneimittelagentur (EMA) koordinierte zentralisierte Zulassungsverfahren verläuft nach einem strikt vorgegebenen Zeitplan und mit klar definierten inhaltlichen und formalen Anforderungen an die vom pharmazeutischen Unternehmen einzureichenden Zulassungsunterlagen (Dossier) zur Herstellung und Qualität, zur präklinischen und klinischen Prüfung. Den beiden Gutachterteams von Rapporteur bzw. Co-Rapporteur der nationalen Arzneimittelbehörden der EU-Mitgliedstaaten im CHMP (Committee for Medicinal Products for Human Use), die die inhaltliche Evaluation des Dossiers im Auftrag des Ausschusses für Humanarzneimittel CHMP durchführen, stehen für ihre wissenschaftlich-regulatorische Prüfung zur Bewertung der vom Entwickler vorgelegten Daten eines Impfstoffkandidaten insgesamt 210 Tage zur Verfügung. Weitere Zeit braucht der Antragsteller für die Beantwortung von Fragen des CHMP zu den vorgelegten Daten. Zur Feststellung der Zulassungsfähigkeit (Positive Opinion) muss ein positives Nutzen-Risiko-Verhältnis für den Impfstoffkandidaten durch den CHMP festgestellt werden. Dies erfolgt nach Diskussion der Bewertung der Gutachterteams durch Rapporteur und Co-Rapporteur im CHMP. Die Zustimmung der EMA ist die gemeinsame Stellungnahme der Expertinnen und Experten der nationalen Arzneimittelbehörden der EU im CHMP und die Empfehlung zur Zulassung durch den CHMP. Die Positive Opinion des CHMP bildet die notwendige Grundlage für die Erteilung der Zulassung durch die Europäische Kommission innerhalb einer sich anschließenden Frist von max. 60 Tagen.

Bei der Zulassung der COVID-19-Impfstoffprodukte wurde dieser Verfahrensablauf beschleunigt. Es war den antragstellenden pharmazeutischen Unternehmen (PU) erlaubt, einzelne, für die Zulassung erforderliche Datenpakete sequenziell einzureichen, die umgehend einer ersten regulatorischen Evaluation unterzogen wurden (sog. Rollierende Einreichung und Evaluation; Rolling Review), während der PU diese Evaluationszeit nutzen konnte, um das nächste Datenpaket zur Einreichung vorzubereiten. Sobald alle nacheinander eingereichten Datenpakete in ihrer Gesamtheit evaluiert und für ausreichend und geeignet befunden wurden, um das günstige Nutzen-Risiko-Verhältnis des Impfstoffprodukts eindeutig zu untermauern, wurde die Zulassung von der Europäischen Kommission in wenigen Stunden bis Tagen erteilt. Im Gegensatz zum Rolling Review wird im konventionellen Verfahren ein vollständiges, alle regulatorischen Aspekte abdeckendes Dossier eingereicht, wonach die regulatorische Begutachtung beginnt. Ein weiteres Instrument zur Verfahrensbeschleunigung bestand in der dramatischen Verkürzung der Evaluationszeit, die den nationalen Arzneimittelbehörden für ihre wissenschaftliche Begutachtung der einzelnen Dossierteile gewährt wurde.

In den Verfahren, die letztlich zur Zulassung der sechs in der EU bis Ende August 2022 für die Grundimmunisierung zugelassenen COVID-19-Impfstoffe führten (➤ Tab. 14.1), wurden die konventionellen Bearbeitungszeiten von 1–2 Monaten auf 2–3 Wochen reduziert. Dieses Vorgehen sicherte zwar im Ergebnis die Zulassung der COVID-19-Impfstoffe in einem bisher nicht für möglich gehaltenen verkürzten Zeitrahmen, führte auf Seiten der regulatorischen Gutachter allerdings zu einer enormen Arbeitsverdichtung, die jedoch in der Pandemiesituation geboten war.

14.3 Wissenschaftlich-regulatorische Anforderungen an COVID-19-Impfstoffe

Form und Inhalt der mit dem Zulassungsantrag einzureichenden Dokumentation (Zulassungsdossier) für ein neues Impfstoffprodukt müssen klar definierten regulatorischen Anforderungen genügen. Unumgänglich für die positive Stellungnahme des CHMP (Favourable Opinion) sind vollständige und geeignete Daten aus den nachfolgend benannten Teilbereichen, die in zugeordneten Teilen (Modulen) des Dossiers zu finden sind:

- Pharmazeutische Qualität des Impfstoffs, in Modul 3
- Prä- und weitere nicht-klinische Untersuchungen zur Wirkung und bestimmten Sicherheitsaspekten im Tiermodell, in Modul 4
- Klinische Prüfungen zur Ermittlung der Sicherheit und Wirksamkeit am Menschen, in Modul 5

Obwohl dies eine Formalität zu sein scheint, so zeigt die Erfahrung, dass die geordnete Darlegung und Aufbereitung der o. g. Daten zu einem Impfstoffkandidaten sehr effektiv ist, nicht nur im Hinblick auf die Datenprüfung durch die regulatorischen Expertinnen und Experten, sondern auch hinsichtlich des Erkenntnisgewinns beim Entwickler über die Eigenschaften des Impfstoffkandidaten und die Erfüllung aller notwendigen Anforderungen.

14.4 Anforderungen an die Impfstoffqualität

Die Dokumentation zur pharmazeutischen Qualität eines Impfstoffs umfasst alle Aspekte, die sicherstellen, dass jede produzierte Impfstoffcharge die erforderliche, klar definierte und immer gleichbleibende Güte und Charakteristik aufweist. Zu dokumentieren sind sowohl die zur Produktion verwendeten Ausgangsmaterialien, sämtliche Schritte des

Herstellungsprozesses, alle In-Prozess-Kontrollen und vor allem festgelegte Spezifikationen für das Endprodukt. Nur mit einem vollständigen Verständnis und akribischer Einhaltung aller Produktions-relevanten Parameter kann die gleichbleibende Qualität von hochkomplexen biomedizinischen Arzneimitteln wie Impfstoffen bei der Herstellung jeder einzelnen Charge, d. h. von allen in einem Herstellungsvorgang produzierten Impfstoffdosen, gewährleistet werden. Die Einhaltung aller Qualitäts- und Herstellungsparameter wird auf der Grundlage von etabliertem Qualitätsmanagement bzw. Guter Herstellungspraxis (GMP; Good Manufacturing Practice") vom Hersteller gewährleistet. Diese Anforderungen gelten daher grundsätzlich auch für die pandemischen COVID-19-Impfstoffe. Dennoch wurden für die COVID-19-Impfstoffe eine Reihe von Vorgehensweisen etabliert, mit deren Hilfe die zügige und geradlinige Entwicklung unter angemessener Berücksichtigung der bestehenden Qualitätsanforderungen vorangetrieben werden konnte.

An erster Stelle zu nennen ist hierbei die Verwendung von neuen Plattform-Technologien (➤ Kap. 13) zur Herstellung der Impfstoffe anstelle von klassischen Herstellungsmethoden. Plattform-Technologien sind beispielsweise Impfstoffkonzepte wie die mRNA-Impfstoffe, die Vektor-Impfstoffe oder die auf gentechnisch hergestelltem (rekombinantem) Erregerbestandteil, hier dem Spikeprotein des SARS-CoV-2, beruhende Subunit-Impfstoffe. Zur jeweiligen Plattform-Technologie gehören auch allgemeine Herstellprinzipien, wie z. B. die In-vitro-Produktion von mRNA mit biotechnologischen Verfahren oder die Gewinnung adenoviraler Vektoren mit der kodierenden Region des Spikeproteins aus dem Überstand gentechnisch erzeugter Säugerzellen (➤ Abb. 14.1). Das Spikeprotein des CoV-2 wurde als Antigen für die Subunit-, Vektor- und mRNA-COVID-19-Impfstoffe gewählt, weil frühere Studienergebnisse zu anderen SARS-Coronaviren und auch nichtklinische Belastungsversuche an für die SARS-CoV-2-Infektion empfänglichen Labortieren ergeben hatten, dass entsprechende Impfstoffe mit dem CoV-2-Spikeprotein als Antigen vor Infektion der tiefen Atemwege schützen können.

Dieser Ansatz erlaubt es, bestimmte einschlägige Erfahrungen bei der Herstellung und grundlegende Qualitätscharakteristika, die bereits zuvor für ähnliche Impfstoffe derselben Impfstoff-Plattform (aber mit einem anderen Impfantigen) gewonnen wurden, nach sorgfältiger inhaltlicher Abwägung auch auf die COVID-19-Impfstoffe derselben Technologie anzuwenden. Dies kommt der beschleunigten Impfstoff-Entwicklung sehr zugute.

Ganz wesentlich für die Beschleunigung der Impfstoffentwicklung ist die zeitnahe Verfügbarkeit von „klinischem Prüfmaterial", um frühzeitig die sehr komplexe und oft langwierige klinische Erprobung beginnen zu können. Naturgemäß ist zum Zeitpunkt der Durchführung erster klinischer Prüfungen die Entwicklung des Herstellungsprozesses noch nicht völlig abgeschlossen und auf eine großtechnische Produktion ausgerichtet. Dennoch ist es von zentraler Bedeutung, dafür Sorge zu tragen, dass die in der klinischen Prüfung verabreichten Impfstoff-Prüfdosen die wesentlichen regulatorischen Anforderungen erfüllt und über eine klar definierte und kontrollierte Qualität verfügt. Auch bei der Herstellung von klinischem Prüfmaterial zeigte sich, dass der Einsatz von Plattform-Technologien die Verfügbarkeit von qualitätsgesicherten klinischen Prüfmaterialien deutlich beschleunigte und einen raschen Einstieg in die klinische Prüfphase begünstigte.

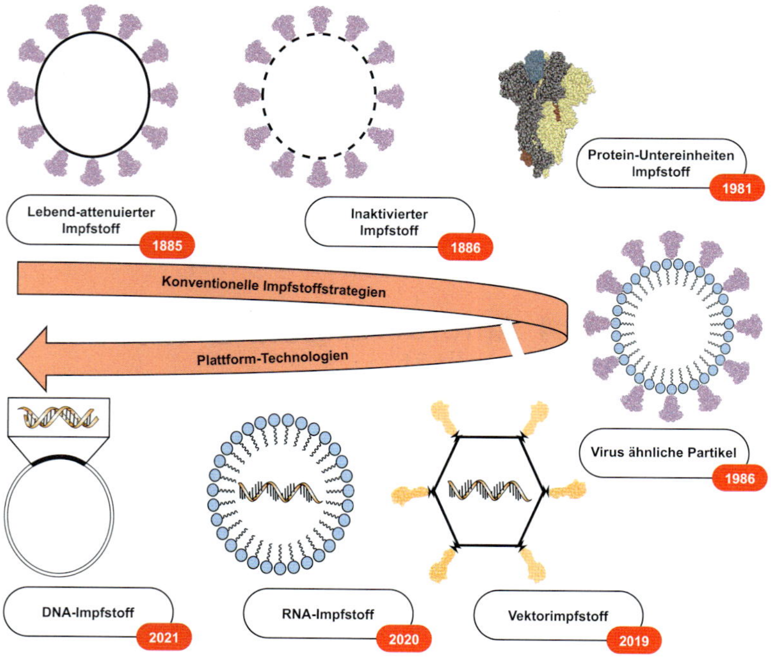

Abb. 14.1 Übersicht über die Stufen der Entwicklung konventioneller Impfstoffe bis hin zu Plattform-Technologien, welche für die bereits in der EU zugelassenen COVID-19-Impfstoffprodukte genutzt wurden. Die Jahreszahl gibt an, in welchem Jahr ein Impfstoffvertreter der jeweiligen Technologie erstmals vermarktet/zugelassen wurde. [L143]

Zum Zeitpunkt der Zulassung war auch für pandemische COVID-19-Impfstoffprodukte die Einhaltung aller relevanten Qualitätsanforderungen gegeben. Aufgrund des sehr verkürzten Zeitrahmens für die Entwicklung des Herstellprozesses und der gesamten Kontrolltest-Strategie konnte der verfügbare Datensatz jedoch an einigen Stellen etwas weniger umfänglich und noch vorläufiger sein als für konventionelle Impfstoffe. Dies betrifft z. B. den Umfang an Ergebnissen zu durchgeführten Produktionsläufen im industriellen, finalen Produktionsmaßstab. Werden für konventionelle Impfstoffprodukte zur Erteilung einer Zulassung drei solche Produktionsläufe im Großmaßstab verlangt, so wurde für die COVID-19-Impfstoffprodukte eine etwas flexiblere Herangehensweise gewählt, indem Teile der Daten zu Produktionschargen im Produktionsmaßstab nach erfolgter Zulassung nachgereicht werden konnten. Gleiches gilt auch für die zum Zeitpunkt der Zulassung vorläufig definierten In-Prozess-Kontrollen und Spezifikationen. Auch hier wurde es den Impfstoff-Herstellern erlaubt, die initial festgelegten Anforderungen nach der Zulassung auf Basis der in den großen Herstellkampagnen gewonnenen Daten zu konkretisieren und/oder nachzuschärfen. Alle qualitätsrelevanten Charakteristika, die noch weiterer Bearbeitung oder Vervollständigung nach Erteilung des Conditional Approval bedurften, wurden im Verlauf des Zulassungsverfahrens identifiziert und gelistet. Diese mussten nach einem strikt vorgegebenen Zeitrahmen im Anschluss an die Zulassung vom Zulassungsinhaber in angemessener Weise adressiert und für die Arzneimittelbehörden zufriedenstellend abgeschlossen werden.

14.5 Anforderungen an die präklinische Erprobung von COVID-19-Impfstoffen

Für die zielgerichtete und Evidenz-basierte Impfstoffentwicklung kommt dem präklinischen Testprogramm eine zentrale Bedeutung zu. Ziel der präklinischen Testphase ist es, wesentliche Erkenntnisse zur Wirkungsweise und dem Sicherheitsprofil des in der Entwicklung befindlichen Impfstoffs in geeigneten Experimenten in Zellkultur und in relevanten Tiermodellen zu gewinnen. Erst wenn der Impfstoffkandidat ausreichend anhand vorgegebener Kriterien präklinisch erforscht ist, können potenzielle Wirkungen, aber auch etwaige unerwünschte Nebenwirkungen wissenschaftlich eingeschätzt werden und in die Planungen zur Durchführung der anschließenden klinischen Erprobung ggf. einbezogen werden. Dies stellt sicher, dass das Risiko der anschließenden ersten Anwendung am Menschen wirkungsvoll und unter intensiver vorsorglicher Berücksichtigung etwaiger unerwünschter Effekte minimiert werden kann.

Die präklinischen Untersuchungen zur pharmakologischen Wirkweise der COVID-Impfstoffkandidaten zielten im Wesentlichen darauf ab, die Impfstoff-induzierte Immunantwort möglichst genau zu charakterisieren (Mode of Action). Hierzu zählten sowohl die Bestimmung von induzierten Antikörpertitern und relevanten Zytokin-Antworten wie auch die Identifizierung von Elementen der zellulären Immunantwort, also T-Zell-Antworten und assoziierte Faktoren. Insbesondere wurde in der präklinischen Phase auch schon versucht, initiale Zusammenhänge zwischen eingesetzter Impfstoffdosis bzw. der Anzahl der Impfungen und der resultierenden Immunantwort zu beschreiben.

Ein weiteres wichtiges Element dieser präklinischen Studien zur Wirkweise waren Untersuchungen zur Schutzwirkung des Impfstoffs in Belastungsversuchen mit geimpften und danach unter kontrollierten Bedingungen infizierten Tieren (sog. Challenge-Experimente), die als Proof of Concept dienten.

Grundsätzlich sind die geforderten Untersuchungen zur Ermittlung des präklinischen Sicherheitsprofils von neuen sehr umfangreich, um sicherzustellen, dass etwaige Risiken mit möglichst hoher Wahrscheinlichkeit und Genauigkeit schon vor dem Eintritt in die klinische Prüfphase detektiert werden können. Dazu wird die lokale Reaktogenität des Impfstoffs an der Verabreichungsstelle nach ein- und mehrmaliger Injektion anhand von symptomatischen und histologischen Parametern ermittelt. Von besonderer Wichtigkeit sind auch sämtliche präklinische Studien, die dem Aufspüren von systemischen Nebenwirkungen dienen. Zentrale Bedeutung haben hierbei Studien zur Ermittlung der systemischen Toxizität nach mehrfacher Impfstoffgabe (sog. Repeat-Dose-Toxicity), die nach strengen Vorgaben unter Erhebung einer Vielzahl von Sicherheits-relevanten Endpunkten (u. a. klinische Symptomatik, Laborparameter zur Hämatologie und klinischen Chemie, Histologie) im geeigneten Tiermodell erfolgen muss. Um deren Validität zu garantieren, sind diese pivotalen Sicherheitsstudien unter strikter Einhaltung der Anforderungen an die Gute Laborpraxis (GLP) durchzuführen. Je nach Art und Neuartigkeit des Impfstoffkandidaten und der geplanten Anwendungsweise können noch eine Reihe weiterer Impfstoff-spezifischer Untersuchungen notwendig werden, z. B. zur Mutagenität, Genotoxizität, Karzinogenität oder zur Abklärung eines möglichen Einflusses auf die Embryonalentwicklung (embryo-fetale Toxizität) und Fertilität (Developmental and Reproductive Toxicity- oder DART-Studien), oder zur Verteilung der Wirkstoffe im Organismus (Biodistribution). Einen strukturierten Überblick zum präklinischen Testprogramm bietet (➤ Tab. 14.2).

Um den COVID-19-Impfstoffkandidaten einen möglichst schnellen Eintritt in die klinische Erprobung zu ermöglichen, wurde dieses komplexe und zeitaufwändige Testprogramm sinnvoll angepasst, ohne dabei jedoch die grundlegenden präklinischen Anforderungen aus dem Auge zu verlieren

Tab. 14.2 Übersicht der präklinischen Studienanforderungen für Humanimpfstoffe, inklusive konkreter Studieninhalte und Erläuterungen aus einschlägigen regulatorischen Leitfäden

Primäre Pharmakodynamik	Immunogenität; Schutzwirkung im relevanten Tiermodell = Proof of Concept
Sicherheitspharmakologie	Organsysteme: zentrales Nervensystem, Herz- und Gefäßsystem, Atemwege
Biodistribution	Verteilung/Lokalisation im Organismus, für Lebendimpfstoffe (attenuiert), DNA-Impfstoffe, neue Adjuvanzien oder Hilfsstoffe, neue Applikationsrouten
Toxizität	Studien zur Toxizität bei wiederholter Verabreichung, in Anlehnung an beabsichtigtes klinisches Anwendungsschema
Lokale Toleranz/Reaktogenität	Eigenständige Studie oder als Teil der Toxizitätsstudie(n)
Reproduktionstoxizität	Abhängig von der beabsichtigten Zielgruppe (Schwangere)
Mutagenität, Genotoxizität, Karzinogenität	Abhängig von spez. Charakteristika und Neuartigkeit des Impfstoffs

oder gar sicherheitsrelevante Dateneinbußen zu tolerieren. Aufgrund ihrer zentralen Bedeutung wurden die COVID-19-spezifischen präklinischen Erfordernisse auf internationaler Ebene zwischen den weltweiten mit Zulassungsanforderungen beschäftigten Institutionen (EMA, US-FDA, ICMRA, WHO) abgestimmt und harmonisiert. Dabei kam, wie schon für die Qualitätsanforderungen oben beschrieben, auch bei den Überlegungen zur Notwendigkeit bestimmter präklinischer Testungen das Prinzip der Anwendung von Plattform-Technologien wieder zum Tragen. So können auf Plattform-Technologien beruhende COVID-19-Impfstoffe bereits dann in die initiale klinische Erprobungsphase I (First in Human) starten, wenn aussagekräftige und bestätigende Ergebnisse zur Impfstoff-induzierten Immunantwort, wie Titer bindender und neutralisierender Antikörper, Konzentration relevanter Zytokine sowie Analysen zu T-Zellantworten, im geeigneten Tiermodell vorliegen. Dies gilt jedoch nur, wenn für die verwendete Plattform-Technologie bereits einschlägige präklinische Sicherheitsdaten für einen ähnlichen Impfstoff vorgelegt werden können, der sich nur im verwendeten Impfantigen vom COVID-19-Impfstoffkandidaten unterscheidet. Diese Voraussetzungen waren für alle bisher in der EU zugelassenen COVID-19-Impfstoffprodukte erfüllt; insbesondere konnten jeweils – neben weiteren relevanten Ergebnissen - vollständige Berichte über bereits abgeschlossene GLP-gerechte Repeat-Dose-Toxicity-Studien und lokale Reaktogenitätsuntersuchungen für mindestens einen ähnlichen Vergleichsimpfstoff vorgelegt werden, die das frühzeitige Voranschreiten in die klinische Erprobung für die COVID-Impfstoffkandidaten rechtfertigten. Dies bewirkte eine deutliche Beschleunigung des Eintritts in die klinische Entwicklungsphase für die COVID-19-Impfstoffkandidaten. Spätestens bis zum Eintritt in die späteren klinischen Erprobungsphasen (IIa/III) mussten jedoch für die COVID-19-Impfstoffkandidaten das vollständige präklinische Testprogramm abgeschlossen werden. Besondere Berücksichtigung fanden in den präklinischen Studien auch Befunde über eine mögliche krankheitsverstärkende Auswirkung einer vorangegangenen Impfung und nachfolgender Infektion (sog. Antibody dependent disease enhancement, ADE), wie sie zuvor für eine Reihe von Impfstoffen gegen virale Erreger, darunter einige Vertreter der Flaviviren und das Respiratorisches-Syncytial-Virus, aber auch SARS-CoV-1 und MERS-CoV, berichtet worden waren. Diese Berichte gaben Anlass zu der regulatorischen Forderung an die Impfstoffentwickler, das mögliche und insoweit theoretische ADE-Risiko für die COVID-19-Impfstoffe durch spezielle Studien zur Charakterisierung der Immunantwort und etwaigen Anzeichen von ADE in geeigneten Tiermodellen (Hamster, NHP) zu evaluieren.

Für gänzlich neuartige COVID-19-Impfstoffprodukte, die sich keine Plattform-Technologie zunutze machten, musste das gesamte vorgeschriebene präklinische Untersuchungsprogramm vor dem Eintritt in die klinische Erprobung durchgeführt und abgeschlossen werden; für solche Impfstoffe gab es also aufgrund fehlender Vergleichsmöglichkeiten keine Beschleunigungsmöglichkeiten.

14.6 Anforderungen an die klinische Erprobung von COVID-19-Impfstoffen

Im Verlauf der Impfstoffentwicklung kommt der klinischen Erprobung eine ganz besonders wichtige Bedeutung zu, denn nur durch die kontrollierte Anwendung am Menschen und die sorgfältige und umfassende Erfassung aller relevanten Effekte kann letztlich die Sicherheit und Wirksamkeit am tatsächlichen Zielobjekt für Humanimpfstoffe geprüft und bestätigt werden. Grundsätzlich müssen alle klinischen Prüfungen die Anforderungen der Guten klinischen Praxis (GCP) erfüllen. Unter nicht-pandemischen Bedingungen können vier distinkte Phasen der klinischen Prüfung von präventiven Human-Impfstoffen unterschieden werden (➤ Abb. 14.2).

Für COVID-19-Impfstoffkandidaten wurden angepasste, zeitoptimierte Vorgehensweisen implementiert, um möglichst schnell und zielgerichtet klinische Ergebnisse zur Sicherheit und Wirksamkeit zu erarbeiten. Ein wesentliches Element der Beschleunigung war zunächst die drastische Verkürzung der Verfahrensdauer zur Genehmigung der Anträge auf Genehmigung der klinischen Prüfung durch

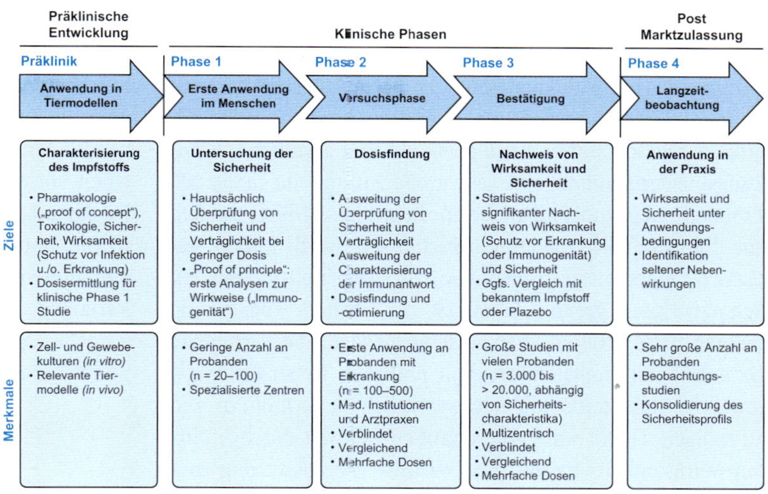

Abb. 14.2 Klassische Phaseneinteilung und spezielle Inhalte der klinischen Erprobung von Impfstoffen am Menschen [L143]

die zuständigen nationalen Arzneimittelbehörden der EU-Mitgliedstaaten. Für die behördliche Genehmigung klinischer Prüfungen von Human-Impfstoffen ist in Deutschland das Paul-Ehrlich-Institut zuständig. Am Paul-Ehrlich-Institut wurden die Studienanträge für COVID-Impfstoffkandidaten regelmäßig innerhalb von 5 Tagen bearbeitet; unter regulären Bedingungen kann dies bis zu 2 Monaten dauern, auch weil die Antragsteller für die Beantwortung der Rückfragen des Paul-Ehrlich-Instituts einige Zeit benötigen. Weiterhin wurde in begründeten Fällen von der strikten Trennung der Studienphasen (s. o.) abgewichen und klinische Studienphasen wurden sinnvoll und ohne Sicherheitseinbußen kombiniert. So konnten Genehmigungen für kombinierte Studienphasen I/IIa oder IIb/III erteilt werden, was zu einem deutlich geringen Verfahrensaufwand führte. Natürlich musste auch bei diesen kombinierten Studienphasen schrittweise vorgegangen werden: Zunächst wurde die erste Teilphase durchgeführt, sämtliche Ergebnisse erfasst, ausgewertet und ein Zwischenbericht erstellt, der dem Paul-Ehrlich-Institut zur Prüfung vorgelegt wurde. Nach Zustimmung des Paul-Ehrlich-Instituts konnte dann die Fortsetzung der klinischen Prüfung in der zweiten Teilphase unmittelbar erfolgen, ohne dass hierfür ein völlig neuer Studienantrag für ein neues Genehmigungsverfahren eingereicht werden musste.

In der **Phase I zur Erstanwendung am Menschen** (First in Human) waren besondere Vorsichts- und Risikominimierungsmaßnahmen zu beachten. Es wurden zunächst nur kleine Gruppen (20–60 Personen) junger, gesunder, erwachsener Probandinnen und Probanden (18–55 Jahre) mit dem COVID-19-Impfstoffkandidaten mit unterschiedlichen Dosierungen geimpft. Im Vordergrund stand hierbei die Erhebung erster grundlegender Daten zur Impfstoffsicherheit und -verträglichkeit. Begonnen wurde mit der niedrigsten Impfstoff-Dosierung und der Verabreichung an zunächst nur eine Person. Die initiale Dosis wurde aus Immunogenitätsversuchen an Mäusen abgeleitet. Wurden im Laufe von 24 Stunden nach der Impfung keine schweren unerwarteten Nebenwirkungen verzeichnet, so konnten schrittweise die nächsten Probandinnen und Probanden geimpft werden (sog. Staggered Approach). Dieses Verfahren wurde fortgeführt, bis die Verträglichkeit des Impfstoffs sich konkreter abzeichnete und somit ggfs. Lockerungen dieser Vorgehensweise (z. B. gleichzeitige Impfung kleinerer Teilgruppen) vorgenommen werden konnten. Neben der initialen Charakterisierung des Sicherheitsprofils wurde diese Studienphase auch dazu genutzt, erste Ergebnisse zur Immunogenität des Impfstoffkandidaten, wie Induktion von neutralisierenden Antikörpern und Zytokinen oder T-Zell-Antworten, zu erheben.

Zum Übergang in die **frühe Phase II („Phase IIa")** wurden dann größere Probandengruppen (einige Hundert) eingeschlossen, darunter auch ältere Erwachsene (> 55 Jahre) und solche, die aufgrund bestehender Vorerkrankungen ein besonders hohes Risiko einer schweren COVID-19 hatten. Diese Phase diente primär dem Ziel, die Sicherheitsdaten aus der Phase I zu vervollständigen und zu konsolidieren und die optimale Impfstoffdosis samt dem am besten geeigneten Impfschema auf Basis des Sicherheitsprofils und der induzierten Immunantwort festzulegen. Die Probandinnen und Probanden wurden für 6–12 Monate intensiv nachverfolgt, um längerfristige, späte Nebenwirkungen aufspüren zu können. In der späten Phase II („Phase IIb") erfolgte der Einschluss mehrerer Hundert zu impfender Probanden und Probandinnen, um die Ergebnisse der frühen Phase auszubauen und zu bestätigen. Ab dieser Studienphase wurden auch erste Ergebnisse zur Sicherheit und Wirksamkeit der COVID-19-Impfstoffkandidaten im Vergleich mit einer ungeimpften Kontrollgruppe (Placebo-Gruppe) gewonnen, die in der anschließenden **Phase III** anhand einer sehr großen Anzahl weiterer rekrutierter Probandinnen und Probanden deutlich ausgedehnt und vervollständigt wurden.

Da für COVID-19 gegenwärtig noch kein immunologisches Schutzkorrelat (Correlate of Protection) definiert werden konnte, musste die Wirksamkeit der COVID-19-Impfstoffkandidaten in Phase IIb und III mittels der vergleichenden Analyse der nachgewiesenen COVID-19 Erkrankungsfälle in Geimpften und Ungeimpften, also der tatsächlichen klinischen Schutzwirkung des Impfstoffkandidaten, erfolgen. Aufgrund der zum Zeitpunkt der Durchführung der klinischen Phase IIb/III-Studien regional unterschiedlichen und eher geringen Erkrankungsinzidenz musste eine sehr große Anzahl von ca. 30.000 Probandinnen und Probanden in diese Phase-IIb/III-Studien zur Impfstoffwirksamkeit eingeschlossen werden, um statistisch abgesicherte Ergebnisse zur Impfstoff-induzierten Schutzwirkung gegen COVID-19 zu erhalten. Gleichzeitig dienten diese Studien aber auch noch dazu, die verfügbare Datenlage zur Impfstoffsicherheit und dem Nebenwirkungsprofil der Impfstoffkandidaten wesentlich zu vergrößern und zu festigen. Damit waren diese großen weltweit durchgeführten Wirksamkeitsstudien eine wichtige Voraussetzung und Grundlage für die Zulassung der COVID-19-Impfstoffe.

14.7 Zulassung varianter COVID-19-Impfstoffe durch Variation der Zulassung des parentalen Impfstoffs

Der vorgesehene rechtliche Rahmen zur Genehmigung von varianten COVID-19-Impfstoffen, also solchen, die das Spikeprotein von SARS-CoV-2-Varianten (VOC: Variants of Concern) als Antigen enthalten, erlaubt flexible und an die Pandemiesituation angepasste Vereinfachungen. Die Zulassung eines parentalen COVID-19-Impfstoffs wird dabei vorausgesetzt. Dem vorgesehenen Verfahrensablauf zufolge werden in der EU keine aufwändigen klinischen Prüfungen mehr erwartet, wenn der variante Impfstoffkandidat lediglich ein etwas anderes oder ein weiteres genetisches Konstrukt oder ein variantes Erreger-Antigen enthält als der ursprüngliche, parentale Impfstoff, der bereits eine EU-Zulassung hat. Die Umstellungen im genetischen Material und im Herstellungsprozess werden von den Arzneimittelbehörden geprüft. An einer statistisch relevanten Anzahl von Freiwilligen soll getestet werden, ob der variante Impfstoff eine stärkere (Superior) Immunantwort gegenüber der SARS-CoV-2-Variante, deren Antigen beinhaltet ist, erzeugt als der ursprüngliche, parentale Impfstoff. Dieses so genannte Immunobridging ersetzt in solchen Fällen die Wirksamkeitsprüfung, die ggf. nach Zulassung ergänzt werden kann. Sobald valide Anträge der Hersteller vorliegen, kann der Ausschuss für Human-Arzneimittel CHMP (Committee for Medicinal Products for Human Use) bei der EMA-Geschäftsstelle, in dem das Paul-Ehrlich-Institut und die Expertinnen und Experten der nationalen Arzneimittelbehörden der EU die wissenschaftliche Begutachtung vornehmen und gemeinsam Entscheidungen über die Arzneimittelbewertung treffen, über die Zulassungsempfehlung zu dem varianten Impfstoffkandidaten innerhalb weniger Tage entscheiden. Dies setzt einen vorherigen Rolling-Review von Antragsteilen voraus. Da der ursprüngliche, parentale Impfstoff sehr gut überprüft wurde, und nicht damit gerechnet werden muss, dass Komplikationen entstehen, wenn einige genetische Bausteine oder Varianten von Erregerbestandteilen im Impfstoffkandidaten ausgetauscht werden, ist diese Vorgehensweise zielführend und wissenschaftlich gerechtfertigt.

14.8 Fazit und Ausblick

Die Entwicklung und Zulassung von sicheren und wirksamen pandemischen Impfstoffen zum Schutz der Bevölkerung vor COVID-19 innerhalb eines Jahres bedeutete sowohl für die Impfstoffentwickler als auch die Zulassungsbehörden eine enorme Herausforderung. Letztlich konnten jedoch mit vereinten Kräften in kurzer Zeit sorgfältig zugelassene und geprüfte Impfstoffe für breit angelegte Impfkampagnen bereitgestellt werden. Während dieser breiten Anwendung der pandemischenCOVID-19-Impfstoffe nach der Zulassung konnten viele weitere Informationen zu wichtigen Charakteristika jedes einzelnen zugelassenen Impfstoffprodukts gewonnen und so das Gesamtbild vervollständigt werden. Die etablierten Beschleunigungen bei der Entwicklung und Zulassung, insbesondere auch der Einsatz wichtiger Plattformtechnologien wie mRNA- und Vektor-Impfstoffe, werden auch für die Bekämpfung zukünftig auftretender Pandemien von hoher Bedeutung sein.

LITERATUR

Grabski E, Hildt E, Wagner R. Licensing procedures for human vaccines in Germany and Europe and the WHO prequalification program. Bgbl. 2020; 63(1): 4–15.

Wagner Rm, et al. COVID-19-Impfstoffentwicklung: Schneller, aber sicher. Dtsch Ärztebl 2020; 117(39): A1810.

Wagner R, et al. Accelerated Development of COVID-19 Vaccines: Technology Platforms, Benefits, and Associated Risks. Vaccines 2021; 9(7): 747.

Wagner R, et al. Regulatory concepts to guide and promote the accelerated but safe clinical development and licensure of COVID-19 vaccines in Europe. Allergy 2022; 77(1): 72–82.

Watson O, et al. Global impact of the first year of COVID-19 vaccination: a mathematical modelling study. Lancet Infect Dis 2022; 22(9): 1293–1302.

KAPITEL

15

Karen Götz

Zulassung von Impfstoffen

Kernaussagen

- Die Zulassung von Impfstoffen gewährt hohe Qualität und eine positive Nutzen-Risiko-Bilanz jedes zugelassenen Impfstoffprodukts.
- Das nicht-klinische und klinische Entwicklungsprogramm schafft eine erste, notwendige Evidenz für Sicherheit und Wirksamkeit eines Impfstoffprodukts aber es gibt kluge Kombinationen und spezielle Tricks.
- Zusammenarbeit nicht nur europäisch sondern weltweit ermöglicht eine schnellere Entwicklung sicherer und wirksamer Impfstoffe.

15.1 Klinische Prüfung von Impfstoffen

Bevor ein Impfstoff vermarktet und in der Praxis eingesetzt werden kann, muss er zugelassen worden sein. Dafür sind nichtklinische Untersuchungen und klinische Prüfungen, also Studien am Menschen, unerlässlich. Die Zulassung setzt eine konsistente Herstellung, hohe Qualität und erste Evidenz für Sicherheit und Wirksamkeit, die unter kontrollierten Bedingungen ermittelt wurde, voraus, die eine Einschätzung des Nutzen-Risikoverhältnisses erlaubt. Auch nach der Zulassung wird das günstige Nutzen-Risikoverhältnis weiter beobachtet und ist Voraussetzung für die Aufrechterhaltung der erteilten Zulassung.

15.1.1 Klinische Prüfungsphasen

Typische Fragestellungen, die in der klinischen Entwicklung neuer Impfstoffkandidaten beantwortet werden, lauten: Dosierung, Häufigkeit und Abstand zwischen mehrmaligen Impfungen. Ziel ist es, einen optimalen Schutz vor der Ziel-Infektionskrankheit mit dem untersuchten Impfstoffkandidaten zu erreichen. Die Dauer des Schutzes und ob eine Auffrischung (Booster) und wann nötig ist wird ebenso ermittelt wie die Frage welche unerwünschten Wirkungen der Impfling zu erwarten hat und wie häufig und schwerwiegend sind diese. Dafür gibt es, wie bei allen Medikamentenstudien dezidierte Phasen ➤ Tab. 15.1, oft aber werden mehrere Fragestellungen in einer Studie sinnvoll zusammengefasst, was die Entwicklungszeit strafft.

Tab. 15.1 Phasen der klinischen Prüfung von Humanimpfstoffen

Phase	Inhalt
I	PK/PD, Sicherheit in kleiner Anzahl Probanden, Immunogenität (keine klinische Wirksamkeit)
II	Dosisfindung, Dosierung (Anzahl, Schema), erste Hinweise auf Wirksamkeit und Sicherheit, ggf. Biodistribution
III	Sicherheit und Wirksamkeit (statistisch signifikant)
IV	Sicherheit und Wirksamkeit in speziellen Risikogruppen (z. B. HIV-Positive, Aspleniker), weitere Altersklassen

PK Pharmakokinetik, PD Pharmakodynamik

MERKE

Kombinationen der klinischen Prüfungsphasen können sinnvoll sein und kommen bei der Erprobung neuer Impfstoffkandidaten häufig vor

15.1.2 Erweiterung der Wirkungsbreite

Bei der Erweiterung der Wirkungsbreite von Impfstoffprodukten auf weitere Erregervarianten oder Serotypen liegen aus der initialen Zulassung bereits Informationen zur Sicherheit und Wirksamkeit des Impfstoffprodukts vor. Diese können genutzt werden, wenn z. B. ein zugelassenes Pneumokokken-Impfstoffprodukt auf ein neues Folgeprodukt umgestellt werden soll, das durch Inklusion zusätzlicher Pneumokokken-Antigene gegen neue Serotypen erweitert werden soll. In diesem Fall kann es für die Zulassung genügen, die Wirksamkeit der neuen Serotypen, die Auswirkungen auf die Wirksamkeit der bereits vorhanden Serotypen und die Sicherheit des erweiterten Impfstoffes zu testen. In einem solchen Fall kommt der Hersteller mit weniger und kleineren Studien aus.

CAVE

Bei der Formulierung eines auf einem zugelassenen Impfstoffprodukt beruhenden neuen Impfstoffprodukts mit zusätzlichen neuen Antigenen kann die Immunogenität und/oder Wirksamkeit beeinflusst werden. Dabei sind die genauen Wirkmechanismen komplex und vom jeweiligen Antigen, der eventuellen Kopplung an ein Trägerprotein und dem ggf. vorhandenen Adjuvans abhängig.

- Diese Wechselwirkungen sind positiv, wenhn der vom ersten Impfstoffprodukt abgeleitete Impfstoffkandidat mit erweitertem Antigenspektrum immunogener und/oder wirksamer ist als erwartet.
- Diese Wechselwirkungen sind negativ, wenn die Immunogenität und/oder Wirksamkeit des weiter entwickelten Impfstoffprodukts verringert ist oder stärkere oder zahlreichere unerwünschte Wirkungen (z. B. Fieber) auftreten.

15.1.3 Gänzlich neue Impfstoffprodukte

Wird ein gänzlich neues Impfstoffprodukt entwickelt, sind im Hinblick auf die Zulassung umfangreiche Studiendaten zu ermitteln, die alle oben genannten Aspekte und Fragestellungen erfassen. Spezifische Fragen ergeben sich dabei auch aus der Indikation. Weitere Aspekte können sich aus dem Anwendungsbereich ergeben, beispielsweise wenn ein bestimmtes Reiseimpfstoffprodukt oft zusammen mit anderen Reiseimpfstoffprodukten gleichzeitig verabreicht werden wird. Auch sollten Impfstoffe, die zur Grundimmunisierung von Säuglingen empfohlen und verabreicht werden, in das vorhandene empfohlene Impfprogramm passen. Säuglinge sollten eine umfassende Grundimmunisierung, für die die Gabe mehrerer Impfstoffprodukte notwendig ist, im Rahmen der U-Untersuchungen erhalten, denn zusätzliche Termine sind dem Impfgedanken eher nicht förderlich.

Gleichzeitig sollten aber alle Impfungen so wirksam und sicher sein, wie es im Rahmen der nichtklinischen und klinischen Entwicklung der jeweiligen Impfstoffprodukte zur Zulassung ermittelt wurde. Es ist also neben dem üblichen, o. g. Entwicklungsprogramm mindestens eine weitere klinische Studie notwendig, in der die gleichzeitige Impfung mit dem neuen Impfstoffprodukt in Verbindung mit den üblichen anderen Impfungen getestet wird. Hierbei wird häufig z. B. „nur" die Pneumokokkenimpfung, und nicht jeder einzelne zugelassene Impfstoff dieser Klasse getestet. Um dabei das sogenannte Worst-Case-Szenario zu erfassen nimmt man häufig den Impfstoff mit den meisten wirksamen Bestandteilen (DTaP-IPV + Hib statt DTaP).

Außerdem werden mit dem Ziel der Findung eines idealen Impfschemas für ein Impfstoffprodukt häufig mehrere Studien durchgeführt. Eine Studie testet dabei in unterschiedlichen Gruppen unterschiedliche Schemata, z. B. 2+1 (= 2 Dosen und ein Booster) versus 3+1, Abstand zwischen den Dosen 2 Monate versus 3 Monate, Zeitpunkt der Wiederimpfung: 1 Jahr versus 1,5 Jahre nach der letzten Dosis. Diese Vorgehensweise ist notwendig, um die notwendige Evidenz für die Anpassung des Impfschemas eines Impfstoffprodukts an die meisten internationalen Impfschemata zu sammeln, aber auch, um auf Verschiebungen des individuellen Impfschemas, z. B. wegen eines akuten Infekts, bei begonnener Impfung reagieren zu können, ohne die Impfstoffsicherheit oder -wirksamkeit zu gefährden.

15.1.4 Probengröße

Bei neuen Impfstoffkandidaten sind als Basisregel in der pivotalen, fortgeschrittenen klinischen Sicherheits- und Wirksamkeitsprüfung mindestens 3000 Probanden mit der zuzulassenden Dosierung und dem vorgesehenen Impfschema (z. B. 1 Dosis à X µg/ml, 3-malige Impfung im Abstand von 2 Monaten zur Grundimmunisierung, 1 Jahr nach Grundimmunisierung eine Auffrischimpfung) zu testen. Dies ermöglicht es im Bereich Sicherheit des neuen Impfstoffprodukts, rein statistisch Nebenwirkungen mit einer Häufigkeit von etwa 1 % zu erkennen.

Für die Zulassung muss hinsichtlich der Verträglichkeit eine bestimmte Informationsdichte vorliegen. Es müssen alle seltenen unerwünschten Wirkungen bekannt sein. Das bedeutet, „Nebenwirkungen" mit einer Häufigkeit von 1:1000 sollen im Rahmen von kontrollierten klinischen Prüfungen erfasst werden. Damit diese Erfassung statistisch valide erfolgt, sind 3000 Probanden nötig.

Bei Impfstoffentwicklungen für Kleinkinder sind aber häufig mehr Daten verfügbar. So sind gerade klinische Prüfungen unter Teilnahme von Säuglingen häufig sehr groß (z. B. eine Studie mit ca. 1000 Impflingen). Üblicherweise es werden wegen der Kombinationen mit anderen Impfstoffen und dem „perfekten" Impfschema mehrere Studien dieser Art durchgeführt, oft in mehreren Staaten. Bei diesen Impfstoffkandidaten kommt man durchschnittlich auf 10.000 mit dem zu untersuchenden Impfstoffkandidaten geimpfte Personen und damit weit über den Wunschwert von 3000 verum-geimpften Probanden.

MERKE

Klinische Prüfungen umfassen Probanden in verschiedenen Staaten, ggf. verschiedenen Regionen der Welt, damit die Sicherheit und Wirksamkeit in verschiedenen Ethnien und in verschiedenen epidemiologischen Lagen geprüft werden. U. U. können auch nur so ausreichend viele Probanden eingeschlossen werden.

15.1.5 Art der Informationen

Wirksamkeit

Die Wirksamkeit (Vaccine Efficacy, ➤ Kap. 6.3.1) eines Impfstoffkandidaten wird in einer oder mehreren randomisierten Placebo-kontrollierten klinischen Prüfungen i. A. der Phase 2/3 oder 3 über die direkte Ermittlung der Anzahl von Infektions- oder Erkrankungsfällen nach Gabe des Impfstoffkandidaten im Vergleich zu ungeimpften oder im Vergleich zu mit einem nicht vor der Ziel-Infektionskrankheit schützenden Impfstoffprodukt geimpften Probanden in einem anderen Studienarm erhoben. Alternativ wird die Wirksamkeit mit Hilfe der Messung eines oder mehrerer valider Immunparameter wie z. B. der Immunogenität nach Impfung ermittelt, insbesondere, wenn ein mit dem Schutz vor der Ziel-Infektionskrankheit quantitativ korrelierender Biomarker bekannt ist. Wenn die Infektionskrankheit in der ausgewählten Probandengruppe selten oder sehr selten auftritt, dafür aber z. B. in Ausbrüchen, kann u. U. auch eine Unterbrechung eines solchen Ausbruches durch den neuen Impfstoff als Maß für die Wirksamkeit herangezogen werden.

In manchen Fällen wird auch im Rahmen eines kontrollierten Infektionsversuchs (Challenge-Studien am Menschen) wenige Wochen nach der Gabe eines Impfstoffkandidaten der Schutz der Probanden vor Infektion und/oder entsprechender Infektionskrankheit untersucht und so die Impfstoffwirksamkeit ermittelt. Hierzu werden an Stelle der natürlichen Infektion Probanden in einem Belastungsversuch einer gering pathogenen, aber infektiösen Erregervariante ausgesetzt. Die Probanden müssen selbstverständlich nach vollständiger Information insbesondere über die Risiken eingewilligt haben und die Studie muss ethisch vertretbar sein. Die WHO gibt bei dieser Art Studien in einer Leitlinie klare ethische Grenzen vor. Diese Art der Studie stellt für alle Beteiligten eine große Herausforderung dar und setzt bei den freiwillig teilnehmenden, umfassend aufgeklärten Probanden die Bereitschaft für einen großen persönlichen Einsatz und für die Akzeptanz eines nicht unerheblichen Risikos voraus. Bei der durch eine bestimmte Mückenart übertragenen Malaria beispielsweise sind solche Human Challenge Studies aber geeignet gewesen, die klinische Wirksamkeit eines neuen Malaria-Impfstoffkandidaten kontrolliert zu messen.

Immunogenität

Die Bestimmung der Immunogenität eines Impfstoffkandidaten erfolgt über die Messung der in Blut oder Plasma nach Impfung induzierten Antikörperkonzentrationen (Titer), idealerweise in sogenannten funktionalen Assays, bei viralen Impfstoffen beispielsweise über die Messung der Neutralisation (Inhibition) der Infektion einer infektionsempfindlichen Zelle durch das Zielvirus. Die Bestimmung der Immunogenität erfolgt in frühen klinischen Prüfungen zur Ermittlung der Menge Antigen bzw. Antigen-kodierender Nukleinsäure oder Vektormenge pro Dosis für eine maximale Immunantwort.

Wenn eine Infektionskrankheit wie die Pneumokokken-induzierte Pneumonie, vor der ein neuer Impfstoffkandidat schützen soll, mit zu geringer Häufigkeit in der Bevölkerung auftritt, z. B. weil es schon effektive Impfstoffe gegen viele Serotypen der Pneumokokken gibt, dann können Immunogenitätsdaten als Nachweis der klinischen Wirksamkeit herangezogen werden. Dabei hilft man sich mit einem Vergleich valider Immunogenitätsparameter nach Impfung mit einem oder mehreren zugelassenen Pneumokokken-Impfstoffprodukten. Dabei soll die erreichte Höhe des Immunparameters mit dem zu untersuchenden Impfstoffkandidaten nicht geringer ausfallen als mit dem als Vergleich gewählten, zugelassenen Impfstoffprodukt („non-inferiority").

In diesen Fällen muss jedoch die Wirksamkeit des Impfstoffkandidaten nach der Zulassung in der Alltagsanwendung belegt werden, z. B. mit Hilfe von Registern. Wie das im Einzelfall geschieht wird in der Zulassung festgelegt.

15.2 Zulassung

Der Internationalität von Entwicklung, Unternehmen und Studien wird eine Zulassung nur gerecht, wenn sie ebenfalls international denkt und agiert. Deswegen gibt es neben der multinationalen Zulassung in der EU auch Besprechungen und Beratungen mit anderen Behörden, z. B. der amerikanischen oder kanadischen Zulassungsbehörde oder anderen regionalen Gruppen wie der WHO. Dabei geht es um die Anerkennung der gemeinsamen Anforderungen an einen wirksamen und sicheren Impfstoff, aber auch um spezifische eigene Bedürfnisse, z. B. spezielle Impfprogramme wie das Expanded Immunization Programme (EPI) der WHO für Entwicklungsländer.

Wenn nach vielen klinischen Prüfungen und zahlreichen Beratungen bei den verschiedenen Zulassungsbehörden zu speziellen Anforderungen an die Datenerhebung ausreichend Daten für die Zulassung vorliegen, kann der Hersteller des Impfstoffs eine **Zulassung beantragen**. Das kann auf 4 verschiedene Arten geschehen:

1. Rein national, d. h. in **einem** Mitgliedsland der EU
2. Davon ausgehend in **weiteren** EU-Mitgliedsländern als sog. Verfahren der gegenseitigen Anerkennung (Mutual Recognition Procedure, MRP)
3. In **mehreren Mitgliedsländern** der EU gleichzeitig im sogenannten dezentralen Verfahren (Decentralized Procedure, DCP)
4. In der **gesamten EU** gleichzeitig im sogenannten zentralen Verfahren (Centralized Procedure, CP)

15.2.1 Nationale Zulassung

Bei der zuständigen zulassenden Behörde dieses Landes wird die Zulassung beantragt und gilt nach erfolgreichem Ablauf auch nur dort. Der Ablauf aus Dokumenten-, also Datenbewertung, Frage-Antwort-Runde zwischen Antragsteller und

Behörde, Inspektionen von Herstellungsstätte(n), klinischen Prüfzentren usw. ist national geregelt und sehr unterschiedlich.

Seit einigen Jahren ist es die Regel, dass die zulassende Behörde dabei ausführliche Berichte über die Qualität, nichtklinische und klinische Studienergebnisse erstellt, vor allem auch im Hinblick auf eine spätere wahrscheinliche Ausweitung dieser Zulassung auf andere EU-Länder im Rahmen des MRP.

Die Dauer des Verfahrens ist ebenfalls sehr flexibel, Fristen für beide Seiten ergeben sich oftmals aus den nationalen Gesetzestexten. Vorteil ist hier eine hohe Flexibilität durch z. B. Rückfragen außerhalb fester Timelines.

15.2.2 Europäische Zulassungen

Verfahren der gegenseitigen Anerkennung (MRP)

Diese Art der Zulassung kann nur auf einer nationalen Zulassung basierend erfolgen. Die Zulassung erfolgt zwar in mehreren Mitgliedsländern gleichzeitig und die Dokumente für die Zulassung müssen ebenfalls in diesen Ländern alle rechtzeitig eingereicht werden, die eigentliche Bewertung erfolgt aber nur in einem Land. Hierbei handelt es sich immer um das Land mit der ursprünglichen nationalen Zulassung, dem Reference Member State (RMS).

Der RMS schreibt ausführliche Berichte über die Qualität, nichtklinische und klinische Studienergebnisse und stellt diese dann den anderen beteiligten Ländern zur Verfügung. Diese kommentieren den Bericht des RMS in Form von Zustimmung, Ablehnung und zusätzlichen Fragen und der Antragsteller hat in meist mehreren Frage-Antwort-Runden die Möglichkeit, alle Fragen für die Behörden zufriedenstellend zu beantworten. Ist er erfolgreich, gilt die Zulassung in den beteiligten Mitgliedstaaten.

Diese Verfahren folgen einem festen Zeitplan für die bearbeitenden Länder (oft 60 Tage, je nach Umfang der Änderung), die Antwortrunde für den Antragsteller nimmt im Regelfall 3–6 Monate in Anspruch.

Im weiteren Verlauf können weitere EU-Staaten in diese Zulassung mit aufgenommen werden, sie erkennen den Bericht des RMS, der alle Fragen und Antworten des ursprünglichen MRP Verfahrens beinhaltet, an.

Dezentrale Zulassung (DCP)

Dieses Verfahren ist prinzipiell identisch dem MRP, nur ist der RMS nicht durch eine bestehende nationale Zulassung automatisch festgelegt. Oftmals fragt hier der Antragsteller, welches beteiligte Land diese Funktion übernehmen kann (z. B. zeitlich oder aus Kapazitätsgründen) und möchte.

Zentrale Zulassung (CP)

Das zentrale Zulassungsverfahren findet unter der Aufsicht und Administration der Europäischen Arzneimittel Behörde (EMA) statt. Hier werden 2 Mitgliedsländer nach eigener Bewerbung bestimmt, die als Rapporteur und Co-Rapporteur jeweils eigenständige Berichte ähnlich den Berichten als RMS erstellen. Diese werden von einem 3. Land gegengelesen, ähnliche Fragen werden hierbei zusammengefasst.

Danach gehen die Berichte an alle übrigen Mitgliedsstaaten und werden wieder kommentiert und mit eigenen Fragen ergänzt. Diese Fragen gliedern sich in Zulassung-aufhaltend (major objections) und ergänzende Fragen (minor concerns) und sind dann vom Antragsteller innerhalb von i. d. R. 3–6 Monaten vollständig zu beantworten.

Die Antworten werden vom Rapporteur als erledigt oder weiterhin offen bewertet, es findet eine weitere Kommentierungsrunde durch die anderen Länder statt und am Ende steht nach einer eventuellen weiteren Fragerunde die finale wissenschaftliche Entscheidung, ob der Impfstoff zugelassen werden kann.

Alle noch offenen Fragen, z. B. ergänzende Fragen zur Wirksamkeit in der Anwendung, sehr seltenen Nebenwirkungen oder weiteren Indikationen, werden dann als Nach-Zulassungsobligationen, zum Teil im sogenannten Risk-Management-Plan als Teil der Pharmakovigilanz erfasst und festgeschrieben. Diese Punkte muss der zukünftige Zulassungsinhaber im Laufe der nächsten Jahre abarbeiten, oft mit Hilfe von Registern oder nationalen Erfassungen z. B. zu Impfdurchbrüchen.

Ist die wissenschaftliche Auffassung pro Zulassung, erlässt damit das Komitee für humane Arzneimittel (CHMP) dieses Votum und die Europäische Kommission spricht innerhalb von 30 Tagen eine Zulassung aus. Diese ist dann in der gesamten EU gültig.

Das ganze Verfahren ist stark durch Zeitvorgaben für beide Seiten geprägt und dauert meist ca. 1 Jahr.

15.2.3 Nach der Zulassung

In jedem Fall ergeben sich nach der Zulassung eines Impfstoffes weitere Änderungen an der Zulassung. Manchmal durch Anpassung der Herstellung, z. B. mit neuen Herstellungsstätten, neue Daten aus klinischen Studien bei anderen Populationen, z. B. Immunsupprimierte, oder durch die vereinbarte Nachbeobachtung im Rahmen der Pharmakovigilanz (siehe folgende Kapitel) müssen neue unerwünschte Wirkungen in die Fachinformation übernommen werden. Diese Bewertungen erfolgen immer über den RMS/Rapporteur/die eine zulassende nationale Behörde und werden immer in festgelegten regulatorischen Verfahren von allen Ländern mit dieser Zulassung diskutiert und gemeinsam verabschiedet.

MERKE

Essenzielle Dokumente eines zugelassenen Arzneimittels:

- **Fachinformation:** kurze Zusammenfassung aller relevanten Informationen zu Wirkung, Indikation und UAW
- **Packungsbeilage:** Laieninformation, nur sehr grob Wirkung, UAW und Anwendung
- **EPAR/öffentlicher Bewertungsbericht:** zusammenfassende Darstellung aller regulatorischen Schritte und Verfahrensinhalte des Arzneimittels; für Laien geschrieben. Oft nur für neuere Arzneimittel bei den nationalen Behörden abrufbar, für alle über die EMA zugelassene Arzneimittel verfügbar auf der Homepage der EMA (www.ema.europa.eu).

15.2.4 Sonderfälle

Jährliche Anpassung der Influenza-Impfstoffe

Da sich die zirkulierenden Stämme von Influenza jährlich ändern, ist hier eine Anpassung der Zusammensetzung bei allen zugelassenen Impfstoffen notwendig. Das erfolgt über eine Änderung der Zulassung im jeweiligen nationalen/europäischen Verfahren. Die EMA veröffentlich dazu im März die empfohlene Stammzusammensetzung sowie die Daten zur Einreichung der Änderung. Für diese Änderung werden keine erneuten klinischen Studien durchgeführt, die Wirksamkeit wird aber in der Anwendung beobachtet. Für die Änderung werden Daten zur Qualität sowie aktualisierte Produkttexte (Fachinformation und Packungsbeilage, Verpackungen) vorgelegt. Das Verfahren dauert ca. 60 Tage.

WHO – Prequalification vs. EU-M4all

Da viele Länder auf der Welt keine oder nur für einzelne Arzneimittel etablierte Mechanismen zur wissenschaftlichen Bewertung von neuen Medikamenten haben, übernimmt die WHO einen Teil dieser Aufgabe als sogenannte **Präqualifizierung** (Prequalification).

Da dieser Prozess aber nur mit externen Gutachtern (aus nationalen Zulassungsbehörden) gelingt und sehr zeitraubend ist, wurde von der EU ein Verfahren etabliert, dass genau die gleiche wissenschaftliche Bewertung wie für ein zentrales Zulassungsverfahren erlaubt und im selben Rahmen abläuft (EU-M4all). Allerdings wird am Ende der wissenschaftlichen Bewertung keine Zulassung durch die EU-Kommission ausgesprochen. Die Bewertung erfolgt dabei unter Berücksichtigung der besonderen Gegebenheiten im späteren Einsatzgebiet, z. B. besondere Temperaturstabilität des Impfstoffes, spezielle Komorbiditäten der Impflinge (HIV, Mangelernährung) oder Struktur der medizinischen Versorgung, was einen Einfluss auf die Impfabstände und Anzahl der notwendigen Dosen haben kann.

KAPITEL

16 Überwachung der Sicherheit von Impfstoffen

Doris Oberle, Ursula Drechsel-Bäuerle

Kernaussagen

- Der Verdacht auf eine über das übliche Ausmaß einer Impfreaktion hinausgehende gesundheitliche Schädigung (syn. Impfkomplikation) ist meldepflichtig!
- Jede Verdachtsfallmeldung kann dazu beitragen, dass Sicherheitssignale zeitnah erkannt werden.
- Nationale und internationale Arzneimittelbehörden und -agenturen – in Deutschland das Paul-Ehrlich-Institut und in der EU der Ausschuss für Risikobewertung im Bereich der Pharmakovigilanz (PRAC) bei der Europäischen Arzneimittelagentur (EMA) – überwachen stetig die Sicherheit der zugelassenen Impfstoffe.

16.1 Pharmakovigilanz

DEFINITION

Pharmakovigilanz oder Arzneimittelsicherheit: Die Wissenschaft und alle Aktivitäten, die sich mit der Aufdeckung, Bewertung, dem Verstehen und der Prävention von Nebenwirkungen oder von anderen arzneimittelbedingten Problemen befassen.

16.1.1 Allgemeine Grundlagen

Vor der Zulassung beruht die Evidenz für die Sicherheit und Wirksamkeit von Impfstoffen und therapeutischen Arzneimittelprodukten meist auf den Ergebnissen kontrollierter klinischer Prüfungen. Die klinische Erprobung eines Arzneimittels erfolgt an einer begrenzten Zahl von gesunden Personen oder Patientinnen und Patienten.

DEFINITION

Verdachtsfälle von unerwünschten Arzneimittelwirkungen (UAW) sind Verdachtsfälle von Nebenwirkungen, also medizinische Ereignisse, die im Rahmen der Anwendung eines Arzneimittels beobachtet wurden, die aber nicht notwendigerweise mit dem Arzneimittel in Zusammenhang stehen oder von ihm verursacht wurden (https://www.adrreports.eu/de/index.html letzter Zugriff 08.04.2023).

Seltene (Häufigkeit $\geq$ 1/10.000 und $<$ 1/1.000) oder sehr seltene (Häufigkeit $<$ 1/10.000) Nebenwirkungen können meist noch nicht zuverlässig erkannt werden. Bei der späteren Anwendung eines zugelassenen Arzneimittels im Alltags- oder Standardgebrauch können sich neue Erkenntnisse über die Sicherheit ergeben und zu einer Neubewertung des Nutzen-Risiko-Verhältnisses des Arzneimittels führen. Daher ist es unabdingbar, dass die Sicherheit zugelassener Arzneimittel auch nach der Zulassung und Markteinführung weiter überwacht wird.

Nach § 63b Abs. 2 Nr. 1 AMG ist der Zulassungsinhaber verpflichtet, anhand seines Pharmakovigilanz-Systems sämtliche Informationen wissenschaftlich auszuwerten, Möglichkeiten der Risikominimierung und -vermeidung zu prüfen und erforderlichenfalls unverzüglich Maßnahmen zur Risikominimierung und -vermeidung zu ergreifen. Nationale und internationale Arzneimittelbehörden und -agenturen – in Deutschland das Paul-Ehrlich-Institut und in der EU der Ausschuss für Risikobewertung im Bereich der Pharmakovigilanz (PRAC) bei der Europäischen Arzneimittelagentur (EMA) – überwachen stetig die Sicherheit der zugelassenen Impfstoffe.

Die Pharmakovigilanz von Impfstoffen zum Schutz vor Infektionskrankheiten sollte die folgenden speziellen Aspekte berücksichtigen:

- Impfstoffe werden in der Regel gesunden, darunter sehr jungen Personen, in manchen Fällen gefährdeten Personen verabreicht.
- Ein großer Teil der Bevölkerung wird geimpft.
- In einigen Staaten sind bestimmte Impfungen bei der Einreise obligatorisch.
- Für prophylaktische Impfstoffe ist ein hohes Sicherheitsniveau erforderlich und die Risikotoleranz ist in der Regel gering.
- Impfstoffe sind komplexe biologische/biomedizinische Produkte.

MERKE

Die Bewertung der Kausalität zwischen einem Verdachtsfall einer UAW und der Impfstoffgabe kann schwierig sein: Es ist unvermeidlich, dass bei einer hohen Impfquote viele Krankheiten in rein zeitlichem Zusammenhang mit der Impfung auftreten. Die Zuordnung eines Verdachtsfalls einer UAW zu einem bestimmten Impfstoff wird zudem schwierig, wenn mehrere Impfstoffe gleichzeitig verabreicht werden, was in einigen Fällen empfohlen wird, um die Anzahl der Impftermine zu reduzieren.

16.2 Rechtliche Grundlagen

Die Arzneimittelgesetzgebung der Europäischen Union (EU) sieht vor, dass Zulassungsinhaber, die zuständigen nationalen Behörden (NCA) und die Europäische Arzneimittel-Agentur (EMA) nach der Zulassung eines Arzneimittels eine Reihe von Pharmakovigilanz-Aktivitäten regelmäßig durchführen müssen.

Die entsprechende Gesetzgebung wurde im Jahr 2010 als **New Pharmacovigilance Legislation** beschlossen. Dazu gehörte ein Regelwerk zur Pharmakovigilanz in der Europäischen Union (EU): **Good Pharmacovigilance Practices** (GVP, Gute Pharmakovigilanzpraxis). Die GVP betreffen sowohl über das zentralisierte Verfahren von der Europäischen Kommission in allen EU-Mitgliedstaaten zugelassene Arzneimittel als auch auf nationaler Ebene zugelassene Arzneimittel. Für Impfstoffe zur Prophylaxe von Infektionskrankheiten wurde ein eigenes GVP-Modul erarbeitet.

Die o. g. Pharmakovigilanz-Gesetzgebung der EU wurde für Deutschland in das Arzneimittelgesetz (AMG) übertragen, EU-Verordnungen sind direkt in allen Mitgliedstaaten wirksam.

Ziele der neuen Pharmakovigilanzgesetzgebung sind:

- Wissenslücken bei der Zulassung und danach systematisch zu schließen
- Die Anzahl der UAW von in der EU zugelassenen Arzneimitteln zu verringern
- Maßnahmen der Risikominimierung zu implementieren und deren Effektivität zu messen
- Die Transparenz zu erhöhen
- Die Partizipation der Patienten zu stärken

Bei der EMA wurde ein neuer wissenschaftlicher Ausschuss für Risikobewertung im Bereich der Pharmakovigilanz (**Pharmacovigilance Risk Assessment Committee,** PRAC) eingerichtet, der für die Bewertung und Empfehlungen hinsichtlich aller Aspekte der Pharmakovigilanz zuständig ist. Im PRAC bewerten die Expertinnen und Experten der Arzneimittelbehörden der EU-Mitgliedstaaten mögliche Risiken aufgrund von UAW-Verdachtsfällen, klassifizieren diese ggf. als Nebenwirkungen eines bestimmten Arzneimittels und empfehlen ggf. Maßnahmen zur Risikoreduktion, die von der Europäischen Kommission bzw. den nationalen Zulassungsbehörden der EU-Mitgliedstaaten umgesetzt werden. Dies schließt verschiedene Pharmakovigilanzverfahren ein wie Signaldetektion, Bewertung von Risikomanagementplänen, Unbedenklichkeitsberichten und -studien (➤ Kap. 16.4). National können darüber hinaus Maßnahmen zur Reduktion von Arzneimittelrisiken ergriffen werden, wie die Veröffentlichung von Informationen zu einem neu erkannten Sicherheitssignal und die (vorübergehende) Aussetzung der Verwendung eines Impfstoffs.

16.2.1 EudraVigilance

Als EudraVigilance wird das von der EMA unterhaltene Datenbank-System zur Verwaltung und Analyse von Informationen über gemeldete Verdachtsfälle von Arzneimittelnebenwirkungen bezeichnet.

Die Arzneimittelbehörden der EU-Mitgliedstaaten sowie die jeweiligen Zulassungsinhaber sammeln alle Berichte über Verdachtsfälle von Nebenwirkungen im Zusammenhang mit Humanarzneimitteln, stellen diese zusammen und geben diese in die EudraVigilance-Datenbank ein. Die den Arzneimittelbehörden der EU-Mitgliedstaaten gemeldeten Verdachtsfälle von Nebenwirkungen und, bei Impfstoffen gemeldete Verdachtsfälle von Impfkomplikationen, werden von den nationalen Arzneimittelbehörden elektronisch in EudraVigilance versendet.

Die in EudraVigilance gespeicherten Verdachtsfallmeldungen von Arzneimittelnebenwirkungen sind öffentlich zugänglich (www.adrreports.eu).

Die EMA, die Arzneimittelbehörden der EU-Mitgliedstaaten und die Zulassungsinhaber sind verpflichtet, in der EudraVigilance-Datenbank die sie betreffenden Verdachtsfallmeldungen von Nebenwirkungen regelmäßig zu überprüfen, mögliche Arzneimittelrisiken zu recherchieren und zu analysieren, um Sicherheitssignale zu erkennen. Der PRAC bewertet die in EudraVigilance identifizierten Sicherheitssignale und empfiehlt ggf. regulatorische Maßnahmen.

16.3 Verdachtsfälle von Nebenwirkungen und Impfkomplikationen

16.3.1 Meldepflichten

Inhaber von Zulassungen haben nach § 63c AMG eine gesetzliche Verpflichtung, ihnen berichtete Verdachtsfälle von Nebenwirkungen an die Europäische Datenbank gemeldeter Verdachtsfälle von Arzneimittelnebenwirkungen

EudraVigilance zu senden. Ärztinnen und Ärzte sowie Apothekerinnen und Apotheker haben standesrechtliche Verpflichtungen zur Meldung des Verdachts einer Nebenwirkung (Synonym: Verdacht einer unerwünschten Arzneimittelwirkung, UAW) an die jeweilige Arzneimittelkommission (Arzneimittelkommission der deutschen Ärzteschaft, AkdÄ bzw. Arzneimittelkommission der Deutschen Apotheker, AMK), die diese Informationen mit der entsprechenden Bundesoberbehörde austauscht.

Darüber hinaus besteht nach § 6 Abs. 1 Nr. 3 Infektionsschutzgesetz (IfSG) eine **namentliche Meldeverpflichtung** für Ärztinnen und Ärzte bei Verdacht auf eine über das übliche Ausmaß einer Impfreaktion hinausgehende gesundheitliche Schädigung (Synonym: Impfkomplikation) an das örtliche Gesundheitsamt. Die Gesundheitsämter in Deutschland sind nach § 11 Abs. 4 IfSG verpflichtet, die gemeldeten Verdachtsfälle unverzüglich der zuständigen Landesbehörde zu melden. Die zuständige Behörde meldet dem Paul-Ehrlich-Institut (PEI), Bundesinstitut für Impfstoffe und biomedizinische Arzneimittel, die Verdachtsfälle in pseudonymisierter Form. Das PEI informiert das RKI.

MERKE

Verdachtsfallmeldungen einer Impfkomplikation können per Post, E-Mail, Telefon oder elektronisch über das Meldeportal (www.nebenwirkungen.bund.de) an das Paul-Ehrlich-Institut weitergegeben werden. Das PEI kodiert diese Meldungen nach MedDRA (Medical Dictionary for Regulatory Activities) und leitet sie elektronisch an die EudraVigilance-Datenbank weiter.

16.3.2 Kausalitätsbewertung von unerwünschten Ereignissen nach Impfung

Die Weltgesundheitsorganisation (WHO) nimmt bei der wissenschaftlichen Harmonisierung sowie der technischen und internationalen Zusammenarbeit im Bereich der Pharmakovigilanz eine führende Rolle ein. So folgt das PEI zur Bewertung des Zusammenhangs zwischen einer Impfstoffgabe und unerwünschten Ereignissen nach Impfung (Adverse Events Following Immunization, AEFI) dem Algorithmus ➤ Abb. 16.1 und der Klassifikation ➤ Abb. 16.2 der WHO, die insbesondere wissenschaftliche Erkenntnisse in die Bewertung mit einbeziehen.

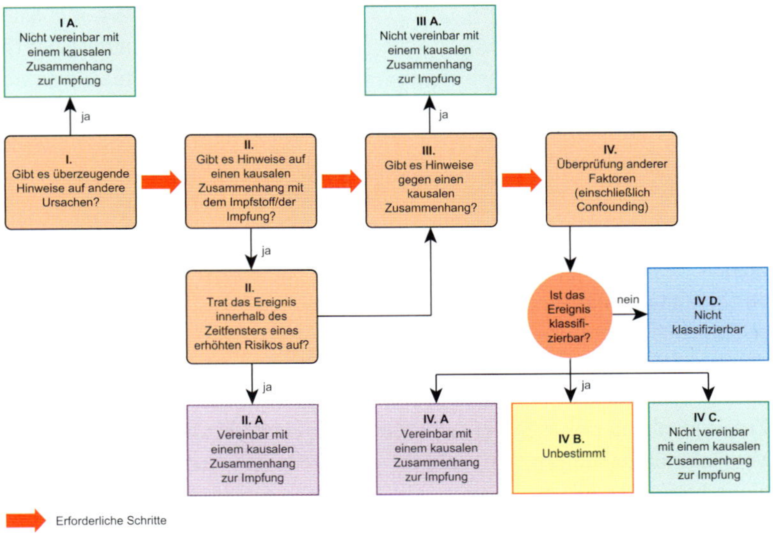

Abb. 16.1 WHO-Algorithmus zur Bewertung der möglichen Kausalität zwischen einer Impfung und einem in zeitlichem Zusammenhang auftretenden unerwünschten Ereignis (AEFI) [L143/W798]

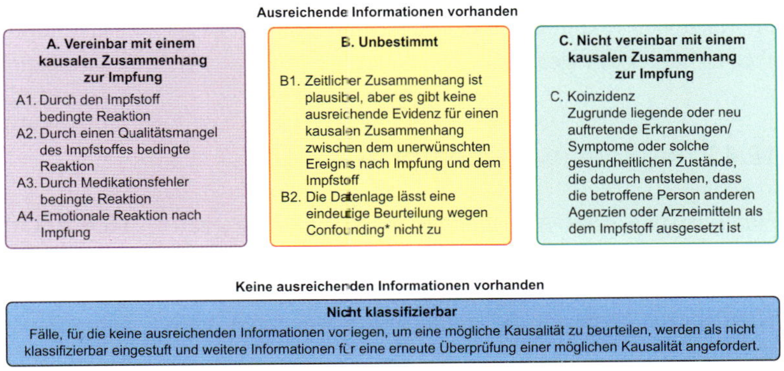

Abb. 16.2 WHO-Klassifikation zur Bewertung der Kausalität zwischen einer Impfung und einem in zeitlichem Zusammenhang auftretenden unerwünschten Ereignis (AEFI).

* Confounding beschreibt in der evidenzbasierten Medizin den Sachverhalt, dass ein Faktor (Confounder), der nicht direkt Gegenstand der Untersuchung ist, sowohl mit der Intervention/Exposition als auch mit der Zielgröße assoziiert ist und dadurch bei Aussagen über die Beziehung zwischen Intervention/Exposition und Zielgröße „Verwirrung" stiftet. [L143/W798]

Jedes unerwünschte Ereignis nach Impfung wird gemäß des WHO-Algorithmus zur Bewertung der Kausalität klassifiziert.

16.4 Pharmakovigilanzverfahren

16.4.1 Signaldetektion

Analysen, die auf Spontanmeldungen von Verdachtsfällen von Nebenwirkungen und Impfkomplikationen nach der Marktzulassung beruhen, sind besonders wichtig, um auch seltene unerwünschte Impfstoffwirkungen erkennen zu können.

Sicherheitssignale machen sich für gewöhnlich durch ungewöhnliche Häufungen von Spontanmeldungen zu gleichen oder ähnlichen unerwarteten Arzneimittelwirkungen im zeitlichen Zusammenhang mit der Verabreichung eines Arzneimittels bemerkbar. Im Bereich der Impfstoffe kann ein Signal auch auf verminderte Wirksamkeit oder Effektivität, Qualitätsabweichungen mit potenziellen Auswirkungen auf die Sicherheit, Wirksamkeit oder Effektivität (die chargenspezifisch sein können) hinweisen.

DEFINITION

Ein Signal ist eine Information über ein neues oder bekanntes unerwünschtes Ereignis, das möglicherweise durch ein Arzneimittel verursacht wird und weitere Untersuchungen rechtfertigt (Europäische Arzneimittelagentur, European Medicines Agency, EMA).

Signale werden aus verschiedenen Quellen generiert, z. B. aus Spontanmeldungen, klinischen Studien und der wissenschaftlichen Literatur. Des Weiteren können Signale u. a. durch sog. Disproportionalitätsanalysen in der EudraVigilance-Datenbank detektiert werden. Dabei wird ein statistischer Zusammenhang zwischen der Gabe eines Arzneimittels und Verdachtsfallmeldungen zu danach aufgetretenen unerwünschten Ereignissen erkannt. Ein statistischer Zusammenhang beweist noch keine kausale Beziehung zwischen der Verabreichung des Arzneimittels und dem Auftreten der unerwünschten Ereignisse derselben Art. Dazu sind andere Informationen/Faktoren wie der Ausschluss anderer Ursachen zu berücksichtigen.

16.4.2 Risikomanagementplan

Zur Zulassung eines Arzneimittels muss vom Antragsteller ein Risikomanagementplan (RMP) vorgelegt werden. Der RMP wird während des gesamten Lebenszyklusses des betreffenden Arzneimittels kontinuierlich angepasst und aktualisiert.

Inhalt des Risikomanagementplans:

- Sicherheitsprofil des Impfstoffs:
  - Erkannte Risiken, die für die Nutzen-Risiko-Bewertung relevant sind
  - Wichtige potenzielle Risiken, z. B. mögliche Risiken in bestimmten Altersgruppen, in der Schwangerschaft, bei immungeschwächten Personen oder bei relevanten Grunderkrankungen oder Komorbiditäten
  - Nachlassende Immunität, potenzielle Wechselwirkungen mit anderen Arzneimitteln, mögliche Risiken bei gleichzeitiger Verabreichung mehrerer Impfstoffe
  - Möglichkeit der Übertragung von Infektionserregern bei lebend-attenuierten Impfstoffen
- Pläne für Studien und andere Aktivitäten, um mehr Erkenntnisse über die Sicherheit und Wirksamkeit des Impfstoffs zu gewinnen
- Strategien zur Vermeidung oder Minimierung von Risiken
- Überprüfung der Effektivität von Maßnahmen zur Risikominimierung

16.4.3 Unbedenklichkeitsberichte

Regelmäßig aktualisierte Unbedenklichkeitsberichte (PSUR: Periodic Safety Update Report) müssen gemäß der Verordnung (EU) Nr. 1235/2010, Richtlinie 2010/84/EU und Durchführungsverordnung (EU) Nr. 520/2012 der Kommission von Zulassungsinhabern verpflichtend zu bestimmten Zeitpunkten nach der Zulassung eines Arzneimittels eingereicht werden.

Ziel des PSUR ist es, eine umfassende und kritische Analyse des Nutzen-Risiko-Verhältnisses des Impfstoffs vorzulegen, wobei neue Sicherheitsinformationen in der Zusammenschau mit der Gesamtheit der verfügbaren Informationen über Risiken und Nutzen berücksichtigt werden.

Für die Impfstoffe, die denselben Wirkstoff oder dieselbe Wirkstoffkombination enthalten, wird eine gemeinsame PRAC-Bewertung aller jeweiligen PSURs durchgeführt. Dabei können zentral zugelassene Arzneimittel und national zugelassene Arzneimittel betroffen sein.

Im PSUR für Impfstoffe sollten auch zusammengefasst und analysiert werden:

- Berichte über Impfstoffversagen, mangelnde Wirksamkeit/Effektivität
- Medikationsfehler
- Literaturdaten mit Informationen über andere ähnliche Impfstoffe

16.4.4 Unbedenklichkeitsstudien

Eine Unbedenklichkeitsstudie nach der Zulassung (Post-Authorisation Safety Study, PASS) wird durchgeführt, um weitere Informationen über die Unbedenklichkeit eines

Arzneimittels zu erhalten oder um die Effektivität von Maßnahmen zum Risikomanagement zu untersuchen. Sofern sie in Deutschland durchgeführt werden, erfolgt die Prüfung der Studienprotokolle gemäß AMG § 63f bzw. § 63g.

Der **PRAC** ist in folgenden Fällen für die Beurteilung der Protokolle der PASS und die Bewertung ihrer Ergebnisse zuständig: Sie sind im RMP aufgeführt und beziehen sich auf zentral zugelassene Arzneimittel oder die Studien werden in mehr als einem Mitgliedsland durchgeführt

Die Informationen in den **PASS** zielen darauf ab, Sicherheitsrisiken zu identifizieren, zu charakterisieren oder zu quantifizieren und das Sicherheitsprofil eines Impfstoffs zu bestätigen.

16.5 Pharmakoepidemiologie

Die Pharmakoepidemiologie befasst sich mit den Wechselwirkungen zwischen Arzneimitteln und menschlichen Populationen und untersucht unter realen Bedingungen den Nutzen, die Risiken und den Gebrauch von Arzneimitteln.

Durch bevölkerungsbezogene Studien und die Einbeziehung einer Vergleichsgruppe wird eine Quantifizierung von Arzneimittelrisiken ermöglicht, was mit Spontanmeldungen allein nicht erreichbar ist. Die Art der Fragestellung bestimmt im Einzelfall die Methode und das Studiendesign.

Epidemiologische Beobachtungsstudien lassen sich einteilen in:

Kohortenstudien Personen, die bestimmten Risikofaktoren ausgesetzt sind, werden mit Personen verglichen, die nicht exponiert sind. Das Auftreten von Erkrankungen oder Todesfällen in den beiden Gruppen wird prospektiv beobachtet. Aus Daten einer Kohortenstudie können Inzidenzrate und Mortalitätsrate als deskriptive Häufigkeitsmaße und als vergleichende Maßzahl das relative Risiko (RR) beziehungsweise Hazard Ratio (HR) geschätzt werden. Für den Vergleich mit der Allgemeinbevölkerung werden standardisierte Inzidenz- beziehungsweise Mortalitätsratios (SIR beziehungsweise SMR) berechnet.

Fall-Kontroll-Studien Fälle, die an der zu untersuchenden Erkrankung leiden, werden mit Kontrollen verglichen, die nicht daran erkrankt sind. Die Exposition wird retrospektiv erfasst. Als vergleichende Maßzahl wird das Odds Ratio (OR) berechnet.

Querschnittsstudien (Prävalenzstudien) Eine Stichprobe aus einer definierten Population wird zum gleichen Zeitpunkt bezüglich Exposition und Erkrankungsstatus untersucht. Die Prävalenz verschiedener Erkrankungen oder Risikofaktoren sowie OR können bestimmt werden.

Ökologische Studien (Korrelationsstudien) Zusammengefasste Daten von Individuen einer Population (aggregierte Daten) werden mittels Auswertungstechniken der sekundärepidemiologischen Datenanalyse analysiert.

Self-Controlled-Case-Series (SCCS)-Studie Zur Untersuchung des Zusammenhangs zwischen einer vorübergehenden Exposition und einem unerwünschten Ereignis. Die Methode wurde entwickelt, um Verdachtsfälle von unerwünschten Reaktionen auf Impfstoffe zu untersuchen. Es werden keine separaten Kontrollen benötigt, nur Personen mit einem bestimmten unerwünschten Ereignis nach Impfung werden einbezogen. Jeder Fall fungiert als seine eigene Kontrolle, womit alle potenziellen zeitunabhängigen Störfaktoren (Confounder), wie genetische Faktoren, implizit berücksichtigt werden. Die Beobachtungszeit eines jeden Falles wird in Kontroll- und Risikoperioden unterteilt. Die Risikoperioden werden während oder nach der Exposition definiert, die Kontrollperioden vor der Exposition und/oder nach den Risikoperioden. Ermittelt wird eine relative Inzidenz (RI), d. h. die Inzidenz in den Risikoperioden im Verhältnis zur Inzidenz in den Kontrollperioden.

Narrative oder systematische Übersichtsarbeit (Review) Bietet sich für viele Fragestellungen zur Sicherheit eines bestimmten Impfstoffs an:

- Ein **narrativer Review** bezieht selektiv wichtige Veröffentlichungen zu einer Fragestellung mit ein.
- Ein **systematischer Review** erstellt eine erschöpfende Zusammenfassung der zurzeit vorhandenen Literatur zu einer dezidierten Fragestellung. Er verwendet häufig (nicht immer) statistische Methoden, wie die Metaanalyse, um die Ergebnisse einzelner Studien zusammenzufassen.

MERKE

Die Generierung belastbarer Daten zur Sicherheit und Effektivität von Impfungen nach der Zulassung ist nicht nur in Bezug auf regulatorische Prozesse essenziell, sondern auch für Impfempfehlungen (➤ Kap. 11) und die Kommunikation zu den öffentlich empfohlenen Impfungen.

LITERATUR

https://www.who.int/teams/regulation-prequalification/pharmacovigilance

https://www.ema.europa.eu/en/human-regulatory/overview/pharmacovigilance/legal-framework-pharmacovigilance

https://www.ema.europa.eu/en/human-regulatory/post-authorisation/pharmacovigilance/good-pharmacovigilance-practices

https://www.adrreports.eu/

Causality assessment of an adverse event following immunization (AEFI): user manual for the revised WHO classification (2nd edition). Geneva: World Health Organization; 2018. Licence: CC BY-NC-SA 3.0 IGO

https://www.ema.europa.eu/en/human-regulatory/post-authorisation/pharmacovigilance/signal-management

KAPITEL

Doris Oberle

17 Unerwünschte Ereignisse nach Impfungen

Kernaussagen

- Vorübergehende, kurz andauernde Impfreaktionen sind von Verdachtsfällen von Impfkomplikationen zu unterscheiden.
- Verdachtsfälle von Impfkomplikationen unterliegen der gesetzlichen Meldepflicht.
- Der Begriff „Impfkomplikation" ist nicht gleichzusetzen mit „Impfschaden".
- Die Entscheidung über die Anerkennung von Impfschäden liegt in Deutschland im Zuständigkeitsbereich der örtlichen Versorgungsämter.
- Sehr selten gibt es Impfkomplikationen mit Hinweis auf einen kausalen Zusammenhang zur Impfung bzw. der Gabe eines Impfstoffprodukts.
- In den Medien kursieren unbewiesene bzw. widerlegte Hypothesen zu potenziellen unerwünschten Arzneimittelwirkungen.
- Die derzeit in der Deutschland zugelassenen Impfstoffe haben ein günstiges Nutzen/Risiko-Profil, d. h. der Nutzen der Impfung überwiegt deutlich mögliche Risiken.

17.1 Impfreaktion

DEFINITION

Impfreaktionen sind das übliche Ausmaß nicht überschreitende, kurzzeitige, vorübergehende Lokal- und Allgemeinreaktionen, die als Ausdruck der Auseinandersetzung des Organismus mit dem Impfstoff anzusehen sind.

Als Impfreaktionen gelten z. B.:

- Eine für die Dauer von 1–3 Tagen (gelegentlich länger) anhaltende Rötung, Schwellung oder Schmerzen bzw. Druckempfindlichkeit an der Injektionsstelle
- Fieber < 39,5 °C (bei rektaler Messung), Kopf- und Gliederschmerzen, Mattigkeit, Unwohlsein, Übelkeit, Unruhe, Schwellung der regionären Lymphknoten
- Im gleichen Sinne zu deutende Symptome einer „Impfkrankheit" (1–3 Wochen nach der Impfung), z. B. leichte Parotisschwellung oder ein Masern- bzw. Varizellen-ähnliches Exanthem oder kurzzeitige Arthralgien nach der Verabreichung von auf der Basis abgeschwächter Lebendviren hergestellten Impfstoffen gegen Mumps, Masern, Röteln oder Varizellen

MERKE

Unterschieden wird zwischen zu erwartenden Impfreaktionen und Verdachtsfällen von Impfkomplikationen. Letztere sind meldepflichtig.

17.2 Impfschäden

DEFINITION

Ein Impfschaden ist gemäß § 2 Nr. 11 IfSG die gesundheitliche und wirtschaftliche Folge einer über das übliche Ausmaß einer Impfreaktion hinausgehenden gesundheitlichen Schädigung durch die Schutzimpfung. Ein Impfschaden liegt auch vor, wenn mit vermehrungsfähigen Erregern geimpft wurde und eine andere als die geimpfte Person geschädigt wurde.

Menschen, die durch öffentlich empfohlene Impfungen gesundheitlich auf Dauer geschädigt werden, können Versorgung nach dem Infektionsschutzgesetz (IfSG) erhalten. Die Anspruchsgrundlagen sind in § 60 IfSG geregelt. Anlaufstellen sind die örtlichen Versorgungsämter. Für Impfschäden gelten außerdem die Regelungen des sozialen Entschädigungsrechts (Bundesversorgungsgesetz).

17.3 Impfkomplikationen

DEFINITION

Eine namentliche Meldepflicht für Ärzte und Heilpraktiker an das örtliche Gesundheitsamt besteht nach § 6 Abs. 1 Nr. 3 Infektionsschutzgesetz (IfSG) dann, wenn nach einer Impfung auftretende Krankheitserscheinungen in einem ursächlichen Zusammenhang mit der Impfung stehen könnten und über das übliche Ausmaß einer Impfreaktion hinausgehen. Man spricht in diesem Zusammenhang auch von „Verdachtsfällen von Impfkomplikationen".

Nachfolgend wird auf Impfkomplikationen mit Hinweis auf einen kausalen Zusammenhang zur Impfung eingegangen. Diese Auswahl erhebt keinen Anspruch auf Vollständigkeit.

17.3.1 Anaphylaxie

DEFINITION

Systemische Überempfindlichkeitsreaktion auf einen äußeren Stimulus mit plötzlichem Beginn sowie Freisetzung von Zytokinen und Entzündungsmediatoren, die schnell zu einem lebensbedrohlichen Multiorganversagen führen kann.

Impfantigen und weitere Inhaltsstoffe Alle Impfstoffe einschließlich mRNA- sowie Adenovektor-basierte Impfstoffe gegen COVID-19 (➤ Tab. 14.1). Einige Impfstoffe enthalten Rückstände von Hühnereiweiß (Ovalbumin) aus dem Herstellungsprozess. Die Konzentrationen sind normalerweise höher in Impfstoffen, die unter Verwendung von Hühnerembryonen produziert werden (Influenza, Gelbfieber) und niedriger bei Impfstoffen, die auf Hühnerfibroblasten gezüchtet werden (MMR, FSME, Tollwut). Schwere allergische Reaktionen auf die derzeit verfügbaren Influenza-Impfstoffe bei Personen mit Hühnereiweißallergie sind aber selten und auch Kinder mit anamnestisch bekannter Hühnereiweißallergie können gegen Masern, Mumps und Röteln geimpft werden.
Ursache Typ-1-Allergie, Mediatorfreisetzung
Betroffene Alle Altersgruppen, Ethnien und Geschlechter
Häufigkeit Sehr selten (< 1 : 10.000)

MERKE

- Potenziell lebensbedrohlich, Notfallbehandlung erforderlich
- Personen mit sehr schwerer Hühnereiweißallergie (z. B. Z. n. anaphylaktischem Schock nach Genuss von geringsten Mengen von Hühnereiweiß) sollten beim Impfen klinisch überwacht werden. Alternativ können z. B. Influenza-Impfstoffe eingesetzt werden, die auf Zellkulturen hergestellt werden.

17.3.2 Apnoe und kardiorespiratorische Ereignisse bei Frühgeborenen

Von einer Frühgeburt spricht man bei einer Geburt vor Vollendung der 37. Schwangerschaftswoche (SSW). Im Jahr 2015 wurden in Deutschland 63.928 Kinder (8,8 %) vor vollendeter 37. SSW geboren.

Impfantigene und weitere Inhaltsstoffe alle Kinderimpfstoffe zur Grundimmunisierung
Ursache Unreife des Atemzentrums
Häufigkeit Apnoe sowie Bradykardie bei jeweils etwa 11 % bei Frühgeborenen mit einem Geburtsgewicht <1500 g (Furck, Richter und Kattner 2010).

MERKE

Bei Frühgeborenen, bei denen im zeitlichen Zusammenhang mit einer Impfung Apnoe, Bradykardie oder ein Abfall der O_2-Sättigung aufgetreten sind, ist bei nachfolgenden Impfungen ein kardiorespiratorisches Monitoring für mindestens 24 Stunden nach Impfung empfohlen. In der Regel sind die Apnoe-Episoden nach Impfung selbstlimitierend und nicht mit einem bleibenden Schaden verbunden.

17.3.3 Chronische Infektion

Bei Patientinnen und Patienten mit **schwerem kombiniertem Immundefekt** (SCID) zeigt sich nach der Geburt eine deutlich reduzierte Lymphozytenzahl (< 2000/µl). B-, T- und/oder NK („natural killer")-Zellen sind stark erniedrigt oder fehlen vollständig. SCID-Kinder fallen durch sehr schwere Infektionen, v. a. Atemwegsinfektionen mit *Pneumocystis jirovecii* und *Candida albicans* sowie gastrointestinale Infekte v. a. mit Rotaviren auf. Typisch sind Infektionen mit mehreren Erregern gleichzeitig. Dabei werden Infektionen diagnostiziert, die bei immunkompetenten Menschen in der Regel asymptomatisch verlaufen.

Bei Säuglingen mit SCID führt eine Impfung mit **Rotavirus-Lebendimpfstoff** zu einer schweren chronischen Rotavirusgastroenteritis verbunden mit Virämie und Ausscheidung („shedding") des Impfvirus. Dies muss als potenziell lebensbedrohliche Impfkomplikation angesehen werden.

Der erste Fall einer chronischen Enzephalitis nach Infektion mit dem lebend-attenuierten **Mumps-Impfvirus Jeryl Lynn (MuVJL5)** wurde 2017 beschrieben (Morfopoulou et al. 2017); das Impfvirus wurde dabei im Gehirn eines Kindes nach allogener Stammzelltransplantation wegen SCID nachgewiesen. Das Kind war regulär gegen Masern, Mumps und Röteln geimpft worden, bevor die Diagnose SCID gestellt wurde.

Während nach Masernerkrankung die Masern-Einschlusskörperchen-Enzephalitis bei schwerer Immundefizienz häufiger vorkommt, sind in der Literatur nach **Masernimpfung** nur wenige Fälle beschrieben, wie z. B. der 1999 publizierte Fall eines 21 Monate alten Jungen 8,5 Monate nach der Masern-Mumps-Röteln-Impfung (Bitnun et al. 1999). Er hatte keine vorherigen Anzeichen einer Immunschwäche und keine Masernexposition in der Anamnese. Während des Krankenhausaufenthalts wurde eine primäre Immunschwäche mit stark erniedrigter CD8-Zellzahl und Dysgammaglobulinämie festgestellt. Die Befunde von Hirnpathologie,

Immunhistochemie und Elektronenmikroskopie waren vereinbar mit einer Masern-Einschlusskörperchen-Enzephalitis. Das Vorhandensein des Masern-Impfvirus im Hirngewebe wurde durch RT-PCR bestätigt. Die Nukleotidsequenz in den Nukleoprotein- und Fusionsgenregionen war identisch mit der der Impfvirusstämme Moraten und Schwarz.

Fälle von Meningitis nach **Herpes zoster** kennt man von immunkompromittierten Patientinnen und Patienten nach Reaktivierung eines Varizella-Zoster-Virus (VZV) vom Wildtyp. Ein Fall von Herpes zoster mit aseptischer Meningitis nach Reaktivierung eines VZV-Impfvirus bei einem immunkompetenten Kind wurde 2009 publiziert (Iyer, Mittal und Hodinka 2009). Dieser Fall zeigt, dass sowohl Wildtyp-VZV als auch Impf-VZV Auslöser einer viralen Meningoenzephalitis sein können, in erster Linie bei Immunkompromittierten, aber in seltenen Fällen auch bei Immunkompetenten.

MERKE

Alle Lebendimpfstoffe sind bei Immunsuppression kontraindiziert und Rotavirus-Lebendimpfstoffe insbesondere bei schwerem kombiniertem Immundefekt („severe combined immunodeficiency", SCID). Zurzeit gibt es in Deutschland kein routinemäßiges Screening auf Immundefekte. Daher kann es immer wieder vorkommen, dass Säuglinge, bei denen SCID noch nicht diagnostiziert ist, gegen Rotavirusgastroenteritis, Masern, Mumps, Röteln oder Varizellen geimpft werden.

17.3.4 Darminvagination

DEFINITION

Einstülpung eines proximalen Darmanteils in den distalen Abschnitt. Die häufigste Lokalisation ist ileozökal.

Impfantigen und weitere Inhaltsstoffe Rotavirus-Lebendimpfstoffe mit oraler Verabreichung.

Ursache Unklar, möglicherweise gesteigerte Darmperistaltik, mesenteriale Lymphadenopathie, anatomische Führungspunkte („lead points")

Betroffene Etwa 80 % der Invaginationen treten bei Kindern innerhalb des ersten Lebensjahres auf; einen Häufigkeitsgipfel beobachtet man in einem Alter von 6–12 Monaten.

Klinik Leitsymptome sind Blässe, plötzlich einsetzende, krampfartige Bauchschmerzen, wiederkehrende Schreiepisoden sowie eine Schonhaltung mit Anziehen der Beine. Durch zunehmende Durchblutungsstörung kann es im Bereich des Invaginats infolge von Blutstauung und Ödemen zur Ausbildung der Symptomatik eines Darmverschlusses (Ileus) kommen.

Häufigkeit Sehr selten < 1 : 10.000. Aus Beobachtungsstudien nach der Zulassung von Rotavirus-Impfstoffen geht hervor, dass ein erhöhtes Risiko für Invagination nach Rotavirus-Impfung besteht, insbesondere in einem Zeitfenster von 7 Tagen nach der ersten Dosis (Patel et al. 2011, Buttery et al. 2011, Carlin et al. 2013, Weintraub et al. 2014, Yih et al. 2014). In diesen Studien wurden bis zu 6 zusätzliche Fälle pro 100.000 Säuglinge pro Jahr bei einer Hintergrundinzidenz von 25–101 Fällen pro 100.000 Säuglinge pro Jahr beobachtet.

CAVE

Der behandelnde Kinderarzt sollte im Vorfeld der Impfung gegen Rotavirus-Gastroenteritis auf Symptome hinweisen, die auf eine Invagination hindeuten können. Dazu gehören u. a. starke Bauchschmerzen, blutige Stühle, geblähter Bauch und/oder hohes Fieber. Die Eltern bzw. Sorgeberechtigten sollten angewiesen werden, diese Symptome umgehend ihrem Arzt mitzuteilen. Entsprechend der aktuellen STIKO-Empfehlung kann die Rotavirus-Impfserie nur in einem kurzen Zeitfenster nachgeholt werden, da die 1. Impfstoffdosis bis zum Alter von 12 Wochen verabreicht werden sollte.

17.3.5 Erythema multiforme

DEFINITION

Hautreaktion mit roten Flecken oder Stellen, die wie eine Schießscheibe mit einer dunkelroten Mitte aussehen, die von hellroten Ringen umgeben ist.

Das Erythema multiforme ist assoziiert mit einer Reihe von viralen Infektionen, v. a. vorausgegangenen oder akuten Herpes-simplex-Virus (HSV)-1- oder HSV-2-Infektionen. Beobachtet wurde aber auch ein Zusammenhang mit Infektionen mit *Mycoplasma pneumoniae* sowie verschiedenen Medikamenten. Im Zuge der Corona-Pandemie wurde es auch im Zusammenhang mit SARS-CoV-2-Infektionen und nach Impfung mit mRNA-COVID-19-Impfstoffen (➤ Kap. 13.3.1) beschrieben und inzwischen in die jeweiligen Fachinformationen aufgenommen.

17.3.6 Fazialisparese

Ergebnisse einer großen Beobachtungsstudie aus Israel legen nahe, dass der mRNA-COVID-19-Impfstoff Comirnaty® (BioNTech/Pfizer) mit einem erhöhten Risiko für Fazialisparese assoziiert ist. Der Zusammenhang war ausgeprägter bei älteren Frauen nach der ersten Dosis. Inzwischen wurde Fazialisparese als Nebenwirkung in die Fachinformationen der mRNA-COVID-19-Impfstoffe Comirnaty® (BioNTech/Pfizer) und Spikevax® (Moderna) sowie auch des Adenovektor-COVID-19-Impfstoffs Vaxzevria® (AstraZeneca) aufgenommen.

17.3.7 Fieberkrampf

Impfantigen und weitere Inhaltsstoffe Alle empfohlenen Impfungen im kritischen Alter, v. a. MMR(V)-Impfung. Lebendimpfstoffe kommen im Gegensatz zu Totimpfstoffen ohne Adjuvanzien aus. Die Impfviren müssen sich aber zunächst im Körper vermehren, bevor sie eine Immunreaktion auslösen können.

Ursache Unreife der kindlichen Temperaturregulation

Betroffene Kinder < 5 Jahre

Klinik Fieberkrämpfe sind Krampfanfälle, die bei hohem Fieber auftreten. Sie verlaufen in der Regel blande. Bei Kindern mit niedriger Krampfschwelle können sie nach Impfungen bei Fieberanstieg auftreten. Während das sensible Zeitfenster für einen Fieberkrampf für Totimpfstoffe innerhalb von 72 Stunden nach Impfung liegt, beginnt das Zeitfenster für Lebendimpfstoffe später (etwa am Tag 5 nach Impfung) und dauert wesentlich länger (etwa bis Tag 12 nach Impfung).

Häufigkeit Selten (≥ 1 : 10.000 bis < 1 : 1.000)

MERKE

Die erste Immunisierung gegen Masern, Mumps, Röteln und Varizellen (Lebendimpfstoffe) sollte wegen des höheren Risikos für Fieberkrämpfe bei Verwendung des tetravalenten MMRV-Impfstoffs in Form von zwei gleichzeitigen, aber getrennten Impfungen mit einem MMR-Dreifachimpfstoff und einem monovalenten Varizellen-Impfstoff durchgeführt werden.

17.3.8 Gelbfieber-Impfstoff-assoziierte neurotrope Erkrankung

Synonym Yellow Fever Vaccine-Associated Neurotropic Disease (YEL-AND)

Impfantigen und weitere Inhaltsstoffe Gelbfieber-Lebendimpfstoff Stamaril® (Sanofi Pasteur Europe, Lyon, Frankreich), der einzige zurzeit in der EU zugelassene Gelbfieber-Impfstoff

Ursache Angeborene oder erworbene Immunschwäche, Unreife des Immunsystems

Betroffene Das Risiko scheint bei Personen > 60 Jahren und bei Kindern < 9 Monaten (einschließlich Säuglingen, die das Impfvirus über die Muttermilch aufgenommen hatten) höher zu sein. Jedoch wurden Fälle jeden Alters beobachtet. Auch bei Immunkompromittierten ist das Risiko für YEL-AND offenbar erhöht.

Klinik Schweres neurologisches Krankheitsbild (Meningoenzephalitis, Guillain-Barré-Syndrom oder akute disseminierte Enzephalomyelitis). Laut Fachinformation führte YEL-AND in Einzelfällen zu einem bleibenden Schaden oder nahm einen tödlichen Verlauf. Die meisten Fälle wurden innerhalb von 60 Tagen nach Erstimpfung berichtet.

Häufigkeit Sehr selten (< 1 : 10.000)

17.3.9 Gelbfieber-Impfstoff-assoziierte viszerotrope Erkrankung

Synonym Yellow Fever Vaccine-Associated Viscerotropic Disease (YEL-AVD)

Betroffene Personen > 60 Jahre sowie Menschen mit anamnestisch bekannter Dysfunktion des Thymus. Auch YEL-AVD ist eine sehr seltene schwerwiegende Impfkomplikation.

Klinik YEL-AVD ähnelt der Wildvirus-Infektion, deren klinisches Bild von einem leichten fieberhaften Infekt bis zu einer schweren Erkrankung mit Gelbsucht und hämorrhagischen Manifestationen reicht. Laut Fachinformation von Stamaril® wurden ähnlich fulminante Verläufe wie bei der natürlich erworbenen Infektion berichtet. Die Letalität lag bei etwa 60 %. YEL-AVD tritt trat bei den berichteten Fällen in einem kürzeren Zeitfenster (10 Tage) nach Erstimpfung wie bei YEL-AND auf.

Häufigkeit Sehr selten (< 1 : 10.000)

17.3.10 Guillain-Barré-Syndrom (GBS)

Impfantigene und weitere Inhaltsstoffe H1N1 monovalente Influenza-Impfung 1976/1977, Gelbfieber-Impfung, Adenovektor-basierte COVID-19-Impfstoffe (➤ Tab. 14.1), und andere.

Ursache Vermutlich Kreuzreaktion im Rahmen eines molekularen Mimikry mit Oberflächen-Lipopolysacchariden nach einer Virusinfektion.

Betroffene V. a. ältere Menschen, bei Adenovektor-basierten COVID-19-Impfstoffen Altersgruppe 30–69 Jahre

Klinik Das Guillain-Barré-Syndrom (GBS) ist eine akut oder subakut verlaufende Polyneuritis mit multifokaler Demyelinisierung und/oder axonaler Schädigung im Bereich der Rückenmarkswurzeln und der peripheren Nerven. Initial herrschen Parästhesien und/oder Schmerzen vor, im weiteren Verlauf kommt es zu progredienten, distal beginnenden Paresen, die meist erst die Beine, dann die Arme betreffen (aufsteigende Lähmungen). Die Paresen treten typischerweise symmetrisch auf und breiten sich im Verlauf nach proximal aus. Das Vollbild bildet sich meist innerhalb von wenigen Tagen, selten innerhalb von Stunden oder 2–3 Wochen aus. In manchen Fällen kommt es zu Atembeteiligung durch Zwerchfellparese, Fazialisparese oder gelegentlich auch Tetraplegie. Die Erkrankung verläuft meist reversibel, evtl. verbleiben Residuen.

Häufigkeit Eine 2018 veröffentlichte Übersichtsarbeit geht detailliert auf den Zusammenhang zwischen Impfungen (MMR, HPV, Meningokokken $_{A, C, Y, W\text{-}135}$, Influenza) und GBS ein. Das Risiko eines GBS nach Immunisierung mit diesen Impfstoffen wird auf weniger als 1 Fall pro 1.000.000 Impflinge geschätzt (MMR, HPV, Meningokokken $_{A, C, Y, W\text{-}135}$, Influenza) (Principi und Esposito 2019).

MERKE

Auch die Adenovektor-basierten COVID-19-Impfstoffprodukte Vaxzevria® und Jcovden® sind vermutlich mit GBS assoziiert. Für Jcovden® wurde GBS bereits als Nebenwirkung in die Produktinformation (unter Punkt 4.8) aufgenommen. Nach Evaluation auf europäischer Ebene im Ausschuss für Risikobewertung im Bereich der Pharmakovigilanz (PRAC) wurde GBS als Warnhinweis in die Produktinformation (Punkt 4.4) von Vaxzevria® aufgenommen.

17.3.11 Hypoton-hyporesponsive Episode (HHE)

Impfantigene und weitere Inhaltsstoffe Die HHE wurde zunächst vor allem mit der Ganzkeim-Pertussis (wP)-Impfung bei Kindern < 2 Jahren in Verbindung gebracht. Sie tritt aber auch nach anderen Impfungen auf, insbesondere nach Immunisierung mit Sechsfach (DTaP-IPV-Hib-Hep B)-Impfstoff, der kein wP-Antigen enthält.
Ursache Die pathophysiologischen Mechanismen, die zu einer HHE führen, sind unbekannt.
Klinik Plötzlich reduzierter Muskeltonus und verminderte Ansprechbarkeit mit Blässe oder Zyanose innerhalb von 48 Stunden nach Kinderimpfungen für eine Dauer von 6–30 Minuten. In der Regel finden sich keine Auffälligkeiten in EKG und EEG, der Blutzucker ist normal. Die HHE ist in der Regel selbstlimitierend und führt nicht zu Folgeschäden. Das mediane Zeitintervall zwischen Impfung und Symptombeginn beträgt 3–4 Stunden, schwankt aber zwischen unmittelbar und 48 Stunden nach Impfung.
Häufigkeit Selten (≥ 1:/10.000 bis < 1:1.000). Die Wiederholungsrate einer HHE bei weiteren Impfungen wurde in einer australischen Untersuchung auf 3 % geschätzt (Crawford et al. 2018).

17.3.12 Immunthrombozytopenie

Synonym Idiopathische thrombozytopenische Purpura, ITP

DEFINITION
Autoimmunerkrankung unbekannter Ätiologie mit Thrombozytenzahl < 100.000/µl und kleinen Hauteinblutungen (Purpura).

Impfantigene und weitere Inhaltsstoffe MMR-Impfung, Adenovektor-basierte COVID-19-Impfstoffe (➤ Tab. 14.1)
Ursache Röteln- und Masern-Antikörper (IgG) kreuzreagieren mit natürlich auf der Thrombozytenoberfläche vorhandenen Antigenen.
Klinik Das Zeitintervall zwischen MMR-Impfung und Symptombeginn kann bis zu 6 Wochen betragen. ITP nach MMR-Impfung ist selbstlimitierend und heilt in 90 % der Fälle innerhalb von 6 Monaten nach Diagnosestellung aus, nur 10 % der Fälle zeigen chronische Verläufe. Bei einer ITP nach MMR-Impfung ist die Thrombozytenzahl weniger stark reduziert als nach Wildtypinfektion.
Häufigkeit Beim MMR-Impfstoff: 1–3 Fälle von ITP bei Kindern pro 100.000 Impfdosen. Dagegen Schätzungen zufolge Inzidenz von ITP z. B. nach Rötelninfektion bei 1 Fall von ITP auf 3000 Erkrankte.

MERKE
Bei Impflingen mit ITP oder ITP nach MMR-Impfung in der Anamnese und einer unauffälligen Thrombozytenzahl zum Zeitpunkt der Impfung werden die MMR-Impfstoffprodukte offenbar gut vertragen, obwohl die ITP in Einzelfällen wieder auftreten kann. Jedoch empfiehlt sich die Bestimmung von Antikörpertitern gegen Masern, Mumps und Röteln bei Patienten mit chronischer ITP oder mit vorausgegangener ITP nach MMR-Impfung, um die Gabe weiterer Impfdosen zu vermeiden, wenn die Antikörpertiter protektiv sind.
Verdachtsfallmeldungen einer Thrombozytopenie/ITP nach Immunisierung mit den Adenovektor-basierten COVID-19-Vakzinen Vaxzevria® und Jcovden® weisen ebenfalls auf ein Signal hin. Thrombozytopenie ist in der Produktinformation von Vaxzevria als Nebenwirkung (Punkt 4.8) aufgeführt.

17.3.13 Kapillarlecksyndrom

Das Kapillarlecksyndrom ist eine potenziell lebensbedrohliche Immunerkrankung, die durch vorübergehende, wiederkehrende Episoden von vaskulärer endothelialer Hyperpermeabilität gekennzeichnet ist, die häufig durch virale Infektionen der oberen Atemwege ausgelöst werden.
Impfantigen und weitere Inhaltsstoffe Seltene Fälle von Kapillarlecksyndrom wurden weltweit nach der Immunisierung mit den Adenovektor-basierten COVID-19-Impfstoffprodukten Vaxzevria® und Jcovden® berichtet.
Ursache Weitgehend unbekannt. Exazerbationen können durch Virusinfektionen der oberen Atemwege ausgelöst werden.
Betroffene Vor allem Personen mit monoklonaler Gammopathie unklarer Signifikanz und/oder Kapillarlecksyndrom in der Vorgeschichte.
Klinik Typisch sind Hypotonie, Hämokonzentration, Hypoalbuminämie und Anasarka, welche die massiven Flüssigkeits- und Eiweißverluste in das periphere Gewebe widerspiegeln. Ein akutes Kapillarlecksyndrom kann sich schnell zu einem Schock und Multiorganversagen entwickeln.
Therapie Die Behandlung zielt meist darauf ab, die Hypovolämie zu korrigieren und Schäden an den Endorganen zu vermeiden; die prophylaktische Gabe von Immunglobulinen kann helfen, weitere Episoden zu verhindern.
Häufigkeit Unbekannt (anhand der verfügbaren Daten nicht abschätzbar)

MERKE
- Entscheidend sind das frühzeitige Erkennen und Behandeln des akuten Kapillarlecksyndroms. Treten kurz nach der Gabe eines COVID-19-Impfstoffs Ödeme, Unwohlsein, Hypotonie, Hämokonzentration oder Hypoalbuminämie auf, sollte ein Kapillarlecksyndrom in Betracht gezogen werden.
- Adenovektor-basierte COVID-19-Impfstoffe sind bei Personen mit anamnestisch bekanntem Kapillarlecksyndrom kontraindiziert.

17.3.14 Myokarditis und Perikarditis

DEFINITION

Myokarditis = Entzündung des Herzmuskels
Perikarditis = Entzündung des Herzbeutels

Impfantigen und weitere Inhaltsstoffe Seltene bei den beiden COVID-19-mRNA-Impfstoffe Comirnaty® (BioN-Tech/Pfizer) und Spikevax® (Moderna), bislang nicht bei Adenovektor-basierten COVID-19-Impfstoffprodukten.
Ursache Unbekannt, evtl. molekulares Mimikry mit dem Spike-Protein
Betroffene V. a. männliche Jugendliche und junge Männer, häufiger nach der 2. Dosis
Häufigkeit Sehr selten (< 1 : 10.000)

17.3.15 Thrombose-Thrombozytopenie-Syndrom (TTS)

Impfantigen und weitere Inhaltsstoffe, Ursache Ein kausaler Zusammenhang mit der Immunisierung mit Adenovektor-basierten COVID-19-Impfstoffen [Vaxzevria® (AstraZeneca) und Jcovden® (Janssen-Cilag International CV)] ist nicht bewiesen, aber unter Thromboseexperten herrscht zunehmend Einigkeit darüber, dass der zugrunde liegende pathophysiologische Mechanismus dem der autoimmunen Heparin-induzierten Thrombozytopenie (HIT) ähnelt, bei der sich Antikörper gegen einen Komplex aus Plättchenfaktor-4 (PF4) und Heparin richten und zelluläre FcγIIA-Rezeptoren auf Thrombozyten aktivieren, was eine prothrombotische Kaskade zusammen mit Thrombozytopenie auslöst und in speziellen Gerinnungsanalysen nachgewiesen werden kann. Therapeutisch empfehlen verschiedenste Fachgesellschaften die Gabe von intravasalen Immunglobulinpräparaten.
Betroffene Erwachsene, v. a. bei jungen Frauen
Klinik Thrombose oft an einer ungewöhnlichen Stelle (Sinusvenenthrombose, Splanchnikusvenenthrombose, arterielle Thrombose) oder an mehreren Stellen und gleichzeitige Thrombozytopenie sowie Antikörper gegen den Plättchenfaktor 4 (PF4) und eine Aktivierung der Gerinnung, die durch spezifische Gerinnungstests in Speziallabors festgestellt werden kann.
Häufigkeit Sehr selten (< 1 : 10.000)
Therapie Potenziell lebensbedrohlich, Notfallbehandlung erforderlich, evtl. bleibender Schaden.

MERKE

- Angehörige der Heilberufe sollten auf Anzeichen und Symptome einer Thromboembolie oder Thrombozytopenie achten.
- Geimpfte Personen sollten angewiesen werden, sofort ärztlichen Rat zu suchen, wenn nach der Impfung Symptome wie Kurzatmigkeit, Thoraxschmerzen, Beinschwellungen, Beinschmerzen, anhaltende Bauchschmerzen auftreten.
- Alle Personen mit neurologischen Symptomen wie schweren oder anhaltenden Kopfschmerzen, Verschwommensehen, Verwirrtheit oder Krampfanfällen nach der Impfung oder mit spontanen Blutungen, Blutergüssen der Haut (Petechien) jenseits der Injektionsstelle nach einigen Tagen sollen unverzüglich einen Arzt aufsuchen.
- Personen, bei denen innerhalb von 3 Wochen nach der Impfung eine Thrombozytopenie diagnostiziert wird, sollten aktiv auf Anzeichen einer Thrombose untersucht werden.
- Personen, bei denen innerhalb von 3 Wochen nach der Impfung eine Thrombose auftritt, sollten auf eine Thrombozytopenie untersucht werden.

17.3.16 Venöse Thrombosen

Impfantigen und weitere Inhaltsstoffe Nach der Impfung mit Jcovden® (Janssen-Cilag International CV) beobachtet, z. B. im Rahmen einer in Südafrika durchgeführten Phase-3-Studie bei Personen mit bekannten Risikofaktoren für thomboembolische Ereignisse (Lungenembolie, Cor pulmonale, retinaler Venenverschluss) (Takuva et al. 2021).
Häufigkeit Selten (≥ 1 : 10.000 bis < 1 : 1.000)

CAVE

Vorsicht bei Personen mit Risikofaktoren für thromboembolische Ereignisse.

17.3.17 Lokale Impfreaktion

Impfantigenen Adsorbatimpfstoffe werden intramuskulär verabreicht. Ein bekannter Auslöser lokaler Reaktionen ist das Aluminiumadjuvans.
Ursache Kontaktallergie gegen Aluminium, ggf. zu oberflächennahe Injektion. Fremdkörperreaktion auf das Adsorbens
Betroffene V. a. Kinder und Jugendliche, aber auch Erwachsene
Klinik Verhärtungen (subkutane Knötchen, Zysten, Granulome) an der Injektionsstelle. Nach aktuellem Stand der Wissenschaft können schon kleinste Mengen aluminiumadjuvantierter Impfstoffe beim Durchstechen der Haut in der Subkutis Granulome auslösen. Im weiteren Verlauf können daraus sterile Abszesse oder Zysten entstehen, die in der Regel abheilen oder, in seltenen Fällen, chirurgisch behandelt werden müssen.
Therapie Nach chirurgischer Behandlung steriler Abszesse ggf. bleibender Schaden (Operationsnarbe)
Häufigkeit Häufig (≥ 1 : 100 bis < 1 : 10)

MERKE

Auch wenn kontrovers diskutiert wird, ob die Injektionstechnik bei der Granulomentstehung die entscheidende Rolle spielt, ist die Empfehlung einer tiefen intramuskulären Applikation von Adsorbatimpfstoffen nach wie vor zu beachten.

17.3.18 Zerebrovaskuläre Venen- und Sinusthrombosen

Impfantigenund weitere Inhaltsstoffe Vaxzevria® (AstraZeneca)
Ursache Unbekannt.
Betroffene Erwachsene
Klinik Zerebrovaskuläre Venen- und Sinusthrombosen ohne Thrombozytopenie, in einigen Fällen mit tödlichem Ausgang. Die meisten dieser Fälle traten innerhalb der ersten 4 Wochen nach der Impfung auf.
Therapie Potenziell lebensbedrohlich, Notfallbehandlung erforderlich, evtl. bleibender Schaden
Häufigkeit Sehr selten (< 1 : 10.000) nach einer Impfung mit Vaxzevria® beobachtet

CAVE
Ereignisse von zerebrovaskulären Venen- und Sinusthrombosen ohne eine Thrombozytopenie erfordern möglicherweise andere Behandlungsansätze als TTS und medizinisches Fachpersonal sollte die geltenden Leitlinien beachten.

17.4 Postulierte unerwünschte Impfwirkungen

17.4.1 Atopie

Hypothese Impfungen können durch den Schutz vor Infektionserkrankungen die Entwicklung von Allergien fördern. Der dafür postulierte Pathomechanismus ist eine Förderung des T_H2-Systems der Immunreaktion zuungunsten des T_H1-Systems, da impfpräventable Infektionserkrankungen aufgrund der Impfprogramme seltener vorkommen.
Studienlage Daten der Studie zur Gesundheit von Kindern und Jugendlichen in Deutschland (KiGGS) der Jahre 2003–2006 zufolge hatten Kinder mit STIKO-konformer Sechsfach (DTaP-IPV-Hib-Hep B)-Impfung am Ende des 1. Lebensjahres ein geringeres Risiko für Heuschnupfen im Vergleich zu ungeimpften Kindern (Schlaud et al. 2017). Auch fand sich keine Assoziation zwischen STIKO-konformer Sechsfach (DTaP-IPV-Hib-Hep B)-Impfung und dem Risiko für Neurodermitis oder Asthma. Weder das Alter bei Impfbeginn noch die Anzahl verabreichter Impfantigene im 1. Lebensjahr hatten Einfluss auf das Atopierisiko. Impfungen könnten das Risiko für Atopie im späteren Leben also sogar leicht reduzieren.

17.4.2 Autismus

Hypothese Im renommierten Lancet erschien 1998 eine Publikation des britischen Arztes Andrew Wakefield, in welcher er einen Zusammenhang zwischen der MMR-Impfung und Autismus bei Kindern im Alter von 1–2 Jahren herstellte (Wakefield et al. 1998). In Großbritannien rief dies bei Ärzten und Eltern große Bedenken hinsichtlich der Sicherheit der MMR-Impfstoffe hervor, was zu einem drastischen Rückgang der MMR-Impfraten und zu Masernausbrüchen führte.
Studienlage Inzwischen wurde die Hypothese eines Zusammenhangs zwischen MMR-Impfung und Autismus in mehreren epidemiologischen Studien (z. B. Taylor, Swerdfeger und Eslick 2014) widerlegt. Zwölf Jahre nach Erscheinen von Wakefields Artikel zog der Lancet die Publikation wegen „unethischer Forschungsmethoden" zurück (Dryer 2010).

17.4.3 Autoimmunerkrankungen

Hypothese Seit langem stehen HPV-Impfungen im Verdacht, vor allem bei Mädchen und jungen Frauen Autoimmunerkrankungen auszulösen.
Studienlage Im Rahmen einer gepoolten Analyse von 11 placebokontrollierten klinischen Studien wurde keine Assoziation zwischen der Impfung mit dem bivalenten HPV-Impfstoff und dem Neuauftreten einer Autoimmunerkrankung gefunden (Deschamp et al. 2009). Zum Neuauftreten von Autoimmunerkrankungen nach tetravalenter HPV-Impfung wurde in Dänemark und Schweden eine retrospektive datenbankbasierte Kohortenstudie durchgeführt, in die 997.585 Mädchen und junge Frauen eingeschlossen wurden (Arnheim-Dahlström et al. 2013). Die Autoren fanden keinen Hinweis auf einen kausalen Zusammenhang zwischen HPV-Impfung und dem Neuauftreten von 23 untersuchten Autoimmunerkrankungen.

17.4.4 Epilepsie

Mit einer Prävalenz von 300–600 Fällen pro 100.000 Kinder ist Epilepsie eine relativ häufige neurologische Erkrankung in der Kindheit (Ortega-Moreno et al. 2017). Mehr als 30 % der Kinder mit Epilepsie zeigen Verhaltensauffälligkeiten oder haben kognitive Einschränkungen. Heute kennt man mehr als 500 Epilepsie-assoziierte Gene, in denen bei Epileptikern Mutationen gefunden wurden. Epidemiologische Studien zeigen, dass sowohl Tot- (Duffy et al. 2017) als auch Lebendimpfstoffe (Schinck et al. 2014) mit Fieberkrämpfen assoziiert sind, aber kein Zusammenhang mit Epilepsie besteht (Sun et al. 2012).

17.4.5 Plötzlicher Kindstod

DEFINITION

SIDS ist definiert als plötzlicher, unvorhersehbarer Tod eines Säuglings im ersten Lebensjahr im Schlaf, ohne dass im Rahmen einer Obduktion eine Todesursache nachgewiesen werden kann.

Hypothese Der plötzliche Kindstod (Sudden Infant Death Syndrome, SIDS), der auf das 1. Lebensjahr beschränkt ist, sowie der plötzliche ungeklärte Tod in der Kindheit (Sudden Unexpected Infant Death, SUID) werden immer wieder mit Impfungen in Verbindung gebracht.

Studienlage In den USA ging die SIDS-Inzidenz zwischen 1975 und 2009 zurück, während die DTP-Impfrate im gleichen Zeitraum anstieg (Müller-Nordhorn et al. 2015). In einer deutschen Fall-Kontroll-Studie mit 307 SIDS-Fällen und 971 Kontrollen wurde innerhalb von 14 Tagen nach Immunisierung mit Sechsfach (DTaP-IPV-Hib-Hep B)-Impfstoff kein erhöhtes Risiko für SIDS nachgewiesen (Vennemann et al. 2007). Im Gegenteil, Fälle (41/307, 13,4 %) waren sogar seltener geimpft als Kontrollen (183/917, 20,0 %).

17.5 Fazit

Nur für wenige Impfkomplikationen wurde eine Assoziation mit einer vorausgegangenen Impfung im Rahmen von pharmakoepidemiologischen Studien nachgewiesen, bei anderen wurde ein postulierter Zusammenhang im Laufe der Zeit widerlegt. Die wissenschaftliche Auseinandersetzung mit potenziellen Arzneimittelrisiken ist von hoher Priorität, weil nur sehr sichere zugelassene Impfstoffprodukte akzeptabel sind um das Vertrauen der Bevölkerung in Impfprogramme und -empfehlungen zu erhalten. Von besonderer Bedeutung ist in diesem Zusammenhang die wissenschaftliche Begleitung von neu zugelassenen Impfstoffprodukten und von der STIKO neu empfohlenen Impfungen, da hier die Datenbasis zum Sicherheitsprofil weniger umfangreich ist.

LITERATUR

Arnheim-Dahlström L, et al. Autoimmune, neurological, and venous thromboembolic adverse events after immunisation of adolescent girls with quadrivalent human papillomavirus vaccine in Denmark and Sweden: Cohort study. BMJ (Clinical research ed.) 2013; 347: f5906.

Bitnun A, et al. Measles inclusion-body encephalitis caused by the vaccine strain of measles virus. Clin Infect Dis 1999; 29(4):855–61.

Buttery JP, et al. Intussusception following rotavirus vaccine administration: post-marketing surveillance in the National Immunization Program in Australia. Vaccine 2011; 29: 3061–3066.

Carlin JB, et al. Intussusception risk and disease prevention associated with rotavirus vaccines in Australia's National Immunization Program. Clin Infect Dis 2013; 57: 1427–1434.

Crawford NW, et al. Recurrence risk of a hypotonic hyporesponsive episode in two Australian specialist immunisation clinics. Vaccine 2018; 36: 6152–6157.

Descamps D, et al. Safety of human papillomavirus (HPV)-16/18 AS04-adjuvanted vaccine for cervical cancer prevention: A pooled analysis of 11 clinical trials. Human vaccines 2009; 5: 332–340.

Duffy J, et al. Febrile seizure risk after vaccination in children one to five months of age. Pediatric neurology 2017; 76: 72–78.

Dyer C. Lancet retracts Wakefield's MMR paper. BMJ (Clinical research ed.). 2010; 340: c696.

Furck AK, Richter JW, Kattner E. Very low birth weight infants have only few adverse events after timely immunization. Journal of perinatology official journal of the California Perinatal Association. 2010; 30: 118–121.

Iyer S, Mittal MK, Hodinka RL. Herpes zoster and meningitis resulting from reactivation of varicella vaccine virus in an immunocompetent child. Annals of emergency medicine. 2009. 53: 792–795.

Morfopoulou S, et al. Deep sequencing reveals persistence of cell-associated mumps vaccine virus in chronic encephalitis. Acta neuropathologica 2017; 133: 139–147.

Müller-Nordhorn J, et al. Association between sudden infant death syndrome and diphtheria-tetanus-pertussis immunisation: An ecological study. BMC pediatrics 2015; 15: 1.

Ortega-Moreno L, et al. Molecular diagnosis of patients with epilepsy and developmental delay using a customized panel of epilepsy genes. PloS one 2017; 12: e0188978.

Patel MM, et al. Intussusception risk and health benefits of rotavirus vaccination in Mexico and Brazil. N Engl J Med 2011; 364: 2283–2292.

Principi N, Esposito S. Vaccine-preventable diseases, vaccines and Guillain-Barre' syndrome. Vaccine 2019; 37(37): 5544–5550.

Schink T, et al. Risk of febrile convulsions after MMRV vaccination in comparison to MMR or MMR+V vaccination. Vaccine 2014; 32: 645–650.

Schlaud M, et al. Vaccinations in the first year of life and risk of atopic disease - Results from the KiGGS study. Vaccine 2017; 35: 5156–5162.

Sun Y, et al. Risk of febrile seizures and epilepsy after vaccination with diphtheria, tetanus, acellular pertussis, inactivated poliovirus, and Haemophilus influenzae type B. JAMA 2012; 307: 823–831.

Takuva S, et al. Thromboembolic Events in the South African Ad26. COV2.S Vaccine Study. N Engl J Med 2021; 385(6): 570–571.

Taylor LE, Swerdfeger AL, Eslick GD. Vaccines are not associated with autism: an evidence-based meta-analysis of case-control and cohort studies. Vaccine. 2014 Jun 17;32(29):3623–3629.

Vennemann MMT, et al. Sudden infant death syndrome: No increased risk after immunisation. Vaccine 2007; 25: 336–340.

Wakefield AJ, et al. Ileal-lymphoid-nodular hyperplasia, non-specific colitis, and pervasive developmental disorder in children. Lancet (London, England) 1998; 351: 637–641.

Weintraub ES, et al. Risk of intussusception after monovalent rotavirus vaccination. N Engl J Med 2014; 370: 513–519.

Yih WK, et al. Intussusception risk after rotavirus vaccination in U. S. infants. N Engl J Med 2014; 370: 503–512.

KAPITEL

18 Impfakzeptanz steigern, Kommunikation meistern

Julia Neufeind, Nora Schmid-Küpke

Kernaussagen

- Personen mit unterschiedlichen Einstellungen zu Impfungen benötigen unterschiedliche Ansprachen.
- Impflinge bewegen sich auf einem Kontinuum von voller Unterstützung bis zu voller Ablehnung von Impfungen.
- In der COVID-19-Pandemie wurde klar: Pandemiebekämpfung bedeutet auch, den Wert von Impfungen erfolgreich zu vermitteln.
- Das Aufklärungsgespräch über Impfungen kann eher direktiv und beratend ablaufen (Arzt bzw. Ärztin in der Expertenrolle) oder als offenes Gespräch auf Augenhöhe.
- Motivational Interviewing – ein Ansatz, der Patienten und Patientinnen mehr Autonomie zugesteht – könnte zögerlichen Personen dabei helfen, ihre Impfentscheidung zu treffen.

18.1 Einleitung

In der COVID-19-Pandemie wurde einmal mehr deutlich, dass das Angebot an sicheren und wirksamen Impfstoffen allein noch nicht ausreicht, um ein Impfprogramm erfolgreich zu machen. Anfänglich noch stark limitiert und priorisiert verimpft, standen im Sommer 2021 in Deutschland genug Impfungen und Impfzentren für alle Bürger und Bürgerinnen zur Verfügung. Die Nachfrage nahm jedoch sukzessive ab und die Impfzentren leerten sich. Bis August 2022 gab es immer noch fast 15 % Erwachsene in Deutschland, die weniger als zwei Impfstoffdosen gegen COVID-19 erhalten haben. Groß angelegte Impfkampagnen und Impfanreize konnten daran wenig ändern. Zusätzlich zu Kampagnen brauchte es – und braucht es auch weiterhin – ein Verständnis davon, warum eine Impfung nicht in Anspruch genommen wird und wie man diese Barrieren aus dem Weg räumen und Vorbehalte adressieren kann.

Auf der **Individualebene** bedeutet das zu verstehen, welche Ansprache ein Patient bzw. eine Patientin gerade braucht. Viele Ärzte und Ärztinnen empfinden es als herausfordernd, den richtigen Ton zu treffen und ein konstruktives Gespräch zu führen – insbesondere, wenn Meinungen verhärtet sind und Gespräche emotional werden. Doch gerade hier, in der 1 : 1-Situation, besteht oft noch die Chance, Bedenken auszuräumen, Fragen zu klären und Vertrauen aufzubauen. Dieser richtige Rat zur richtigen Zeit ist auch deshalb so wichtig, weil nach wie vor 9 von 10 Menschen in Deutschland ihren Arzt oder ihre Ärztin fragen, wenn sie nach Informationen zum Impfen suchen, denen 8 von 10 bei Informationen zum Impfen am meisten vertrauen.

18.2 Grundlagen zur Impfakzeptanz

Wenn wir uns damit beschäftigen, warum Menschen eine Impfung in Anspruch nehmen oder ablehnen, dann beschäftigen wir uns mit Impfakzeptanz oder Impfbereitschaft. Wer Impfungen eher ablehnt, wird auch als zögerlich oder vaccine hesitant bezeichnet.

Unter **Vaccine Hesitancy** versteht man gemeinhin die Entscheidung, Impfungen ggf. auszulassen oder zu verzögern, obwohl es prinzipiell einen Zugang zu ihnen gibt. Dabei bewegen sich die Betroffenen auf einem Kontinuum: Manche Menschen nehmen alle Impfungen in Anspruch, andere nur einige ausgewählte und wieder andere lehnen alle Impfungen ab (➤ Abb. 18.1). Impfungen können außerdem passiv (ohne großes eigenes Engagement) in Anspruch genommen werden **(Vaccine Acceptance)** oder eingefordert werden, indem sich aktiv um eine Impfung bemüht wird **(Vaccine Demand).**

Ein derartiges Verständnis von Vaccine Hesitancy hilft dabei, unterschiedliche Typen von Impfentscheidern auszumachen. Die australische Wissenschaftlerin Julie Leask

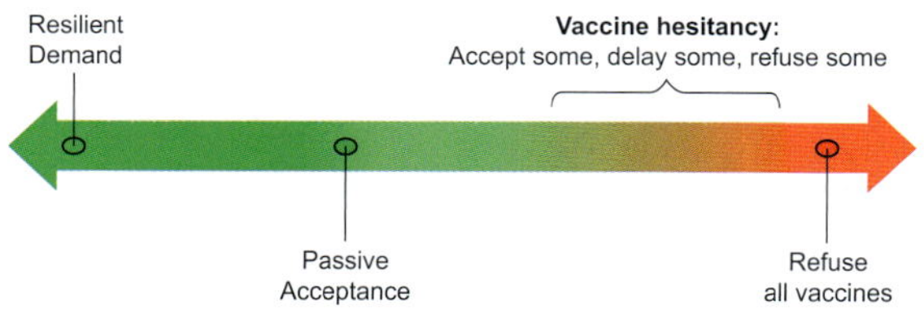

Abb. 18.1 Kontinuum von voller Unterstützung bis zu voller Ablehnung von Impfungen. [L143]

hat eine Klassifikation eingeführt, nach der man Menschen anhand ihrer Position und Einstellung zum Impfen unterscheiden kann. Diese Klassifikation kann für die Arzt-Patient-Kommunikation eine wichtige Hilfestellung sein, um im Gespräch auf verschiedene Kommunikationsbedürfnisse eingehen zu können (➤ Abb. 18.2).

Dass Menschen Impfungen mehr oder weniger zögerlich in Anspruch nehmen, kann verschiedene Gründe haben. Ein möglicher Grund ist das fehlende Vertrauen in Impfungen und die Institutionen, die sie empfehlen. Tatsächlich ist Vertrauen die wichtigste Grundlage für die Impfentscheidung – Studien haben immer wieder einen starken Zusammenhang zwischen Vertrauen und Impfverhalten belegt und zwar unabhängig von der Impfung, um die es geht. Fehlendes Vertrauen ist jedoch nicht der einzige Grund, warum Menschen Impfungen auslassen oder verzögern.

Man kann über die Inanspruchnahme von Impfungen wie eine Reise nachdenken **(Immunization Journey).** An den verschiedenen Stationen dieser Reise gibt es jeweils Faktoren, die das Impfen befördern und solche, die es behindern. Wer sich fragt, warum Menschen sich nicht impfen lassen, kann nach eben diesen Faktoren an den verschiedenen Stationen suchen. Am Anfang stehen die Menschen mit ihrem Wissen, ihren Gedanken und Gefühlen zu Impfungen, zu deren Sicherheit und Wirksamkeit, zum eigenen Erkrankungsrisiko. Daraus formt sich eine Intention (Bereitschaft), die wiederum vom Vertrauen in Institutionen und von sozialen Normen abhängig ist. Um einen Impftermin zu vereinbaren, sich mit der Impfintention also in Richtung Impfverhalten zu bewegen, fallen Kosten und Mühen an: Die Menschen müssen sich ausreichend verständigen können, um den Termin zu vereinbaren, für den Termin muss sich Zeit genommen werden und sie müssen zur Praxis gelangen. Der Impfort selbst kann ein angenehmer oder weniger angenehmer Ort sein. Im Kontakt mit dem medizinischen Personal wird erlebt, wie gut Fragen beantwortet werden können und wie gut das medizinische Personal zu Impfungen ausgebildet ist und beispielsweise zu evtl. auftretenden Nebenwirkungen aufklären kann. Nach dem Erhalt der Impfung kann die Folgeimpfung mehr oder weniger einfach zu organisieren und die Nachsorge für etwaige Nebenwirkungen mehr oder weniger gut sein. All diese Erfahrungen prägen der Immunization Journey nach die Gedanken, Gefühle und das Wissen, mit denen die nächste Impfentscheidung getroffen wird.

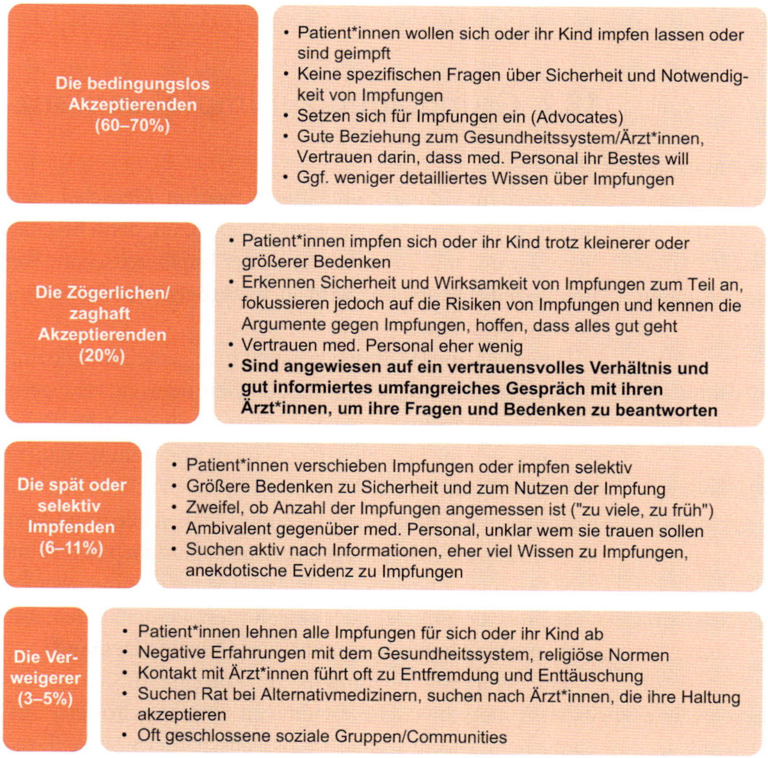

Abb. 18.2 Spektrum von Positionen zu Impfungen – Klassifikationen. Angepasst von: Leask et al. 2012 mit Daten aus Neufeind et al. 2021. [L143]

Im Folgenden soll es um eine zentrale Station auf dieser Immunization Journey gehen – das Arzt-Patienten-Gespräch. Unser Fokus liegt damit auf der direkten Kommunikation, die einer Impfung oder Nicht-Impfung vorangeht. Weitere wichtige Faktoren einer Impfentscheidung, wie beispielsweise strukturelle Barrieren, können hier nicht ausführlich behandelt werden.

18.3 Gelungene Impfkommunikation am Beispiel von Motivational Interviewing

Gesundheitspersonal wird für die Impfentscheidung nach wie vor am häufigsten zu Rate gezogen und dabei außerdem als vertrauenswürdigste Quelle für Gesundheitsentscheidungen angesehen. Das Vertrauen der Menschen basiert vor allem auf der Einschätzung, dass in der Beziehung zum ärztlichen Personal Ehrlichkeit und Vertraulichkeit vorherrschen, das Interesse der Patienten und Patientinnen im Vordergrund steht und dass das ärztliche Personal kompetent ist und zu Themen offen diskutiert werden kann. In geschützter Atmosphäre kann hier über individuelle Gesundheitsentscheidungen gesprochen und Rat eingeholt werden. Der Arzt-Patient-Kommunikation kommt daher auch bei Impfentscheidungen eine große Bedeutung zu. Eine gelungene Arzt-Patient-Kommunikation hat das Potenzial, auf die emotionalen Bedürfnisse etwa nach Anerkennung von Sorgen, einzugehen, das Verständnis medizinischer Informationen zu erleichtern und die Bedürfnisse, Wahrnehmungen und Erwartungen besser zu erkennen.

Motivational Interviewing (MI) ist eine Form der Arzt-Patienten-Kommunikation. Es ist ein Ansatz des aktiven Zuhörens, bei dem das Gegenüber Bedenken und Ambivalenzen ausdrücken kann. Motivational Interviewing wurde ursprünglich zur Beratung von Menschen mit Suchtproblemen entwickelt und wird in diesem Bereich bereits seit vielen Jahren erfolgreich eingesetzt. Genutzt wird eine Gesprächsführung, die es den Betroffenen ermöglicht, ihre eigenen Stärken und Wünsche zu erkennen, ihre Motivation für Verhaltensveränderung zu wecken und in ihrer Entscheidungsautonomie zu bestärken.

Seit einigen Jahren wird Motivational Interviewing auch in der Impfaufklärung eingesetzt. Die Forschung zur Anwendung im Impfaufklärungsgespräch wurde maßgeblich von Arnaud Gagneur geprägt, einem Pädiater und Neonatologen aus Kanada. Ausgangspunkt hierfür war eine Studie von Gagneur, in der mit Müttern im Wochenbett zur Impfung ihrer Neugeborenen gesprochen wurde. Dabei wurden Techniken des Motivational Interviewing angewandt. Anschließend wurde geprüft, inwiefern sich die Impfquote der Neugeborenen unterscheidet, je nachdem, ob zuvor ein Gespräch (Motivational Interviewing) zur Impfung stattgefunden hat oder nicht. Gagneur konnte zeigen, dass die Impfquote bei den Kindern, mit deren Müttern derartige Gespräche geführt worden waren, 3–7 % höher lag. Weitere Studien zeigten ähnlich positive Effekte in unterschiedlichen Impfsettings. Das Motivational Interviewing führt dabei nicht nur zu einer höheren Impfquote: Indem beispielsweise Vertrauen gestärkt oder Falschinformationen aufgeklärt werden können, kann MI dabei helfen Sorgen, Ängste und andere Themen rund um Impfungen zu adressieren und langfristig zu einer positiveren Impfeinstellung beitragen.

Phasen

Das Motivational Interviewing umfasst **4 Phasen,** die nacheinander ablaufen können, sich meist im Gespräch aber abwechseln und wiederholen:

Beziehungsaufbau Zunächst wird eine Beziehung mit dem Patient bzw. der Patientin aufgebaut. Dies ist die Voraussetzung für ein Gespräch, mit dem eine Verhaltensänderung erreicht werden soll. Der Arzt bzw. die Ärztin zeigt Empathie und ehrliches Interesse an der individuellen Situation des Gegenübers. Dies kann z. B. über eine offene Frage zum Thema Impfen signalisiert werden: „Wie denken Sie über die Masern-Impfung für Ihr Kind?"

Fokussieren Der Arzt bzw. die Ärztin sollte herausfinden, mit welchen Befürchtungen, Sorgen oder Vorbehalten gegenüber Impfungen der Patient bzw. die Patientin in das Gespräch kommt, um diese gezielt adressieren zu können. Der Fokus des Gesprächs sollte also klar sein.

Verhaltensveränderung aufzeigen Hier geht es darum, (gemeinsam) die individuellen Gründe für eine Verhaltensveränderung aufzuzeigen und dem Patient bzw. der Patientin die Zuversicht zu geben, diese Verhaltensveränderung selbstständig umzusetzen. Ein Beispiel hierfür wäre, die Motivation des Handelns zu spiegeln („Die Gesundheit Ihres Kindes ist Ihnen sehr wichtig, das sehe ich."), die vorhandenen Fähigkeiten zu bestärken („Sie haben sich bereits viel über Impfungen informiert.") und trotzdem Befürchtungen einzuordnen („Wenn Sie einverstanden sind, dann könnte ich Ihnen etwas zur Wirkweise von Impfungen erzählen…").

Verhalten umsetzen Der Patient bzw. die Patientin soll nun bei der konkreten Verhaltensänderung begleitet werden. Hierfür sollte sich zunächst vergewissert werden, was verstanden wurde und wie diese Information aufgenommen wurde („Macht das für Sie Sinn?"). Anschließend kann situationsabhängig z. B. Unterstützung bei der Vereinbarung eines Impftermins für das Kind angeboten werden („Wenn Sie zur nächsten Untersuchung mit Ihrem Kind kommen, dann machen wir die zweite Impfung.").

Fallbeispiel

Das Motivational Interviewing soll insbesondere beim Gespräch mit impfkritischen Eltern helfen. Als Modus der Gesprächsführung ist es auf andere Aufklärungsgespräche übertragbar und kann daher allgemein bei der Aufklärung hilfreich sein (➤ Tab. 18.1).

Tab. 18.1 Klassisches Arzt-Patienten-Gespräch im Vergleich mit einem Arzt-Patienten-Gespräch unter Berücksichtigung von Motivational Interviewing

Klassische Gesprächsführung	Motivational Interviewing Ansatz
A: Es ist wichtig, dass Sie sich gegen COVID-19 impfen lassen. Wenn Sie das nicht tun, kann das für Sie sehr gefährlich werden. Ist Ihnen bewusst, dass aktuell jede Woche Hunderte Menschen an COVID-19 sterben? Sie sollten sich unbedingt gegen COVID-19 impfen lassen, Sie sind schon spät dran damit. Wir könnten das heute machen, wenn Sie möchten. **P:** Ich sehe die Dringlichkeit nicht. Die Langzeitnebenwirkungen der Impfung sind schlimmer als die Erkrankung. Diese Impfung ist doch noch neu und wer weiß, was da noch kommt. **A:** Wir kennen die COVID-19-Impfstoffe jetzt sehr gut – alle bisherigen Studien haben gezeigt, dass es solche Langzeitnebenwirkungen nicht gibt. Die Impfungen sind sehr sicher, das kann ich Ihnen versichern. Seien Sie vorsichtig mit Informationen, die Sie im Internet finden. Sie sollten sich impfen lassen. **P:** Da habe ich aber andere Sachen gehört und nicht nur im Internet. Ich habe viel dazu gelesen und außerdem, für mich gilt ja noch keine Impfpflicht, ich kann also machen was ich will. **A:** Sie bringen sich und andere, die sich nicht schützen können, in Gefahr. Das Risiko der Erkrankung ist viel höher als das Risiko der Impfung. Ich nehme mir hier Zeit mit Ihnen zu sprechen, weil das wirklich wichtig ist. **P:** Ja, für Sie ist das einfach. Schnell, schnell impfen. Aber was ist, wenn ich doch Langzeitnebenwirkungen bekomme? Ich habe Angst vor diesen Nebenwirkungen, aber meine Gesundheit scheint Sie nicht zu kümmern. **A:** Natürlich ist mir Ihre Gesundheit wichtig. Ich bin nur besorgt, dass Sie schwer an COVID-19 erkranken, obwohl wir das durch eine Impfung hätten verhindern können. **P:** Ich glaube, wir kommen hier nicht weiter. Lassen Sie uns ein anderes Mal darüber sprechen.	**A:** Was denken Sie, was sind die Vorteile einer COVID-19-Impfung? *(offene Frage)* **P:** Naja, ich weiß, dass die COVID-19-Impfung vor schweren Verläufen schützt. Im Allgemeinen habe ich kein Problem mit Impfungen, bloß bei COVID-19, da habe ich eben Angst vor Langzeitnebenwirkungen – eine COVID-19 Impfung habe ich ja trotzdem auch gemacht. **A:** Wie Sie gesagt haben, hat die COVID-19-Impfung dazu geführt, dass weniger Menschen schwer an COVID-19 erkranken. Deshalb haben Sie sich wahrscheinlich auch bereits einmal gegen COVID-19 impfen lassen. Wenn ich Sie richtig verstehe, haben Sie den Eindruck, dass mit Ausnahme der COVID-19-Impfung, Impfungen allgemein sicher sind. *(Zusammenfassung)* **P:** Ja, ich weiß schon, dass es sinnvoll ist, Infektionen zu verhindern. Aber mit Corona, da bin ich einfach ambivalent. Wissen Sie, ich habe auch wirklich viel dazu gelesen. Viele Menschen haben Angst vor Langzeitnebenwirkungen. **A:** Sie finden es also wichtig, sich vor COVID-19 zu schützen, haben aber gleichzeitig Sorge vor Langzeitnebenwirkungen der Impfung *(Zusammenfassung)*. Ich merke, Sie haben sich viel mit dem Thema beschäftigt *(Bestärken)*. Wenn Sie mögen, kann ich Ihnen Informationen zu Nebenwirkungen der COVID-19-Impfung geben *(Einverständnis einholen)*. **P:** Ja, gerne. Ich will gern genau verstehen, was da passiert. **A:** Es stimmt, was Sie sagen, die COVID-19-Impfstoffe sind neu und es gab verschiedene Bedenken darüber, welche Nebenwirkungen auftreten könnten. Mittlerweile haben wir aber Hunderte Studien, die die Nebenwirkungen nach der COVID-19-Impfung untersucht haben. Das sind vor allem Impfreaktionen wie Schmerzen an der Einstichstelle, Abgeschlagenheit, Kopfschmerzen und seltener Fieber. Langzeitfolgen im Sinne von Nebenwirkungen, die noch Jahre nach der Impfung auftreten, haben Experten ausgeschlossen. Was denken Sie dazu? **P:** Hm, dann ist es also nicht übertrieben sich mit Impfnebenwirkungen zu beschäftigen? **A:** Natürlich nicht, Ihre Gesundheit ist Ihnen wichtig und es ist gut, dass Sie sich über das Für und Wider der COVID-19-Impfung Gedanken machen. **P:** Danke, dass Sie sich Zeit genommen haben, um meine Bedenken zu verstehen. Ich glaube, das ist mir jetzt klarer geworden.
Zusammenfassung: Der Arzt bzw. die Ärztin (A) ist in der Expertenrolle auf Aufklärung und Beratung fokussiert und nutzt eine direktive Kommunikation, argumentiert und stellt richtig. Diese Art der Gesprächsführung hat in diesem Fall Reaktanz erzeugt.	**Zusammenfassung:** Motivational Interviewing hat dem Patient bzw. der Patientin (P) erlaubt, Bedenken und Ambivalenzen offen auszudrücken. Der Arzt bzw. die Ärztin (A) hat den Patient bzw. die Patientin nicht zu einer Entscheidung gedrängt, wohl aber auf Wunsch informiert.

Acht Tipps für das Arzt-Patient-Gespräch

Motivational Interviewing erfordert Übung und kann meist erst nach einer mehrtägigen Fortbildung praktisch eingesetzt werden. Trotzdem gibt es einige Tipps, die Sie bereits jetzt für das Arzt-Patienten-Gespräch beherzigen können:

1. Verwenden Sie **offene Fragen,** um unvoreingenommen von der Einstellung und den Befürchtungen Ihres Gegenübers zum Impfen zu erfahren.
2. **Ermutigen und bestärken** Sie Ihr Gegenüber in seiner Entscheidungsautonomie (und respektieren Sie diese).
3. **Fassen Sie zusammen,** was Ihr Gegenüber gesagt hat und vergewissern Sie sich so, dass Sie richtig verstanden haben, was gemeint ist.
4. Lassen Sie den Patienten/die Patientin den **Wunsch nach Veränderung** (z. B. Schutz der eigenen Gesundheit) **selbst entdecken** und verbalisieren anstatt ihm/ihr etwas aufzuerlegen.
5. **Bitten Sie um Erlaubnis,** Ihr Wissen zu teilen, anstatt ungefragt Ratschläge zu erteilen.
6. **Fragen Sie nach,** ob Ihr Gegenüber verstanden hat und etwas mit dem Gesagten/den neuen Informationen anfangen kann.
7. Üben Sie **keinen Druck** aus – dies führt oft zu Widerstand.
8. Behandeln Sie Ihr Gegenüber als **gleichberechtigten Gesprächspartner:** Ihr Patient und Ihre Patientin sind genauso Experten und Expertinnen für die eigene Lebenswirklichkeit wie Sie für Ihr Fach.

18.4 Ausblick

Impfungen leisten einen wichtigen Beitrag, um die Gesundheit der Bevölkerung zu schützen. Dennoch entscheiden sich manche Menschen dafür, Impfungen für sich oder ihre Kinder nicht in Anspruch zu nehmen (Vaccine Hesitancy). Während ein kleiner Anteil von Menschen Impfungen gänzlich ablehnt, bestehen bei einem weitaus größeren Teil Ambivalenzen, Zweifel und Fragen.

Viele Menschen haben beispielsweise Schwierigkeiten damit, verlässliche Gesundheitsinformationen zu finden, zu verstehen und einzuschätzen – das betrifft auch das Einschätzen von Risiken und das Erkennen von Falschinformationen. Die Flut an Informationen und Falschinformationen zum Impfen ist dabei zunehmend zu einer Herausforderung geworden. Auch Erwartungen wie die, dass Impfungen 100%-ig sicher sein sollten, müssen eingeordnet werden, denn kein medizinischer Eingriff ist zu 100 % sicher.

Nicht zuletzt stehen die Menschen vor der Frage, wie groß ihr individueller Nutzen von Impfungen ist, wenn Krankheiten wie etwa Masern so stark eingedämmt sind, dass sie kaum noch erlebt werden und hohe Impfquoten vor Ansteckung schützen. Da bedarf es einmal mehr einer Erklärung des Präventionsparadoxons und einer Sensibilisierung dafür, dass ein Impfprogramm uns nur dann kollektiv schützt, wenn sich ausreichend Menschen beteiligen.

Um diese Ambivalenzen aufzulösen und den Menschen zu helfen, ihre Entscheidung für oder gegen eine Impfung zu treffen, ist das Gespräch mit ärztlichen Personen nach wie vor entscheidend. Dabei können Ärzte und Ärztinnen auf Gesprächstechniken wie das Motivational Interviewing zurückgreifen, um die Menschen dort abzuholen, wo sie stehen. Nicht immer muss die direkte Verhaltensänderung das Ziel sein – manchmal geht es primär darum, überhaupt erst ein Vertrauensverhältnis aufzubauen und anschließend in kleinen Schritten eine Verhaltensänderung herbeizuführen.

LITERATUR

Betsch C, et al. Impfverhalten psychologisch erklären, messen und verändern. Bgbl. Gesundheitsforschung – Gesundheitsschutz 2019; 62(4): 400–409.

Bischof G, Bischof A, Rumpf HJ. Motivational interviewing – an evidence-based approach for use in medical practice. Dtsch Arztebl Int 2021; 118: 109–15.

Brewer NT, et al. Increasing Vaccination: Putting Psychological Science Into Action. Psychol Sci Public Interest 2017; 18(3): 149–207.

Gagneur A. Motivational interviewing: A powerful tool to address vaccine hesitancy. Can Commun Dis Rep 2020; 46(4): 93–97.

Leask J, et al. Communicating with parents about vaccination: a framework for health professionals. BMC Pediatrics 2012; 12(1): 154.

MacDonald NE. Vaccine hesitancy: Definition, scope and determinants. Vaccine 2015; 33(34): 4161–4164.

Neufeind J, et al. Determinants of physician attitudes towards the new selective measles vaccine mandate in Germany. BMC Public Health. 2021;21(1):566.

World Health Organization. Behavioural and social drivers of vaccination: tools and practical guidance for achieving high uptake. 2022 https://apps.who.int/iris/handle/10665/354459 (letzter Zugriff 06.03.2023)

KAPITEL

19

Doris Oberle

Neuentwicklungen und Ausblick

Kernaussagen

- Impfstoffe gegen Infektionserkrankungen ausgelöst durch Zytomegalie-Virus (CMV), Hepatitis C-Virus (HCV), Epstein-Barr-Virus (EBV), Respiratorisches Syncytial-Virus (RSV) oder Humanes Immunodefizienz-Virus (HIV) sind in der Entwicklung bzw. bereits im Zulassungsverfahren (zwei RSV-Impfstoffe) und haben das Potenzial, schwere Erkrankungen zu verhindern oder den Krankheitsverlauf abzumildern.
- Therapeutische Impfstoffe bzw. Immuntherapeutika gegen nicht infektiöse Erkrankungen wie Demenz vom Alzheimer-Typ, Morbus Crohn oder rheumatoide Arthritis könnten Prävention und Therapie von chronischen Erkrankungen revolutionieren.
- Die Immuntherapie hat sich z. B. mit den Checkpoint-Inhibitoren und den CAR-T-Zell-Arzneimitteln als vierte Säule der Therapie von Krebserkrankungen etabliert und ergänzt damit Chirurgie, Chemotherapie und Bestrahlung.
- Die Entwicklung nichtinvasiver Applikationsformen eröffnet neue Möglichkeiten, Vakzinen auf einfache, wirksame, schmerzfreie und sichere Weise zu verabreichen.
- Angesichts des Auftretens von Escape-Varianten der Infektionserreger und der damit verbundenen Reduktion der Effektivität prophylaktischer Impfstoffe gegen Infektionskrankheiten über die Zeit ist es wichtig, die Entwicklung von Universal-Impfstoffen voranzutreiben.

19.1 Impfstoffe gegen infektiöse Erkrankungen in der Entwicklung

Bei einigen Infektionserkrankungen, wie der Zytomegalie, der Hepatitis C bzw. Infektionen mit dem Epstein-Barr Virus (EBV), dem Respiratory Sycytial Virus (RSV) oder dem Humanen Immunodefizienz-Virus (HIV) sind bis dato (März 2023) keine Impfstoffe zugelassen. Bei nachfolgender Betrachtung des Stands der Forschung und Entwicklung dieser Impfstoffe zeigt sich jedoch, dass wichtige Fortschritte erzielt werden, die die baldige Zulassung solcher Impfstoffe erwarten lässt.

19.1.1 Zytomegalie-Virus

Epidemiologie und Klinik Die meisten durch das humane Zytomegalie-Virus (CMV) verursachten Erkrankungen treten nach einer CMV-Übertragung während der Schwangerschaft auf und manifestieren sich als kongenitale CMV-Erkrankung (cCMV) bei Kindern. Etwa 13 % der Neugeborenen mit einer cCMV-Infektion zeigen Frühgeburtlichkeit, intrauterine Wachstumsverzögerung, Petechien, Gelbsucht, Hepatomegalie, Splenomegalie, Purpura, Thrombozytopenie, Mikrozephalie, Chorioretinitis, Krampfanfälle oder fokale neurologische Defizite. Die Rate der bleibenden Schäden bei Neugeborenen mit symptomatischer cCMV-Infektion liegt abhängig von der Schwere der Erkrankung zwischen 40–50 % und > 80 %.

Indikationsgruppen Neben jungen Frauen im gebärfähigen Alter gibt es weitere Patientengruppen, die von der Entwicklung eines CMV-Impfstoffs profitieren würden, beispielsweise Immunkompromittierte, insbesondere mit Z. n. Organtransplantation und Empfänger von hämatopoetischen Stammzelltransplantaten (HSCT), die ein erhöhtes Risiko für CMV-vermittelte Erkrankungen (interstitielle Lungenentzündung, Hepatitis, Nephritis, Enzephalitis, Knochenmarkdepression, bakterielle und Pilzinfektionen) haben. CMV-seropositive HSCT-Empfänger und seronegative Empfänger von CMV-seropositiven Spendern haben ein deutlich erhöhtes Risiko für CMV-vermittelte Erkrankungen. Organempfänger haben zudem ein erhöhtes Risiko für Transplantatabstoßung, insbesondere CMV-seronegative Empfänger von Organen CMV-seropositiver Spender.

Impfstoffentwicklung In der Entwicklung befinden sich (Plotkin et al. 2018):

- Attenuierte und replikationsdefekte Lebendimpfstoffe
- Subunit-Impfstoffe
- eVLP (enveloped virus-like particles)-Impfstoffe
- Vektor-Impfstoffe
- mRNA-Impfstoffe

Derzeit gibt es keine zugelassenen CMV-Impfstoffe, aber es besteht ein zunehmendes Interesse an der Entwicklung und Erprobung potenzieller Impfstoffkandidaten, nachdem nachgewiesen wurde, dass ein rekombinanter CMV-Glykoprotein-B-Impfstoff (gB) eine gewisse Wirksamkeit bei der Prävention von Infektionen bei jungen Frauen (Pass et al. 2009) und Jugendlichen (Bernstein et al. 2016) sowie bei CMV-seronegativen Empfängern von Organen (Griffiths et al. 2011) aufweist.

MERKE

Zu den größten Schwierigkeiten bei der Entwicklung eines zufriedenstellenden Impfstoffs gehören (Scarpini et al. 2021):

- Die Fähigkeit von CMV, sich der Immunantwort zu entziehen
- Unklare Immunkorrelate für den Schutz
- Die geringe Anzahl verfügbarer Tiermodelle

19.1.2 Hepatitis-C-Virus

Epidemiologie Das Hepatitis-C-Virus (HCV) ist eine der Hauptursachen für chronische Lebererkrankungen. Nach Angaben der WHO sind weltweit 130–150 Millionen Menschen chronisch mit HCV infiziert (etwa 3 % der Weltbevölkerung) und sterben jährlich etwa 500.000 Menschen an HCV-vermittelten Leberkrankheiten. Etwa 3–4 Millionen Menschen infizieren sich jedes Jahr neu mit HCV. Eine beträchtliche Anzahl dieser Neuinfizierten entwickelt im Verlauf eine fortschreitende Lebererkrankung, die zu Leberzirrhose und -krebs führen kann. Diese Zahlen verdeutlichen die dringende Notwendigkeit, geeignete Impfstrategien zu entwickeln.

Therapie Bis vor wenigen Jahren bestand die Therapie der chronischen HCV-Infektion aus einer Kombination von pegyliertem Interferon-α (Peg-IFNα) und Ribavirin. Dieser Therapieansatz eliminiert das Virus jedoch nur in weniger als der Hälfte der Fälle und hat schwerwiegende Nebenwirkungen. Zuletzt wurde das Behandlungsregime für die chronische HCV-Infektion allerdings revolutioniert. Kombinationen von direkt wirkenden, oral zu verabreichenden antiviralen Wirkstoffen erzielen heute Heilungsraten von > 90 %, selbst wenn eine vorherige Interferon-Therapie nicht zum gewünschten Erfolg geführt hat.

Impfstoffentwicklung Zu den Herausforderungen bei der Entwicklung eines Impfstoffs gegen HCV gehören die hohe genetische Variabilität des Virus, der Mangel an Tiermodellen für die Erprobung von Impfstoffen und die Tatsache, dass erst seit kurzem ein Zellkultursystem erhältlich ist, das die Anzüchtung von infektiösem HCV erlaubt und Studien zur Virusneutralisierung in vitro ermöglicht. Trotz dieser Hürden wurden große Fortschritte bei der Identifizierung vielversprechender Kandidaten für prophylaktische Impfstoffe gemacht, und einige dieser Kandidaten werden inzwischen in frühen klinischen Studien getestet.

In der Vergangenheit verfolgten die Strategien für die Entwicklung von HCV-Impfstoffen folgende Ansätze:

- Verhindern einer Infektion (d. h. Induktion einer sterilen Immunität)
- Verhindern der Viruspersistenz, die bei der Mehrheit der natürlichen Infektionen auftritt
- Eliminieren des Virus bei Personen mit chronischer HCV-Infektion durch therapeutische Impfstoffe

In Anbetracht der enormen genetischen Variabilität von HCV ist es praktisch unmöglich, durch Impfung eine sterile Immunität zu induzieren. Da es sich bei der klinisch relevanten Krankheit jedoch um eine chronische Hepatitis handelt, wäre ein HCV-Impfstoff, der keine sterile Immunität hervorruft, aber die Persistenz des Virus verhindert, durchaus akzeptabel. Dementsprechend ist das Ziel der prophylaktischen HCV-Impfstoffentwicklung derzeit nicht die Prävention einer Infektion, sondern vielmehr das Verhindern der Viruspersistenz.

MERKE

In der Entwicklung sind eine Reihe von HCV-Impfstoffkandidaten (Plotkin et al. 2018), darunter Subunit-Impfstoffe und genetische Impfstoffe, d. h. Plasmid-DNA und Vektor-Impfstoffe, die in klinischen Studien oder im Tiermodell (Schimpanse) getestet werden. Bislang gibt es aber keinen zugelassenen HCV-Impfstoff.

19.1.3 Epstein-Barr-Virus

Epidemiologie Das Epstein-Barr-Virus (EBV) ist ein ubiquitärer humanpathogener Erreger, der mindestens 90 % der Weltbevölkerung infiziert.

Klinik EBV verursacht die infektiöse Mononukleose, die in den Industrieländern zu erheblichen Fehlzeiten in der Schule und am Arbeitsplatz führen kann. Außerdem ist es ein onkogenes Virus, das mit einer Reihe von Krebserkrankungen assoziiert ist, darunter Burkitt-Lymphom, Nasopharynxkarzinom (NPC), eine Untergruppe von Hodgkin-Lymphomen, Lymphome bei HIV-infizierten Personen, aggressive NK-Zell-Leukämie/-Lymphome, X-chromosomale und nach Transplantationen auftretende lymphoproliferative Störungen sowie Magenkarzinom. Schließlich gilt eine EBV-Infektion (v. a. die infektiöse Mononukleose) als Risikofaktor für die Entwicklung von Multipler Sklerose.

Impfstoffentwicklung Impfstoffe könnten einige, wenn nicht sogar alle diese Erkrankungen verhindern oder deren

Verlauf günstig beeinflussen. Zwar gibt es in der Entwicklung prophylaktische Impfstoffe (Subunit-Impfstoffe, VLP-Impfstoffe, mRNA-Impfstoffe) und auch therapeutische Impfstoffe (z. B. Vektor-Impfstoffe) (Cui und Snapper 2021), die zum Teil auch schon in klinischen Prüfungen getestet werden, es ist aber noch kein zugelassenes EBV-Impfstoffprodukt verfügbar.

19.1.4 Respiratorisches Syncytial-Virus

Epidemiologie Das Respiratorische Syncytial-Virus (RSV) ist bei Säuglingen und Kindern weltweit die wichtigste Ursache akuter Viruserkrankungen der unteren Atemwege. Obwohl RSV traditionell als pädiatrischer Krankheitserreger gilt, kann es bei Erwachsenen nach hämatopoetischer Stammzelltransplantation (HSCT) lebensbedrohliche Lungenerkrankungen verursachen. Ältere Menschen haben ebenfalls ein hohes Risiko für eine schwere RSV-Erkrankung. Eine Reinfektion mit RSV kann in jedem Alter auftreten.

Klinik Bei **Kleinkindern** sind RSV-Infektionen mit einer Reihe von Atemwegserkrankungen verbunden, von leichten Erkrankungen der oberen Atemwege bis hin zu lebensbedrohlicher Bronchiolitis und Pneumonie. Bei **Säuglingen** < 6 Wochen können Fütterstörungen und Apathie vorherrschen, es kann aber auch zu Apnoe kommen, ohne dass andere Anzeichen oder Symptome der Atemwege vorliegen. Außerdem ist RSV bei Kindern die wichtigste Ursache der viralen Otitis media.

Impfstoffentwicklung Das Virus wurde schon 1956 entdeckt und bereits kurz danach seine Bedeutung als Erreger von Atemwegserkrankungen bei Säuglingen beschrieben. Die Entwicklung eines Impfstoffs wird jedoch durch eine Reihe von Faktoren erschwert. Der Höhepunkt der schweren Erkrankung tritt bei sehr jungen Säuglingen auf, die aufgrund ihrer immunologischen Unreife, durch Unterdrückung der Immunantwort durch maternale Antikörper oder beides möglicherweise nicht gut auf die Impfung ansprechen. Da schwere RSV-Erkrankungen sowohl bei Menschen mit hohem Risiko, die bereits eine RSV-Infektion durchgemacht haben, als auch bei RSV-naiven Säuglingen auftreten, sind wahrscheinlich mehrere Typen von RSV-Impfstoffen erforderlich, um alle Personen zu immunisieren, die von einer Impfung profitieren würden.

In der präklinischen und klinischen Entwicklung befinden sich verschiedene Impfstoffe (Plotkin et al. 2018):

- Lebend attenuierte Impfstoffe
- Ein inaktivierter Ganzkeimimpfstoff
- VLP-basierte Impfstoffe
- Subunit-Impfstoffe
- RNA- und DNA-Impfstoffe
- Vektor-Impfstoffe

Am weitesten in der Entwicklung sind Impfstoffe, die ein rekombinantes Präfusions-F (preF)-Protein als Antigen einsetzen, eine Schlüsselform des viralen Fusionsproteins, mit dessen Hilfe das Virus in menschliche Zellen eindringt (Mullard 2022).

Im „Fast Track"-Zulassungsverfahren bei der EMA befinden sich zurzeit (März 2023) ein adjuvantierter rekombinanter preF3-Impfstoff und ein rekombinanter bivalenter preF-Subtyp-A+B-Impfstoff.

MERKE

Zugelassen zur Prävention der durch das Virus hervorgerufenen schweren Erkrankungen der unteren Atemwege bei gefährdeten Personen ist bereits seit 1999 der monoklonale Antikörper Palivizumab (Synagis®). Die erste Dosis wird idealerweise vor Beginn der RSV-Saison verabreicht, die nachfolgenden Dosen monatlich während der RSV-Saison. Seit 31.10.2022 ist in der EU ein weiterer monoklonaler Antikörper Nirsevimab (Beyfortus®) zur Vorbeugung schwerer Erkrankungen der unteren Atemwege (Lunge) bei Säuglingen und Kindern in ihrer ersten RSV-Saison zugelassen. Nirsevimab wird einmal vor Beginn der RSV-Saison oder – bei Säuglingen, die während der RSV-Saison geboren wurden – bei der Geburt verabreicht.

19.1.5 Humanes Immundefizienz-Virus

Klinik Das Humane Immundefizienz-Virus (HIV) ist ein Lentivirus, das durch Geschlechtsverkehr und durch Transfusion von infiziertem Blut oder Blutprodukten sowie von Mutter zu Kind übertragen wird. Die HIV-Infektion ist gekennzeichnet durch einen fortschreitenden Rückgang der Anzahl von CD4+-Helfer-T-Zellen, dem bevorzugten Ziel des Virus, und durch eine chronische Aktivierung des Immunsystems. Dies führt zu dem durch die HIV-Infektion erworbenen Immunschwächesyndrom AIDS, das den Weg ebnet für:

- Opportunistische Infektionen: z. B. Lungentuberkulose (einer häufigen Komplikation), Pneumocystis-jirovecii-Pneumonien, Infektionen mit *Mycobacterium avium,* Toxoplasmose, Candidose, Kryptosporidiose und eine Vielzahl von Virusinfektionen (CMV, HCV, HSV)
- Krebserkrankungen: z. B. Kaposi-Sarkom und Non-Hodgkin-B-Zell-Lymphome.

Impfstoffentwicklung Die Entwicklung eines wirksamen HIV-Impfstoffs wird durch die Eigenschaften des Virus erschwert. Das Immunsystem ist nicht in der Lage, das Virus zu eliminieren. Ein Grund dafür ist, dass sich HIV in Form seines in DNA umgeschriebenen Genoms (Provirus) in die chromosomale DNA langlebiger T-Zellen integriert, wo es in einem latenten Zustand verbleiben kann. Ein weiterer vermuteter Grund ist auf die hohe Replikationsrate von HIV und seine hohe Mutations- und Rekombinationsrate zurückzuführen. Gemeinsam führen diese Faktoren bereits kurz nach der Infektion dazu, dass ein Virusschwarm mit leicht unterschiedlichen Genomen entsteht, die insbesondere im für die Hüllproteine kodierenden *env*-Gen voneinander abweichen. Dadurch entstehen Escape-Varianten, die sich der zellvermittelten und der humoralen Immunantwort des Wirts und möglichen Impfstoffen entziehen.

Seit 1987 wurden mehr als 150 HIV-1-Impfstoffkandidaten oder analoge Modell-Impfstoffe gegen SIV (Simian Immunodeficiency Virus) entwickelt, die bei Primaten in unterschiedlichem Maße schützende Immunreaktionen hervorriefen. Viele Impfstoffkandidaten wurden auch in klinischen Prüfungen am Menschen getestet. Als Erfolg wird gewertet, dass ein rekombinanter Canarypox-Vektor (ALVAC) mit einem rekombinanten HIV-1-Hüllprotein in einer Phase-III-Studie eine Wirksamkeit von 31 % gegen eine HIV-Infektion zeigte (Bansal und Leitner 2010, Rerks-Ngarm et al. 2009). Daneben hat sich bisher keiner der getesteten Impfstoffkandidaten als wirksam hinsichtlich der Prävention einer HIV-1-Infektion, der Kontrolle der Virusreplikation oder der Verzögerung der Krankheitsprogression zu AIDS beim Menschen erwiesen.

19.2 Impfstoffe gegen nichtinfektiöse Erkrankungen

Klinik und Therapie Chronische Erkrankungen wie die rheumatoide Arthritis oder entzündliche Darmerkrankungen sind weit verbreitet. Monoklonale Antikörper, die auf körpereigene Proteine ausgerichtet sind, haben den Betroffenen Beschwerdelinderung und eine deutliche Verbesserung der Lebensqualität gebracht. Beispiele dafür sind monoklonale Anti-Tumor-Nekrosefaktor (TNF)-Antikörper wie Adalimumab, Certolizumab pegol, Etanercept, Golimumab und Infliximab zur Behandlung der rheumatoiden Arthritis, der Spondylitis ankylosans und des Morbus Crohn. Die eingesetzten monoklonalen Antikörper sind zwar gut wirksam, es sind aber relativ hohe Dosen erforderlich und sie müssen häufig verabreicht werden. Darüber hinaus besteht die Gefahr eines sekundären Therapieversagens aufgrund einer Immunreaktion gegen den jeweils eingesetzten monoklonalen Antikörper.

Impfstoffentwicklung Wie bei den Infektionserkrankungen zielen Forschung und Entwicklung darauf ab, die passive Immunisierung durch monoklonale Antikörper möglichst durch eine aktive Immunisierung (therapeutische Impfstoffe; Immuntherapeutika) zu ersetzen. Die Entwicklung solcher Immuntherapeutika böte Chancen für eine verbesserte Compliance (geringere Anzahl notwendiger Injektionen), ein niedrigeres Risiko für sekundäres Therapieversagen (die Antikörperreaktion stammt vom Immunsystem) und geringere Dosierungen. Um diese Ziele zu erreichen, müsste eine spezifische Immunantwort ausschließlich gegen bestimmte Selbstantigene induziert werden.

MERKE

In der Entwicklung sind therapeutische Impfstoffe u. a. gegen Demenz vom Alzheimer-Typ, idiopathisches Parkinson-Syndrom, arterielle Hypertonie, Hyperlipidämie, Adipositas, allergisches Asthma bronchiale, Diabetes mellitus Typ 2, rheumatoide Arthritis, M. Crohn und Psoriasis.

19.3 Immuntherapeutika gegen Krebs

Die Immuntherapie hat sich als vierte Säule der Therapie von Krebserkrankungen etabliert und ergänzt damit Chirurgie, Chemotherapie und Bestrahlung. Dabei hängt der Erfolg des Einsatzes von Immuntherapeutika gegen Krebs entscheidend vom Krankheitsstadium ab (➤ Abb. 19.1)

Die **prophylaktische Impfung** gegen Viren mit onkogenem Potenzial, wie das Hepatitis-B-Virus (HBV) oder das humane Papillomavirus (HPV), konnte die Prävalenz von Leberkrebs und Gebärmutterhals- oder Oropharynxkarzinomen drastisch senken.

Therapeutische Impfungen (Immuntherapien) könnten bei Tumoren im Frühstadium eingesetzt werden, die auf primäre Läsionen beschränkt sind, z. B. zervikale intraepitheliale Neoplasie, CIN oder malignes Melanom im Stadium einer auf lokale Lymphknoten beschränkten Erkrankung. Bei resezierbaren Tumoren könnten therapeutische Impfungen in der adjuvanten Therapie dazu beitragen, verbliebene Krebszellen zu eliminieren und im besten Fall ein Rezidiv zu verhindern. Bei inoperablen, metastasierten Tumoren könnte die Impfung dazu beitragen, die Zahl der tumorinfiltrierenden Lymphozyten zu erhöhen. Alternativ oder zusätzlich könnten therapeutische Impfstoffe auch in Verbindung mit anderen Immuntherapeutika, wie adaptiven T-Zell-Therapeutika (ACT) oder Checkpoint-inhibitorischen monoklonalen Antikörpern, eingesetzt werden. Ziel ist die Tumorregression.

19.4 Nichtinvasive Applikationsformen

Die Entwicklung nichtinvasiv (nicht per Injektion) zu verabreichender Vakzinen eröffnet neue Möglichkeiten, Impfstoffe auf einfache, wirksame, schmerzfreie und sichere Weise zu applizieren. Nichtinvasive Impfstoffe (orale, intranasale, transkutane Applikation) haben eine Reihe von Vorteilen gegenüber zu injizierenden Impfstoffen (intramuskuläre oder subkutane Applikation), was zu einer höheren Akzeptanz der Impfung in der Bevölkerung beitragen kann (➤ Tab. 19.1).

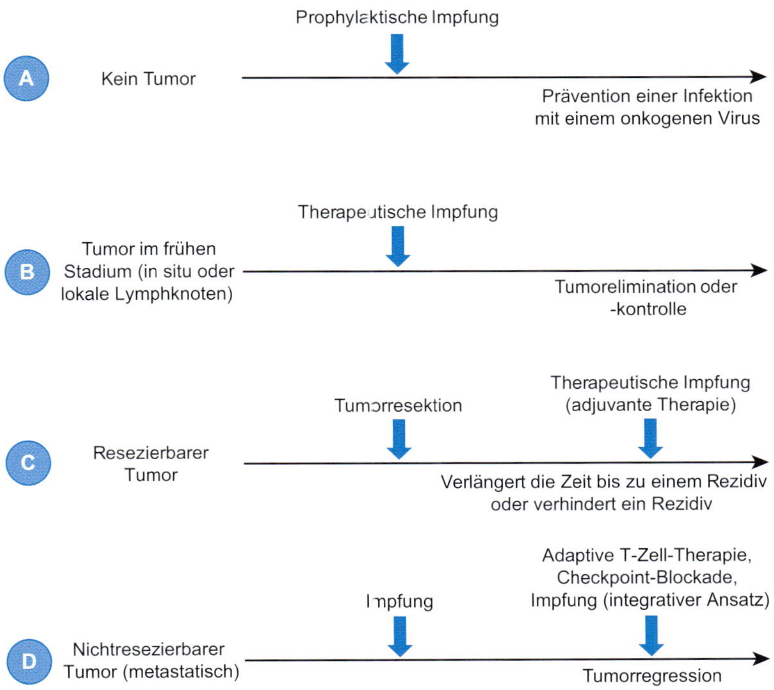

Abb. 19.1 Einsatzmöglichkeiten von Impfstoffen gegen Krebs sind vom Krankheitsstadium abhängig. A Prophylaktische Impfung gegen Viren mit onkogenem Potenzial. B Therapeutische Impfung bei Tumoren im Frühstadium. C Therapeutische Impfung bei resezierbaren Tumoren in der adjuvanten Therapie. D Impfung bei nichtresezierbaren, metastasierten Tumoren (Mod. nach Bot et. al, Plotkin et al. 2018). [L143/E1218]

Tab. 19.1 Impfstoffe zur Injektion versus nichtinvasive Impfstoffe (nach Tang et al. 2017)

	Injizierbare Impfstoffe (i.m. oder s.c. Gabe)	Nichtinvasive Impfstoffe (orale, intranasale, transkutane Gabe)
Verabreichungsweg	Invasiv und traumatisch	Nichtinvasiv und atraumatisch
Schmerz und Angst	Ja	Nein
Lokale Entzündung	Ja	Ja
Systemische Entzündung	Ja	Keine oder mild
Unerwünschte Arzneimittelwirkungen	Viele	Eingeschränkt und mild
Abklingen der Entzündung	Langsam	Schnell
Medizinische Kompetenz erforderlich	Hoch	Gering
Selbstverabreichung der Impfung(en) zur Grundimmunisierung im Krisenfall	Nicht machbar	Machbar
Selbstverabreichung der Auffrischimpfung(en) zur Stärkung der schützenden Immunität	Nicht machbar	Machbar

19.4.1 Orale Verabreichung

Die orale Immunisierung ist eine nadelfreie Standardtechnik, die seit Jahrzehnten bekannt ist und einer geeigneten Formulierung oder auch eines besonderen Impfstofftyps bedarf. Ein Problem der oralen Verabreichung sind die sauren Bedingungen des Magen-Darm-Trakts, unter denen Protein-, DNA- und Polysaccharid-Impfstoffe abgebaut werden können, was zu schwachen Immunreaktionen und einem schlechten Schutz vor dem Krankheitserreger führt.

Zu den **weltweit zugelassenen oralen Lebend-Impfstoffen** gehören neben dem oralen Poliovirus (OPV)-Impfstoff, der wegen der Gefahr der Impfstoff-assoziierten paralytischen Poliomyelitis (VAPP) in Europa und den USA nicht mehr eingesetzt wird, Impfstoffe gegen Rotavirus-Gastroenteritis sowie gegen Cholera und Typhus.

19.4.2 Intranasale Verabreichung

Viele Infektionskrankheiten werden durch Tröpfcheninfektion übertragen: Erregerhaltige Tröpfchen geraten durch Niesen, Husten, Sprechen der Infizierten an die Luft, werden von einem anderen Menschen eingeatmet bzw. direkt über die Schleimhäute der oberen Luftwege aufgenommen. Die intranasale Applikation für die Verabreichung von Impfstoffen folgt diesem Übertragungsweg und soll zudem durch die dortige vermehrte Bildung von spezifischen Immunglobulin A-Antikörpern die Infektion bereits initial verhindern oder minimieren. Sie hat den Vorteil, dass geringere Dosen erforderlich sind und das Antigen im Impfstoff nicht extremen pH-Werten oder dem Abbau durch Verdauungsenzyme ausgesetzt ist.

Zur intranasalen Applikation zugelassen ist der tetravalente saisonale Influenza-Lebendimpfstoff Fluenz Tetra®, der bei ab einem Lebensalter von 2 Jahren bis einschließlich 17 Jahren eingesetzt wird.

19.4.3 Transkutane Verabreichung

Die transkutane Impfung wird über die Haut verabreicht und hätte mehrere Vorteile: Es würden geringere Impfstoffmengen benötigt und eine schmerzfreie Immunisierung erlaubt. Des Weiteren würden Nadelstichverletzungen vermieden, die bei intramuskulärer und subkutaner Applikation vorkommen können.

Eines der Eintrittshindernisse für die transkutane Immunisierung ist das *Stratum corneum* (eine Schicht abgestorbener Zellen der Haut), das schwer zu durchdringen ist. Mikronadelpflaster sollen Antigene effektiv zu den antigenpräsentierenden Zellen der epidermalen und mukosalen Kompartimente bringen.

Im Allgemeinen werden entweder nicht-lösliche Mikronadeln aus anorganischen Materialien wie Metall, Silizium, Glas und Keramik oder sich nach Aufbringen auf die Haut auflösende Mikronadeln aus wasserlöslichen Biopolymeren wie Sulfatdextran und Chondroitin hergestellt, bei denen die Antigene der Impfstoffe als sich in der Haut auflösende Suspension aufgetragen werden. Diese Applikationsformen könnten angewendet werden bei der Verabreichung von DNA-, Untereinheiten- und inaktivierten Impfstoffen sowie attenuierten Lebendimpfstoffen.

In klinischen Prüfungen getestet werden transkutane Impfstoffe unter anderem gegen Influenza, Hepatitis B, Windpocken und Poliomyelitis. Bis dato wurde noch kein Impfstoff mit transkutaner Applikation zugelassen.

19.5 Universal-Impfstoffe

Das SARS-Coronavirus (CoV)-2 hat uns gelehrt, dass die Wirksamkeit von Impfstoffen durch die Entstehung von Escape-Varianten des Zielerregers insbesondere hinsichtlich des Infektionsschutzes reduziert werden kann. Zudem erfordert das Nachlassen der schützenden Immunantwort mit der Zeit nach Grundimmunisierung, Auffrisch- oder Wiederholungsimpfungen sowie ggf. ein Anpassen der Impfstoffprodukte. Daher wäre bei Erregern, die Escape-Varianten herausbilden, die Entwicklung von Universal-Impfstoffen wünschenswert. Diese könnten entweder eine spezifische Immunisierung gegenüber Immune-Escape-Varianten erlauben oder hinsichtlich ihrer Wirksamkeit gegenüber einem Immun-Escape unempfindlich sein. Ein Weg zu Universal-Impfstoffen wäre die Wahl oder das Design von Antigenen oder Epitopen, die auch in Escape-Varianten konserviert sind (Estrada und Schultz.-Cherry 2019).

Denkbar ist ein schrittweiser Ansatz zur Entwicklung eines Universal-Impfstoffs gegen SARS-CoV-2, d.h. die Entwicklung eines Impfstoffs für jede Coronavirus-Familie – Sarbecovirus-Impfstoff für die SARS-Gruppe, Embecovirus-Impfstoff für menschliche Erkältungsviren, und Merbecovirus-Impfstoff für MERS und verwandte Viren.

LITERATUR

Bansal GP, Leitner WW. Innate immunity in HIV infection and implications for vaccine design: A summary of the workshop held at the National Institute of Allergy and Infectious Diseases, Bethesda on February 25–26, 2010. Vaccine 2010; 28(52): 8229–8235.

Bernstein DI, et al. Safety and efficacy of a cytomegalovirus glycoprotein B (gB) vaccine in adolescent girls: A randomized clinical trial. Vaccine 2016; 34(3): 313–319.

Cui X, Snapper CM. Epstein Barr Virus: development of vaccines and immune cell therapy for EBV-associated diseases. Front Immunol 2021; 12: 734471.

Estrada LD, Schultz-Cherry S. Development of a universal influenza vaccine. Immunol 2019; 202(2): 392–398.

Griffiths PD, et al. Cytomegalovirus glycoprotein-B vaccine with MF59 adjuvant in transplant recipients: a phase 2 randomised placebo-controlled trial. Lancet 2011; (9773)377: 1256–1263.

Mullard A. Two competing RSV vaccines round final phase III corner. Nat Rev Drug Discov 2022; 21(12): 869.

Pass RF, et al. Vaccine prevention of maternal cytomegalovirus infection. N Engl J Med. 2009; 360(12): 1191–1199.

Plotkin SA, et al. (Eds.) Plotkin's vaccines. Philadelphia, PA: Elsevier; 2018.

Rerks-Ngarm S, et al. Vaccination with ALVAC and AIDSVAX to prevent HIV-1 infection in Thailand. N Engl J Med 2009; 361(23): 2209–2220.

Scarpini S, et al. Development of a Vaccine against Human Cytomegalovirus: Advances, Barriers, and Implications for the Clinical Practice. Vaccines 2021; 9(6): 551.

Tang DC. Noninvasive vaccination as a casus belli to redeem vaccine value in the face of anti-vaccine movements. Integr Mol Med 2017; 4(5): 10.15761/IMM.304.4.

Vashishtha VM, Kumar P. Looking to the future: is a universal coronavirus vaccine feasible? Expert Rev Vaccines 2022; 21(3): 277–280.

Register